随书赠送**四大通关**好礼

执业（助理）医师考试

01

高清基础课程
名师执教，真材实料
高清视频，助你解惑

HD

02

高频知识点讲解
重点精析，化繁为简
高效点拨，助你提分

03

100元购课优惠券
多种精品课程优惠，不容错过

04

24小时答疑
名师答疑，及时帮你解决疑难问题

2019年医师资格个性化、多样化辅导班次

超值精讲班
经典班次科学搭配
专家答疑事半功倍

3大提分阶段
· 基础学习阶段
· 冲刺精讲阶段
· 考前应试阶段

6大教学服务
· 高清课件
· 移动看课
· 学习记录
· 答疑精华
· 在线答疑（24小时）
· 支持下载

3套考前模拟试卷

当期考试结束后
一周关闭课程

无忧通关班
智能交互式课件
因材施教精准提分

8大提分阶段
在超值精讲班基础上增加
· 技能强化冲刺
· 技能应试技巧
· 技能实战模考
· 技能提高直播
· 刷题直播阶段

8大教学服务
· 高清课件
· 移动看课
· 学习记录
· 答疑精华
· 在线答疑（24小时）
· 支持下载
· 智能交互课件
· 入学评测

4套考前模拟试卷

报名/技能/考试未过
第二年重学

双师取证班
双师教学 全程教辅领读
配备高分计划 一年取证

13大提分阶段
在无忧通关班基础上增加
· 导学起航阶段
· 考纲解析阶段
· 技能考情分析
· 名师冲刺导学
· 教辅每周领读

13大教学服务
· 高清课件
· 移动看课
· 学习记录
· 答疑精华
· 快速答疑8-16小时
· 入学测评
· 支持下载
· 智能交互课件
· 高分学习计划
· 易错问题分析
· 薄弱考点练习
· 月测试直播解读
· 教辅领读

5大社群服务
· 专属社群服务
· 班级排名
· 阶段性学习总结
· 教辅老师督学
· 直播课预告提醒

5套考前模拟试卷

报名不过退费
考试不过续学

VIP签约特训营
双师教学一对一指导
班级管理效果倍增

20大提分阶段
在高效取证班基础上增加
· 笔试实战模考
· 零基础破冰
· 报名复习指导
· 专项精讲指导
· 技能应试密训
· 一年两试加课
· 围考试期应试技巧

14大教学服务
· 高清课件
· 移动看课
· 学习记录
· 答疑精华
· 快速答疑（1小时）
· 支持下载
· 智能交互课件
· 入学评测
· 高分学习计划
· 易错问题分析
· 薄弱考点练习
· 名师直播答疑
· 个人基础评估
· 月测试直播解读

9大社群服务
· 30人小班管理
· 班级排名
· 阶段性学习总结
· 教辅老师督学
· 直播课预告提醒
· 考点精粹
· 语音重点
· 教辅群内答疑
· 学习建议

8套考前模拟试卷

第一年不过续学
第二年不过退费

防伪码使用方法

01 **第一步**：扫描二维码

02 **第二步**：进行登录（或注册）

03 **第三步**：填写信息

04 **第四步**：刮开封面覆盖涂层，输入激活码

05 **第五步**：下载医学教育网APP

06 **第六步**：享受服务

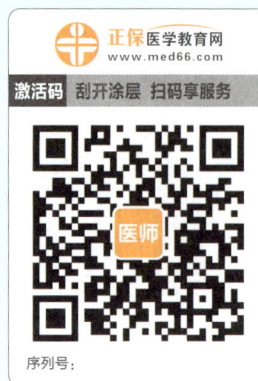

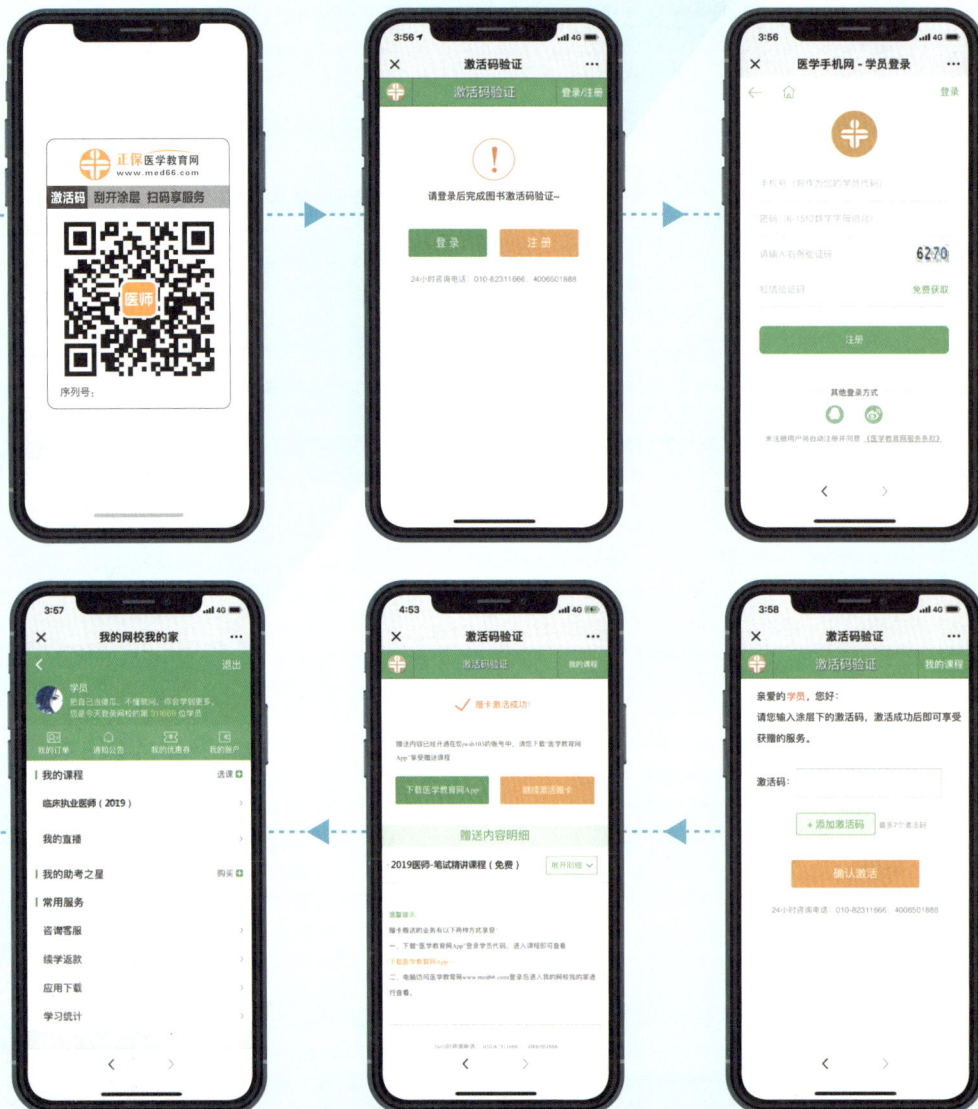

2019 国家医师资格考试

临床执业医师
课堂讲义 妇儿

■ 医学教育网 编　■ 景晴 主编

云南出版集团
云南科技出版社

图书在版编目（CIP）数据

临床执业医师课堂讲义.妇儿 / 医学教育网编 . --
昆明 ：云南科技出版社，2018.11
　ISBN 978-7-5587-1917-2

　Ⅰ．①临… Ⅱ．①医… Ⅲ．①临床医学–资格考试–
自学参考资料②妇产科学–资格考试–自学参考资料③儿
科学–资格考试–自学参考资料 Ⅳ.①R4

中国版本图书馆 CIP 数据核字（2018）第 267667 号

医学教育网　编

责 任 编 辑　肖　娅
封 面 设 计　董　丹
责 任 校 对　张舒圆
责 任 印 刷　蒋丽芬
特 邀 编 辑　赵　雪

书　　　号　ISBN 978-7-5587-1917-2
印　　　刷　三河市鑫鑫科达彩色印刷包装有限公司
开　　　本　850 mm×1092 mm　1/16
印　　　张　20
字　　　数　400 千字
版　　　次　2018 年 12 月第 1 版
印　　　次　2018 年 12 月第 1 次印刷
定　　　价　55.00 元

出 版 发 行　云南出版集团公司　云南科技出版社
地　　　址　昆明市环城西路 609 号
网　　　址　http://www.ynkjph.com/
电　　　话　0871–64192752

前　言

正保远程教育　　　发展：2000年~2019年：感恩19年相伴，助你梦想成真

理念：学员利益至上，一切为学员服务

成果：18个不同类型的品牌网站，涵盖13个行业

奋斗目标：构建完善的"终身教育体系"和"完全教育体系"

医学教育网　　　发展：正保远程教育旗下著名品牌之一

理念：上医学教育网，做成功医学人

成果：每年为我国医疗领域培养了大量专业人才

奋斗目标：成为所有医学人的"网上家园"

"梦想成真"书系　　　发展：正保远程教育主打品牌系列辅导丛书

理念：你的梦想由我们保驾护航

成果：图书品类涵盖执业医师、执业助理医师、执业药师等
多个专业领域

奋斗目标：成为所有医学人实现梦想路上的启明灯

☀ 课堂讲义特色

1. 疑义相与析

"梦想成真"系列课堂讲义，均由网校名师操刀主编，讲义内文与课程环环相扣，凡有疑惑之处，在听课的同时自然融会贯通。

2. 巧拙两无施

单纯罗列知识点是不够的，讲义中还附有大量易混易错总结，利于考生加以辨识，构建完整的知识体系，提高复习效率。

3. 敏而好学，好问则裕

随书配送24小时答疑服务，医学教育网老师会实时在线解答您做题时遇到的问题。

☀ 最佳产品链搭配

《实践技能步骤图解》包含技能考试各分站要点，各项操作逐步详解以及历年考生易错环节。

《通关必刷模拟试卷》精准模拟考试强度和难度，是冲刺阶段必备的学习工具。

《专项训练3600题》全面包含各大系统中的高频考点，便于考生在做题中逐步总结提升。

《课堂讲义同步强化训练》便于看书、听课后进行习题训练，特别适用于基础薄弱、需要循序渐进的考生。

目 录 Contents

━━ 第一篇 女性生殖系统 ━━

第一章　女性生殖系统解剖 / 005
第一节　外生殖器解剖 / 005
第二节　内生殖器解剖 / 006
第三节　生殖系统血管分布、淋巴引流、神经支配 / 011
第四节　骨　盆 / 012
第五节　骨盆底 / 013
第六节　邻近器官 / 014

第二章　女性生殖系统生理 / 015
第一节　女性一生各阶段的生理特点 / 015
第二节　卵巢功能与卵巢周期性变化 / 017
第三节　子宫内膜的周期性变化与月经 / 020
第四节　生殖器其他部位的周期性变化 / 022
第五节　月经周期的调节 / 022

第三章　妊娠生理 / 024
第一节　妊娠概念 / 024
第二节　受精及受精卵发育、输送与着床 / 024
第三节　胎儿发育及生理特点 / 025
第四节　胎儿附属物的形成及其功能 / 027
第五节　妊娠期母体变化 / 029

第四章　妊娠诊断 / 033
第一节　妊娠分期 / 033
第二节　早期妊娠诊断 / 033
第三节　中晚期妊娠的诊断 / 034
第四节　胎产式、胎先露、胎方位 / 036

第五章　产前检查与孕期保健 / 039
第一节　围产医学的范畴和概念 / 039
第二节　产前检查的方法及时间 / 039

第三节　孕妇管理 / 044
第四节　胎儿健康状况评估 / 044
第五节　孕期用药 / 049

第六章　正常分娩 / 051
第一节　影响分娩的因素 / 051
第二节　枕先露的分娩机制 / 055
第三节　先兆临产及临产的诊断 / 056
第四节　分娩的临床经过及处理 / 057

第七章　正常产褥 / 061
第一节　产褥期母体变化 / 061
第二节　产褥期临床表现 / 062
第二节　产褥期处理及保健 / 063
第四节　母乳喂养 / 064

第八章　病理妊娠 / 065
第一节　流　产 / 065
第二节　早　产 / 068
第三节　过期妊娠 / 069
第四节　异位妊娠 / 071
第五节　妊娠期高血压疾病 / 074
第六节　妊娠剧吐 / 079
第七节　胎盘早剥 / 081
第八节　前置胎盘 / 083
第九节　双胎妊娠 / 086
第十节　巨大胎儿 / 087
第十一节　胎儿生长受限 / 088
第十二节　死胎 / 090
第十三节　胎膜早破 / 091
第十四节　胎儿窘迫 / 093

第九章　妊娠合并症 / 096

第一节 妊娠合并心脏病 / 096
第二节 妊娠合并急性病毒性肝炎 / 099
第三节 妊娠合并糖尿病 / 101

第十章 遗传咨询、产前筛查、产前诊断 / 104

第十一章 异常分娩（难产）/ 106
第一节 产程延长 / 106
第二节 产力异常 / 107
第三节 产道异常 / 111
第四节 胎位异常 / 115

第十二章 分娩期并发症 / 119
第一节 子宫破裂 / 119
第二节 产后出血 / 121
第三节 羊水栓塞 / 123
第四节 脐带先露与脐带脱垂 / 125

第十三章 异常产褥 / 127
第一节 产褥感染 / 127
第二节 晚期产后出血 / 129

第十四章 女性生殖系统炎症 / 132
第一节 生殖道生理防御机制 / 132
第二节 细菌性阴道病 / 133
第三节 外阴阴道假丝酵母菌病 / 133
第四节 滴虫阴道炎 / 135
第五节 萎缩性阴道炎 / 135
第六节 子宫颈炎 / 136
第七节 盆腔炎性疾病 / 138

第十五章 女性生殖器官肿瘤 / 140
第一节 子宫颈癌 / 140

第二节 子宫肌瘤 / 144
第三节 子宫内膜癌 / 146
第四节 卵巢肿瘤 / 149

第十六章 妊娠滋养细胞疾病 / 154
第一节 葡萄胎 / 154
第二节 妊娠滋养细胞肿瘤 / 156

第十七章 生殖内分泌疾病 / 161
第一节 功能失调性子宫出血 / 161
第二节 闭经 / 165
第三节 多囊卵巢综合征 / 167
第四节 绝经综合征 / 169

第十八章 子宫内膜异位症和子宫腺肌病 / 171
第一节 子宫内膜异位症 / 171
第二节 子宫腺肌病 / 174

第十九章 女性生殖器损伤性疾病 / 176

第二十章 不孕症与辅助生殖技术 / 178

第二十一章 计划生育 / 181
第一节 计划生育概念 / 181
第二节 宫内节育器避孕 / 181
第三节 激素避孕 / 182
第四节 其他避孕方法 / 184
第五节 输卵管绝育术 / 185
第六节 人工流产 / 185
第七节 计划生育方法的知情选择 / 187

第二十二章 妇女保健 / 188
第一节 各期保健内容 / 188
第二节 妇女保健统计指标 / 189

第二篇 儿 科

第一章 绪 论 / 195

第二章 生长发育 / 198
第一节 小儿生长发育的规律 / 198
第二节 体格生长常用指标 / 198
第三节 骨骼和牙齿发育 / 200
第四节 运动和语言发育 / 201

第三章 儿童保健 / 203

第四章 营养和营养障碍疾病 / 205
第一节 儿童营养基础 / 205
第二节 婴儿喂养 / 206
第三节 维生素 D 缺乏性佝偻病 / 209
第四节 维生素 D 缺乏性手足搐搦症 / 212

第五节　蛋白质-能量营养不良 / 214
第六节　单纯性肥胖症 / 216

第五章　新生儿与新生儿疾病 / 217
第一节　新生儿的分类方法 / 217
第二节　正常足月儿特点及护理 / 218
第三节　早产儿特点及护理 / 220
第四节　新生儿窒息与复苏 / 221
第五节　新生儿缺氧缺血性脑病 / 223
第六节　新生儿呼吸窘迫综合征 / 225
第七节　新生儿黄疸 / 227
第八节　新生儿溶血病 / 229
第九节　新生儿败血症 / 231
第十节　新生儿坏死性小肠结肠炎 / 233

第六章　遗传性疾病 / 236
第一节　唐氏综合征 / 236
第二节　苯丙酮尿症 / 237

第七章　风湿免疫性疾病 / 240
第一节　小儿免疫系统特点 / 240
第二节　川崎病 / 241

第八章　感染性疾病 / 244
第一节　常见发疹性疾病 / 244
第二节　传染性单核细胞增多症 / 249

第九章　结核病 / 252
第一节　小儿结核病概述 / 252
第二节　原发型肺结核 / 253
第三节　结核性脑膜炎 / 255

第十章　消化系统疾病 / 258

第一节　小儿消化系统解剖生理特点 / 258
第二节　先天性肥厚性幽门狭窄 / 258
第三节　先天性巨结肠 / 259
第四节　小儿腹泻病 / 261

第十一章　呼吸系统疾病 / 268
第一节　小儿呼吸系统解剖生理特点 / 268
第二节　急性上呼吸道感染 / 269
第三节　支气管哮喘 / 271
第四节　肺　炎 / 274

第十二章　心血管系统疾病 / 279
第一节　心血管系统生理特点 / 279
第二节　先天性心脏病概述 / 280
第三节　常见先天性心脏病 / 281

第十三章　泌尿系统疾病 / 288
第一节　小儿泌尿系统解剖生理特点 / 288
第二节　急性肾小球肾炎 / 289
第三节　肾病综合征 / 291

第十四章　血液系统疾病 / 295
第一节　小儿造血及血象特点 / 295
第二节　小儿贫血概述 / 296
第三节　缺铁性贫血 / 297
第四节　营养性巨幼细胞性贫血 / 299

第十五章　神经系统疾病 / 302
第一节　小儿神经系统发育特点 / 302
第二节　热性惊厥 / 302
第三节　化脓性脑膜炎 / 304

第十六章　内分泌系统疾病 / 307

第一篇

女性生殖系统

主编：景晴

考情分析

不为昨天而叹息，不为明天而烦恼，专注当下，专注于今天的复习任务。

——景晴寄语

历年考情概况

妇产科的高频考点见下表，请注意，我并未按章节排序，而是单独将它们摘出来（核心命题板块儿），以提醒大家擒贼先擒王。

常考知识点	历年常考内容	历年分值
女性生殖系统解剖、女性生殖系统生理	内、外生殖器的解剖特点；卵巢的周期性变化；雌孕激素的生理作用；月经周期	3～4
妊娠生理与妊娠诊断	妊娠期母体的变化；手测宫底高度；胎心、胎动、胎位的诊断	2
胎儿监测与胎儿窘迫	通过胎儿监测诊断胎儿窘迫；胎儿监测方法（胎儿电子监测、胎儿成熟度监测、胎盘功能监测）、监测结果的识别与处理；胎儿窘迫的诊断与处理	3～4
关于生孩子那些事儿——产力、产道、胎儿	*协调性宫缩乏力与不协调宫缩乏力的鉴别诊断与处理；*骨盆三个平面狭窄对产程的影响与处理；*持续性枕横枕后位、臀先露、肩先露的诊断与处理	5～8
四大分娩期并发症：产后出血、羊水栓塞、子宫破裂、脐带脱垂	诊断、处理	2～4
那些易混易错的病——流产、异位妊娠、葡萄胎——早产与早破——前置胎盘、胎盘早剥	诊断、处理、对母儿的影响	12～14

关于图书二维码，您需要知道——

亲爱的读者，在每本课堂讲义的开篇页，均附有赠送课程（听听老师怎么讲）。请扫描对应二维码，下载并安装"医学考试电子书APP"，即可拥有以上增值服务。如需更多视频课程，建议选购医学教育网网上辅导课程，详情见本书彩页。

续表

常考知识点	历年常考内容	历年分值
妊高症与妊娠合并三个病（心脏病、糖尿病、病毒性肝炎）	妊高症的分型诊断、对母儿的影响、治疗（硫酸镁的应用）；"三个病"对母儿的影响、妊娠对"三个病"的影响、产科处理原则	4~6
四种阴道炎的鉴别	分泌物特点、诊断、治疗	1~2
"三大肿瘤"：宫颈癌、子宫内膜癌、卵巢肿瘤	诊断、病理类型、分期、治疗原则	8~10
"痛经病"：子宫内膜异位症、子宫腺肌病	诱因、诊断、治疗、内异症与腺肌病的区别	2~4
滋养细胞肿瘤：侵蚀性葡萄胎、绒毛膜癌	先行妊娠史、病理特点、诊断、治疗原则、随访	1~2
功能失调性子宫出血：有排卵性功血、无排卵性功血	好发人群、临床表现、辅助检查（诊刮的应用）、治疗原则	1~2
多囊卵巢综合征、围绝经期综合征	病理生理、激素分泌特点、诊断、处理原则	0~1
计划生育	避孕方法的指导和选择、人工流产并发症	1~2

易错考点摘要

考点	考查角度
流产（早期流产、晚期流产）、早产、足月产、过期妊娠	妊娠不足 28 周、胎儿体重不足 1000g 而终止称流产（12 周前为早期流产，12 周~28 周为晚期流产）。 妊娠满 28 周至不满 37 足周间分娩称早产； 妊娠满 37 周至不满 42 足周间分娩称足月产； 妊娠满 42 周及以后分娩称过期产
第三产程延长（胎盘娩出延迟）的处理	第一步：确定胎盘是否剥离（一上、一下、一出血、一压不回缩）； 第二步：尚未剥离→增强宫缩、手取胎盘， 　　　　　已然剥离→牵拉脐带、尽快娩出
产后出血的病因诊断	宫缩乏力→胎盘娩出后出血、子宫软、轮廓不清→增强宫缩； 胎盘剥离不全、粘连→胎盘娩出前出血→手取胎盘； 软产道裂伤→胎儿娩出后立即出血； 凝血机制障碍→出血不凝、无血块儿
宫颈癌和内膜癌的辅助检查	宫颈癌：筛查（宫颈刮片细胞学检查）→确诊（宫颈活检）； 内膜癌：确诊、鉴别诊断（诊断性刮宫）
胎儿电子监测	NST（无应激试验）：有反应（Ⅰ类）→良好、无反应（Ⅲ类）→胎儿窘迫、可疑（Ⅱ类）→再看看； OCT/CST（缩宫素激惹试验）：阴性（Ⅰ类）→良好、阳性（Ⅲ类）→胎儿窘迫、可疑（Ⅱ类）→再看看
胎儿窘迫的处理	▶急性胎儿窘迫——立即终止妊娠——怎么快，怎么来！ 宫口已开全，胎头已下来（S+3/4）→产钳助产； 宫口未开全，胎头没下来（S+1 以上）→剖。 ▶慢性胎儿窘迫——经治疗无法改善——剖宫产终止妊娠
两个胎盘病	无痛性阴道流血——前置胎盘； 突发腹部剧痛+阴道流血+子宫硬如板状——胎盘早剥

本系统学习方法或注意事项

　　明确困难：网状结构有点乱　大家发现了吗？用一个字来形容《女性生殖系统》的话，"网"字最合适。其主要原因是因为考点分布杂乱如网、内容交叉。例如：妊娠生理、妊娠诊断——病理妊娠；正常分娩——异常分娩、分娩期并发症；正常产褥——异常产褥(产褥感染)，正常与异常的识别与判定是第一道难关；再如：接触性出血、绝经后阴道流血、停经后阴道流血、异常阴道流血等等，一个出血就有这么多门道；还如：停经、绝经、月经、周期、经期、孕期等等，这些易混淆的专业名词，搞得大家头晕目眩。因此，只有时刻保持清醒的头脑、缕清考点之间的脉络，才不会迷失其中，不会出现"不识庐山真面目，只缘身在此山中"的困扰。

预备动作：打好基础求理解　只有学好女性生殖系统解剖，才有可能学好产科；只有学好女性生殖系统生理，才有可能学好妇产科。没有扎实的基本功，这门课的复习之路就会步履维艰、困难重重。但打好基础并不意味着要整段整段的背诵，恰恰相反，解剖和生理最不需要死记硬背，反而更需要理解、会用。

规避错误：死记硬背白受罪　理解是记忆之父、重复是记忆之母——听懂、弄会最后背。《女性生殖系统》死记硬背的内容并不太多，考查书上原话的题目也很少，主要命题方式是给出实际的临床情景，让我们自己去分析、诊断和处理。至于那些必须背过的数据、分期什么的，我会在考前的冲刺班上帮大家"打小抄"，考前突击记忆性价比更高。

简化步骤：听课做题和看书　听课→做题→看书，循环进行，环环相扣，可谓简单粗暴有效。第一步，通过课上老师的讲解，更能直击考点。可能书上洋洋洒洒写了一大堆的内容，在课上就只是老师一句话、一个结论、一个技巧便解决了；第二步，通过做题，检验复习效果、暴露复习盲区，然后有的放矢地进行查漏补缺；最后一步才是看书，看书的意义是解疑解惑，带着问题去看书才更有效。且书上的表格、归纳、总结与网络课的配套讲义互补，更加全面系统。

景晴在此祝您：复习顺利、考试成功！

Learning plan

学习时间规划表

第01天　第　章	第02天　第　章	第03天　第　章	第04天　第　章	第05天　第　章	第06天　第　章
听老师的课　☐ 复习讲义　☐ 做习题　☐	听老师的课　☐ 复习讲义　☐ 做习题　☐	听老师的课　☐ 复习讲义　☐ 做习题　☐	听老师的课　☐ 复习讲义　☐ 做习题　☐	听老师的课　☐ 复习讲义　☐ 做习题　☐	听老师的课　☐ 复习讲义　☐ 做习题　☐
第07天　第　章	第08天　第　章	第09天　第　章	第10天　第　章	第11天　第　章	第12天　第　章
听老师的课　☐ 复习讲义　☐ 做习题　☐	听老师的课　☐ 复习讲义　☐ 做习题　☐	听老师的课　☐ 复习讲义　☐ 做习题　☐	听老师的课　☐ 复习讲义　☐ 做习题　☐	听老师的课　☐ 复习讲义　☐ 做习题　☐	听老师的课　☐ 复习讲义　☐ 做习题　☐
第13天　第　章	第14天　第　章	第15天　第　章	第16天　第　章	第17天　第　章	第18天　第　章
听老师的课　☐ 复习讲义　☐ 做习题　☐	听老师的课　☐ 复习讲义　☐ 做习题　☐	听老师的课　☐ 复习讲义　☐ 做习题　☐	听老师的课　☐ 复习讲义　☐ 做习题　☐	听老师的课　☐ 复习讲义　☐ 做习题　☐	听老师的课　☐ 复习讲义　☐ 做习题　☐
第19天　第　章	第20天　第　章	第21天　第　章	第22天　第　章	第23天　第　章	第24天　第　章
听老师的课　☐ 复习讲义　☐ 做习题　☐	听老师的课　☐ 复习讲义　☐ 做习题　☐	听老师的课　☐ 复习讲义　☐ 做习题　☐	听老师的课　☐ 复习讲义　☐ 做习题　☐	听老师的课　☐ 复习讲义　☐ 做习题　☐	听老师的课　☐ 复习讲义　☐ 做习题　☐
第25天　第　章	第26天　第　章	第27天　第　章	第28天　第　章	第29天　第　章	第30天　第　章
听老师的课　☐ 复习讲义　☐ 做习题　☐	听老师的课　☐ 复习讲义　☐ 做习题　☐	听老师的课　☐ 复习讲义　☐ 做习题　☐	听老师的课　☐ 复习讲义　☐ 做习题　☐	听老师的课　☐ 复习讲义　☐ 做习题　☐	听老师的课　☐ 复习讲义　☐ 做习题　☐
第31天　第　章					
听老师的课　☐ 复习讲义　☐ 做习题　☐					

注意：每天的学习建议按照"听课→做题→复习讲义"三部曲来进行；另：计划一旦制订，请各位同学严格执行。

第一章　女性生殖系统解剖

第一节　外生殖器解剖

课堂讲义

一、外阴的范围及组成

女性外生殖器又称外阴，指生殖器官的外露部分，位于两股内侧之间，前面为耻骨联合，后面为会阴。外阴的组成包括：阴阜、大阴唇、小阴唇、阴蒂、阴道前庭。

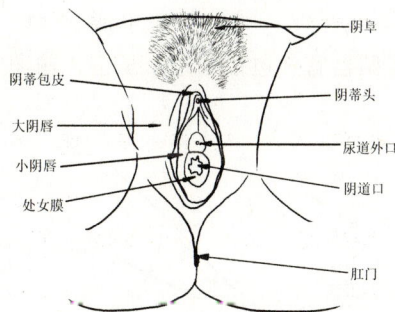

图 1-1　女性外生殖器

二、外生殖器的临床意义

表 1-1　女性外生殖器的解剖与临床意义

	解剖特征	临床意义
阴阜	耻骨联合前面隆起的脂肪垫	自青春期开始长有阴毛 正常情况下：呈倒三角分布 病理情况下：多囊卵巢综合征患者呈菱形分布（呈男性分布）
大阴唇	两股内侧的一对隆起的皮肤皱襞，富含血管、淋巴管和神经	因组织疏松，外伤后易形成血肿 如：骑跨伤
小阴唇	大阴唇内侧的一对薄皮肤皱襞	无毛，富含神经末梢，感觉敏锐
阴蒂	位于两侧小阴唇顶端下方	富含神经末梢，为性反应器官 由海绵体构成，可勃起
阴道前庭	两小阴唇之间的菱形区域 包括：尿道外口、阴道口、前庭球、前庭大腺 注意：不包括肛门	前庭大腺：又称巴多林腺，作用是分泌黏液 位于大阴唇后部被球海绵体肌所覆盖 正常情况时：不能触及此腺 病理情况下： 腺管口堵塞→前庭大腺囊肿； 感染→前庭大腺脓肿

[经典例题 1]

关于前庭大腺的说法不正确的是

A. 腺管又细又长又屈曲, 易于堵塞

B. 位于大阴唇后部

C. 可分泌黏液

D. 被会阴浅横肌覆盖

E. 易形成脓肿

[参考答案] 1. D

第二节　内生殖器解剖

课堂讲义

一、内生殖器的位置和组成

顾名思义, 位于真骨盆腔内的生殖器官, 包括阴道、子宫、输卵管及卵巢。输卵管及卵巢称为子宫附件。

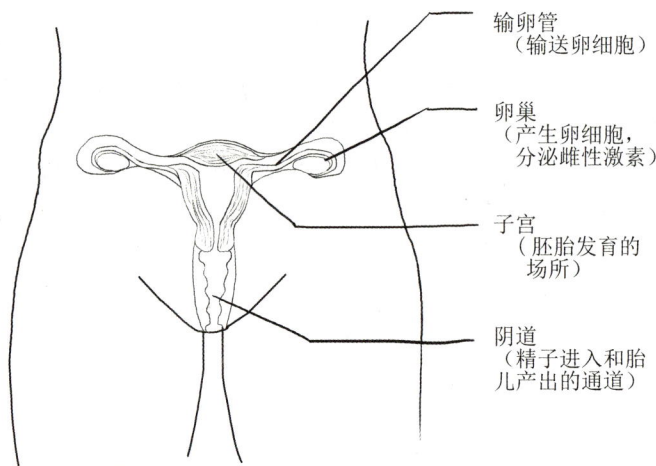

图 1-2　女性内生殖器

二、内生殖器的形态与功能

(一)阴道

1. 功能为性交器官、经血排出及胎儿娩出的通道。

2. 解剖形态　呈上宽下窄的管道, 前壁长 7～9cm, 与膀胱和尿道相邻, 后壁长 10～12cm, 与直肠贴近。上端包围宫颈, 下端开口于阴道前庭后部。

阴道穹窿: 环绕宫颈周围的部分称阴道穹窿。按其位置分为前、后、左、右 4 部分, 其中后穹窿最深, 与直肠子宫陷凹紧密相邻, 为盆腔最低部位, 临床上可经此处穿刺或引流。

3. 组织结构　阴道壁自内向外由黏膜、肌层和纤维组织膜构成。有很多横纹皱襞, 故有较大伸展性。因富有静脉丛, 故局部受损伤后易出血或形成血肿。

黏膜层：由复层鳞状上皮细胞覆盖，无腺体。阴道黏膜受性激素影响有周期性变化。幼女及绝经后妇女的阴道黏膜上皮甚薄，皱襞少，伸展性小，容易创伤而感染。

（二）子宫

1. 功能　子宫是孕育胚胎、胎儿和产生月经的器官。

2. 位置　位于盆腔中央，前为膀胱，后为直肠，下端接阴道，两侧有输卵管和卵巢。宫底位于骨盆入口平面以下（平时摸不到噢！），宫颈外口位于坐骨棘水平稍上方。当膀胱空虚时，成人子宫的正常位置呈轻度前倾前屈位，主要靠子宫韧带及骨盆底肌和筋膜的支托维持。

3. 解剖形态　成人的子宫为前后略扁的倒置梨形，厚 2～3cm，宽 4～5cm，长 7～8cm，宫腔呈倒置三角形，容量 5ml。子宫体与宫颈的比例，婴儿期为 1∶2，成年妇女为 2∶1，老年妇女为 1∶1。

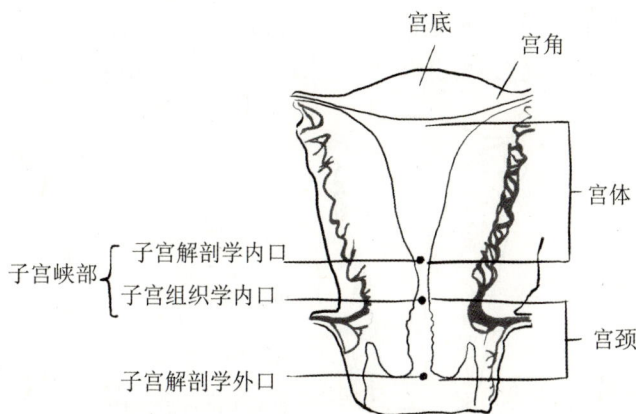

图 1-3　子宫内剖面

子宫峡部——神奇的部位：子宫体与子宫颈间形成最狭窄的部分，称为子宫峡部，在非孕期长 1cm。于妊娠后逐渐延展，至妊娠末期可达 7～10cm，成为软产道的一部分，此时称为子宫下段。子宫峡部上端因解剖上较狭窄，称为子宫解剖学内口；下端因此处子宫内膜转为宫颈黏膜，故称为子宫组织学内口。

宫颈——子宫的阀门：宫颈呈桶状，宫颈管呈梭形，长约 2.5～3cm，上通宫腔、下通阴道，是子宫的门户。其下端称为宫颈外口。宫颈以阴道为界分为上、下两部分，伸入阴道内的部分叫宫颈阴道部，阴道以上的部分叫宫颈阴道上部。

4. 组织结构　宫体和宫颈的组织结构不同。

（1）宫体：子宫体壁由 3 层组织构成，由内向外分别是子宫内膜层、肌层、浆膜层。

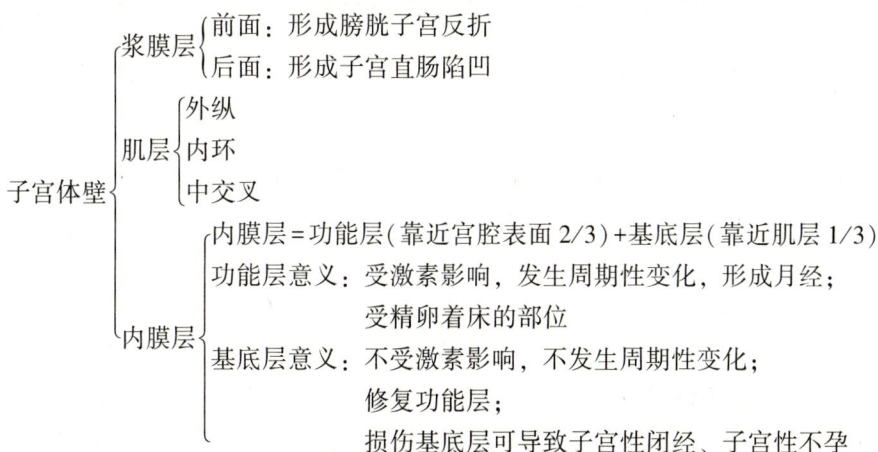

图 1-4　子宫体壁的结构

子宫动脉自外向内穿过肌层。当子宫收缩时，必当压迫子宫动脉的分支，这一现象有利有弊：

※有利——起到生理性结扎的效果。故而，产后止血的必要条件是有效的宫缩、产后出血最常见的原因是宫缩乏力；

※有弊——产程中，宫缩时可导致胎盘持续缺血、胎儿窘迫。故而，宫缩必须是间歇性的，且间歇期子宫必须完全放松，以便解除压迫，使胎盘、胎儿得到供血、供氧。

（2）宫颈：主要由结缔组织组成。宫颈管黏膜为单层柱状上皮，黏膜内腺体分泌碱性黏液，形成黏液栓堵塞宫颈管。宫颈阴道部由复层鳞状上皮覆盖，表面光滑。宫颈外口柱状上皮与鳞状上皮交接处，是宫颈癌的好发部位。黏液栓的性状及宫颈黏膜均受性激素影响，发生周期性变化。

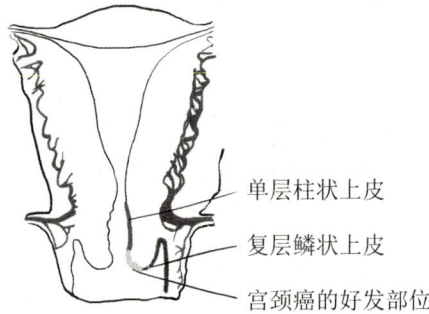

单层柱状上皮
复层鳞状上皮
宫颈癌的好发部位

图 1-5　子宫颈的结构

5. 子宫韧带　固定子宫，共有 4 对，即圆韧带、阔韧带、主韧带、宫骶韧带。

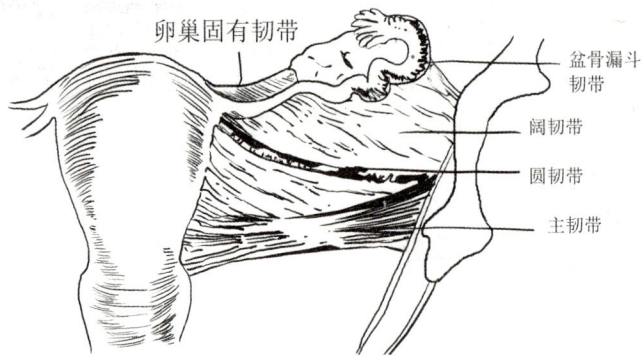

卵巢固有韧带
盆骨漏斗韧带
阔韧带
圆韧带
主韧带

图 1-6　子宫韧带

表 1-2　子宫韧带的解剖特点及功能

名称	解剖特点起止 "上阔下主、前圆后骶"	功能
阔韧带	覆盖在子宫前后壁的腹膜自子宫侧缘向两侧延伸达到骨盆壁，形成的双层腹膜皱襞	维持子宫左右居中
主韧带	在阔韧带的下部，横行于宫颈两侧和骨盆侧壁之间	是固定宫颈位置，防止子宫脱垂的最主要的结构
圆韧带	起自于子宫角的前面，然后向前下方伸展，穿过腹股沟管终止于大阴唇前端	维持子宫前倾位
宫骶韧带	起自宫体宫颈交界的后面，向两侧绕过直肠到达第 2、3 骶椎	将宫颈向后向上方牵引，维持子宫前倾位

[经典例题 1]

关于子宫下段，说法正确的是

A. 由非孕时的子宫峡部伸展形成　　　　B. 孕中期的子宫颈扩展为宫腔的一部分

C. 临产后子宫颈伸展可达 7～10cm　　　D. 为临产后的子宫颈

E. 孕 16 周扩展成宫腔的一部分

[经典例题 2]

行全子宫切除术，保留双侧附件，不需要切断的韧带是

A. 骨盆漏斗韧带　　　　　　　　　　　B. 宫骶韧带

C. 主韧带　　　　　　　　　　　　　　D. 阔韧带

E. 圆韧带

[参考答案] 1. A；2. A

敲黑板

①4 对韧带空间位置记忆技巧——"上阔下主、前圆后骶"；

②与主韧带有关的出题点——主韧带是维持子宫正常位置最主要的韧带。

③宫颈癌累及主韧带——分期为 ⅡB 期，此时已不能做分期手术，应做放疗。

(三)输卵管　顾名思义，输卵管为运输卵子和受精卵的通道。全长 8～14cm。

1. 分部及各部特点

表 1-3　输卵管的组成及特点

间质部	峡部	壶腹部	伞部
管腔最窄	管径最细 输卵管结扎的部位	管腔最宽 卵子在此受精 输卵管妊娠最常见的部位	开口于腹腔 有"拾卵"作用

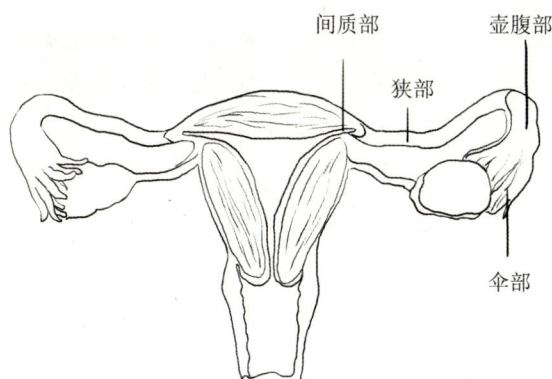

图 1-7　输卵管的结构

敲黑板

①“最”字题的命题点——最窄、最细、最宽、最常见；

②考场链接、学以致用——输卵管因素→女性不孕最常见原因；

输卵管炎症→管腔粘连、狭窄→导致输卵管妊娠；

输卵管结核→管腔堵塞→为女性原发不孕最常见原因。

（四）卵巢

1. 功能　产生和排出卵细胞；分泌性激素。

2. 形态　成年妇女的卵巢约4cm×3cm×1cm大小，重5～6g；青春期前，卵巢表面光滑；青春期开始排卵后，表面逐渐凹凸不平；绝经后卵巢萎缩变小变硬。

卵巢表面无腹膜，由生发上皮覆盖。上皮深面有一层致密纤维组织称卵巢白膜。卵巢外层称皮质，内层称髓质。皮质内是不同发育阶段的卵泡、黄体和它们的退化结构；髓质由血管、神经、淋巴管以及少量与卵巢韧带相延续的平滑肌纤维构成。

3. 固定卵巢的韧带　外侧以骨盆漏斗韧带连于骨盆壁，内侧以卵巢固有韧带与子宫连接。

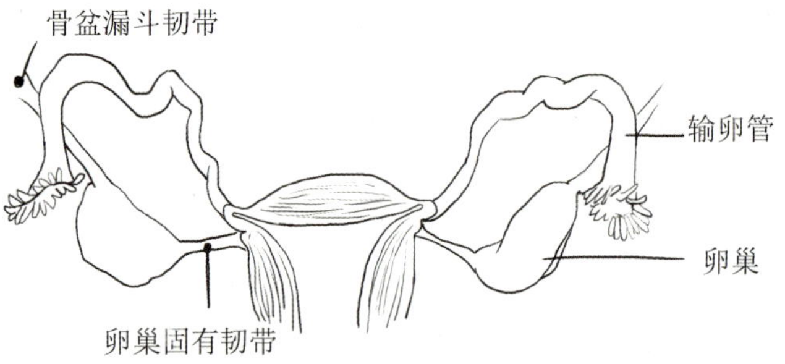

图1-8　卵巢的韧带

[经典例题3]

关于卵巢形态学特征，说法正确的是

A. 卵巢白膜是平滑肌组织

B. 成年妇女卵巢重约15g

C. 卵巢表面无腹膜

D. 皮质内含血管、神经、淋巴管

E. 髓质内含许多始基卵泡

[参考答案] 3. C

敲黑板

①生发上皮——即“最爱生事的上皮”，卵巢肿瘤中最多见的上皮性肿瘤就原发于生发上皮；

②卵巢表面无腹膜——意味着卵巢癌早期即可发生腹腔内种植播散，故而，卵巢癌是恶性程度最高的女性生殖系统肿瘤！

第三节 生殖系统血管分布、淋巴引流、神经支配

课堂讲义

一、动脉

女性内外生殖器官的血液供应主要来自卵巢动脉、子宫动脉、阴道动脉及阴部内动脉。

1. 卵巢动脉 自腹主动脉分出(注：左侧卵巢动脉可发自于左肾动脉)。经骨盆漏斗韧带进入卵巢。卵巢动脉除主要供应卵巢之外，有分支供应输卵管，其末梢在宫角附近与子宫动脉上行的卵巢支相吻合。

2. 子宫动脉 为髂内动脉前干分支。经阔韧带到达子宫外侧，相当于宫颈内口水平约2cm处，横跨输尿管至子宫侧缘，分上、下两支。上支较粗称为宫体支，至宫角处又分宫底支(分布于宫底部)、输卵管支(分布于输卵管)及卵巢支(与卵巢动脉末梢吻合)；下支较细称为宫颈阴道支(分布于宫颈及阴道上段)。

3. 阴道动脉 为髂内动脉前干分支。分布于阴道中下段及膀胱顶、膀胱颈。阴道上段由子宫动脉宫颈阴道支供应，而中段由阴道动脉供应，下段主要由阴部内动脉和痔中动脉供应。

4. 阴部内动脉 为髂内动脉前干终支。分出4支。包括痔下动脉(分布于直肠下段及肛门部)、会阴动脉(分布于会阴浅部)、阴唇动脉(分布于大、小阴唇)、阴蒂动脉(分布于阴蒂及前庭球)。

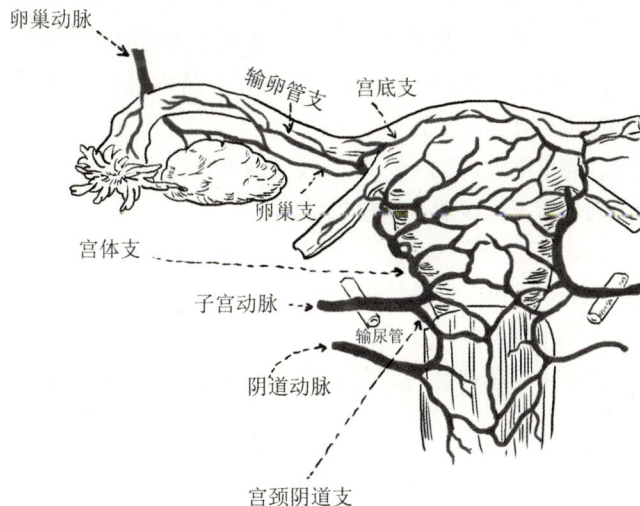

图1-9 女性内生殖器的动脉

[经典例题1]

髂内动脉前干分支不直接供血的是

A. 卵巢   B. 子宫

C. 阴道   D. 膀胱

E. 输卵管

[参考答案] 1. A

赢黑板

①记忆技巧——只有卵巢动脉(主性器官)发自于腹主动脉；其他均发自于髂内动脉；

②"桥下有流水"——子宫动脉横跨输尿管至子宫侧缘，手术中结扎子宫动脉应防止损伤输尿管。

③基础内容临床化——产后出血需结扎子宫动脉时，应结扎上支，还是下支？答：应结扎子宫动脉上支。

二、静脉

盆腔静脉均与同名动脉伴行，并在相应器官及其周围形成静脉丛，且互相吻合，故盆腔静脉感染容易蔓延。卵巢静脉出卵巢门后形成静脉丛，与同名动脉伴行，右侧汇入下腔静脉，左侧汇入左肾静脉，故左侧盆腔静脉曲张较多见。

三、淋巴

表1-4　女性生殖器淋巴

外生殖器淋巴	腹股沟浅淋巴结
	腹股沟深淋巴结
盆腔淋巴	髂淋巴组
	骶前淋巴组
	腰淋巴组

1. 外生殖器、会阴、肛门、阴道下段的淋巴(低)——主要汇入腹股沟浅淋巴结。

2. 阴道上段淋巴与宫颈淋巴回流相同(中)——大部汇入髂内及闭孔淋巴结，小部汇入髂外淋巴结——并经宫骶韧带汇入骶前淋巴结。

3. 宫体、宫底、输卵管、卵巢淋巴(高)——均汇入腰淋巴结，小部分汇入髂外淋巴结。

4. 宫体两侧淋巴——沿圆韧带汇入腹股沟浅淋巴结。

四、神经

女性内、外生殖器官由躯体神经和自主神经共同支配。

1. 外生殖器的神经支配主要由阴部神经支配。

2. 内生殖器的神经支配主要由交感神经与副交感神经所支配。

第四节　骨　盆

课堂讲义

女性骨盆是胎儿阴道娩出时必经的骨性产道，其大小、形状对分娩有直接影响。通常女性骨盆较男性骨盆宽而浅，有利于胎儿娩出。

一、骨盆的组成

1. 骨盆的骨骼　骨盆由骶骨、尾骨及左右两块髋骨组成。

2. 骨盆的关节　有耻骨联合、骶髂关节和骶尾关节。

3. 骨盆的韧带　①骶结节韧带：位于骶、尾骨与坐骨结节之间；②骶棘韧带：位于骶、尾骨与坐骨棘

医学教育网 www.med66.com

之间，**骶棘韧带宽度即坐骨切迹宽度，是判断中骨盆是否狭窄的重要指标。**妊娠期受性激素影响，韧带松弛，有利于分娩。

二、骨盆的分界

以耻骨联合上缘、髂耻缘及骶岬上缘的连线为界，将骨盆分为假骨盆和真骨盆两部分。真骨盆又称小骨盆，位于骨盆分界线之下，又称骨产道，是胎儿娩出的通道。

三、骨盆的类型

表1-5　骨盆的分类

	女型	扁平型	男型	类人猿型
所占比例	52.0%～58.9%	23.2%～29.0%	1.0%～3.7%	14.2%～18.0%
骨盆入口特点	横椭圆形	扁椭圆形	三角形	长椭圆形
入口径线	横径>前后径	横径>前后径	–	前后径>横径
临床诊断	正常骨盆	扁平骨盆	漏斗骨盆	

上述4种基本类型只是理论上归类，临床多见为混合型骨盆。

第五节　骨盆底

课堂讲义

一、骨盆底

骨盆底由多层肌肉和筋膜所组成，封闭骨盆出口，承托并保持盆腔脏器于正常位置。骨盆底有3层组织。

1. 外层　在外生殖器、会阴皮肤及皮下组织的下面，有一层会阴浅筋膜，其深面由三对肌肉及一括约肌组成(球海绵体肌、坐骨海绵体肌、会阴浅横肌、肛门外括约肌)。

2. 中层　为泌尿生殖膈，由上、下两层坚韧筋膜及一层薄肌肉组成，覆盖于由耻骨弓与两坐骨结节所形成的骨盆出口前部三角形平面上，又称三角韧带。其上有尿道与阴道穿过。在两层筋膜间有一对会阴深横肌及尿道括约肌。

3. 内层　即盆膈。为骨盆底最坚韧的一层，由肛提肌及其内、外面各覆一层筋膜所组成。

> 记忆技巧：带有"外"、"浅"、"海绵"这些关键字的结构——外层；
> 尿道括约肌、会阴深横肌——"尿""深"谐音尿生殖膈、中层；
> 肛提肌、盆膈——谐音"钢盆"，最坚韧，内层。

二、会阴

1. 广义的会阴：是指封闭骨盆出口的所有软组织，前为耻骨联合下缘，后为尾骨尖，两侧为耻骨降支、坐骨支、坐骨结节和骶结节韧带。

2. 狭义的会阴：是指阴道口与肛门之间的软组织，厚3～4cm，由外向内逐渐变窄呈楔状，表面为皮肤及皮下脂肪，内层为会阴中心腱，又称会阴体。妊娠期会阴组织变软有利于分娩。分娩时要保护此区，以免造成会阴裂伤。

第六节　邻近器官

课堂讲义

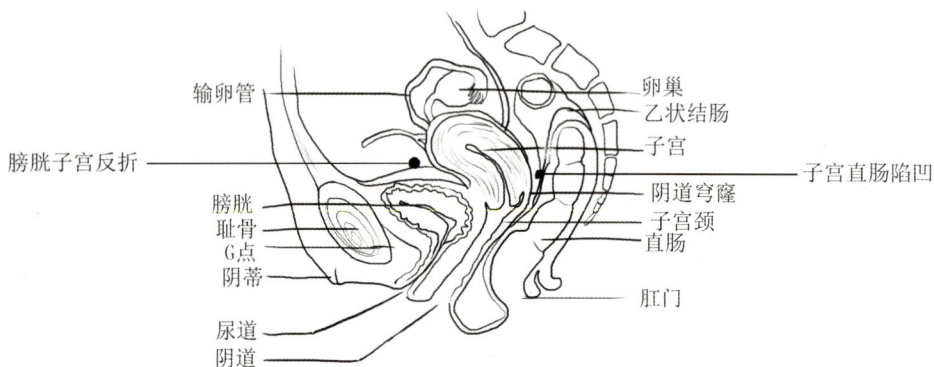

图 1-10　女性生殖器官临近结构

一、尿道

介于耻骨联合和阴道前壁之间，长 4～5cm，接近阴道，易引起泌尿系统感染。

二、膀胱

位于耻骨联合之后、子宫之前。由于膀胱充盈可影响子宫及阴道，故妇科检查及手术前必须排空膀胱。

三、输尿管

女性输尿管在腹膜后，全长约 30cm。于阔韧带基底部向前内方行，于宫颈外侧约 2cm 处，在子宫动脉的后方与之交叉，又经阴道侧穹隆顶端绕向前方而入膀胱壁。在施行子宫切除术结扎子宫动脉时，应避免损伤输尿管。

四、直肠

妇科手术及分娩处理时均应注意避免损伤肛管、直肠。

五、阑尾

妊娠期增大的子宫能使阑尾向外上方移位。因此，妇女患阑尾炎时有可能累及子宫附件。

[经典例题 1]

做子宫切除时，下列注意事项哪项是错误的

A. 推离膀胱腹膜反折时，避免损伤膀胱

B. 推离直肠子宫腹膜反折时，避免损伤直肠

C. 切除子宫骶骨韧带时，避免损伤输尿管

D. 切除阔韧带时，避免损伤膀胱

E. 切断子宫动脉时，注意勿损伤输尿管

[参考答案] 1. D

第二章　女性生殖系统生理

第一节　女性一生各阶段的生理特点

课堂讲义

女性一生可按照生理特点划分为几个时期，但并无截然的界限。

一、胎儿期

受精卵是由父系和母系来源的 23 对染色体组成的新个体，其中一对性染色体 X 与 Y 决定胎儿性别，XX 为女性，因无副中肾管抑制因子，中肾管退化，两条副中肾管发育为女性生殖道。

二、新生儿期

出生后 4 周内称为新生儿期。新生儿期有些特殊生理现象，短期内能自然消退。

1. 假泌乳：女性胎儿在母体内受到胎盘及母体卵巢产生的女性激素影响，出生时新生儿外阴较丰满，乳房略隆起或少许泌乳。

2. 假月经：出生后新生儿血中女性激素水平因脱离母体迅速下降，可出现少量阴道流血。

三、儿童期

从出生 4 周到 12 岁称为儿童期。在 8 岁以前为儿童期早期，下丘脑-垂体-卵巢轴的功能处于抑制状态，卵泡无雌激素分泌，生殖器呈幼稚型。8 岁以后为儿童期后期，卵巢中开始有少量卵泡发育并分泌性激素，但仍达不到成熟阶段。卵巢形态逐步变为扁卵圆形；子宫、输卵管及卵巢逐渐向骨盆腔内下降；皮下脂肪在胸、髋、肩部及耻骨前面积存；乳房开始发育，女性特征开始呈现。

四、青春期

青春期是由儿童期向性成熟期过渡的一段快速生长时期。世界卫生组织（WHO）规定青春期为 10～19 岁，但青春期的发动通常始于 8～10 岁。

（1）青春期生理特点包括：

①第一性征发育　即生殖器官发育，生殖器从幼稚型变为成人型，但功能尚未成熟。

②第二性征出现　除生殖器官以外，女性所特有的征象称为第二性征。

（2）按照顺序，青春期先后经历以下四个不同阶段：

①乳房萌发　青春期最初、最早的特征。

②肾上腺功能的初现：青春期肾上腺雄激素分泌增加引起阴毛、腋毛的生长，称为肾上腺功能的初现。

③生长加速：11～12 岁青春期少女体格生长呈直线加速，平均每年生长 9cm，月经初潮后生长减缓。

④月经初潮：女孩第一次来月经称月经初潮，为青春期的重要标志。通常发生于乳房发育 2.5 年后。月经初潮提示卵巢已经有卵泡发育并产生雌激素，且雌激素水平足以使子宫内膜增殖并脱落，即出现月经。但卵巢功能尚不成熟，有卵泡发育但不能排卵，故月经周期常不规律。

敲黑板

有点乱？捋一捋，青春期"出场顺序"是这样的：
乳房萌发——→阴毛、腋毛生长——→月经初潮——→规律月经

五、性成熟期

又称生育期，是卵巢生殖机能（排卵）与内分泌机能（分泌性激素）最旺盛的时期。一般自18岁左右开始，历时约30年。此期的特征是卵巢发生周期性排卵。在卵巢激素的作用下，生殖器官各部及乳房也发生周期性变化，比如：规律的月经周期。

六、绝经过渡期

又称围绝经期，是指从开始出现绝经趋势直至最后一次月经的时期。一般始于40岁，历时短则1～2年，长至10～20年。此期卵巢功能逐渐衰退，卵泡数逐渐减少，出现无排卵性月经，因而月经常不规律。最终卵泡耗竭，月经永久停止，称绝经。WHO规定：从卵巢功能开始衰退直至绝经后1年内的时期，称围绝经期。围绝经期由于雌激素水平降低，可出现血管舒缩障碍和神经精神症状，称为绝经综合征。

敲黑板

```
                        绝经过渡期
                    ┌──────────────┐
        起点：出现绝经趋势（潮热）——绝经——1年：终点
                    └──────────────┘
                        围绝经期
```

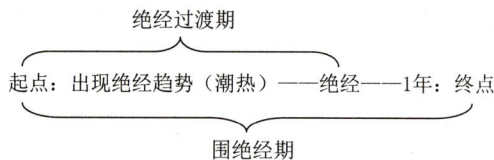

图1-11 围绝经期的过程

七、绝经后期

指绝经后的生命时期。在早期，虽然卵巢停止分泌雌激素，但卵巢间质仍能分泌少量雄激素，后者在外周转化为雌酮（E_1），是循环中主要的雌激素。老年期（60岁以后）生殖器官萎缩。

[经典例题1]

女性青春期最早出现的变化是

A. 乳房发育   B. 周期性排卵

C. 腋毛生长   D. 月经初潮

E. 阴毛生长

[经典例题2]

性成熟期的标志是什么

A. 乳房发育   B. 周期性排卵

C. 腋毛生长   D. 月经初潮

E. 阴毛生长

[参考答案] 1. A；2. B

第二节　卵巢功能与卵巢周期性变化

课堂讲义

一、卵巢的生理功能

卵巢为女性的性腺，其主要功能为排卵及分泌性激素，这两种功能分别称为卵巢的生殖功能和内分泌功能。

二、卵巢的周期性变化

卵巢一个工作周期，平均 28 天。包括：卵泡期（14 天）→排卵→黄体期（14 天）。

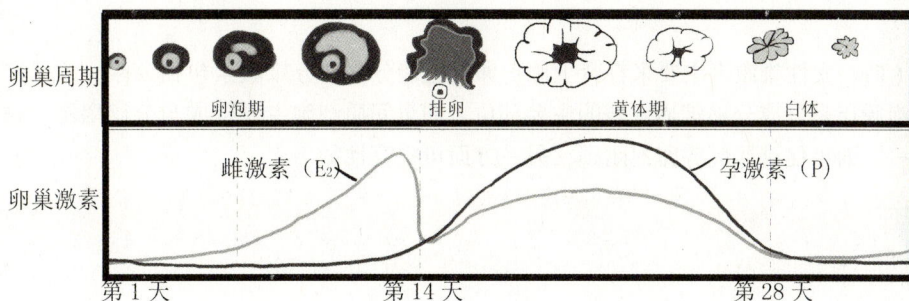

图 1-12　卵巢的周期性变化

1. **卵泡期**　自月经第 1 日至卵泡发育成熟称卵泡期，需 10～14 日。

卵泡生长过程——分为始基卵泡、窦前卵泡、窦卵泡和排卵前卵泡 4 个阶段。排卵前卵泡即成熟卵泡，也称格拉夫卵泡，为卵泡发育的最后阶段，卵泡液急骤增加，卵泡腔增大，卵泡体积显著增大，直径达 18～23mm，卵泡向卵巢表面突出，为卵子排出做好准备。

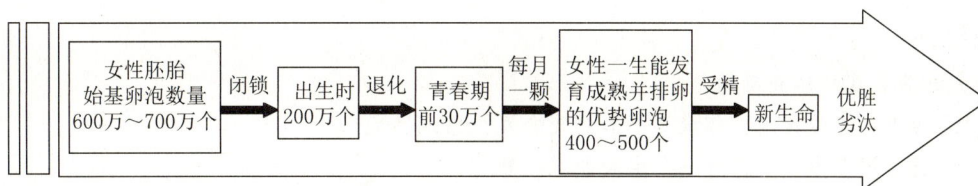

图 1-13　卵泡的发育

2. **排卵**　卵细胞被排出的过程称排卵。排卵多发生在下次月经来潮前 14 日左右。

3. **黄体期**　排卵日至月经来潮为黄体期。

黄体形成过程——排卵后卵泡液流出，卵泡壁塌陷，卵泡颗粒细胞和卵泡内膜细胞向内侵入，周围有卵泡外膜包围，共同形成黄体。卵泡颗粒细胞和卵泡内膜细胞在 LH 排卵峰作用下进一步黄素化，形成颗粒黄体细胞及卵泡膜黄体细胞。排卵后 7～8 日（相当于月经周期第 22 日），黄体体积和功能达高峰，直径 1～2cm，外观色黄。若卵子未受精，黄体在排卵后 9～10 日开始退化，14 日完全退化，称为白体。黄体功能衰退后月经来潮，此时卵巢中又有新的卵泡发育，开始新的周期。

敲黑板

　　※没有怀孕——黄体期 14 天——称为：月经黄体；

　　※已经怀孕，受精卵着床——受精卵分泌 hCG——黄体期 6～8 周(保胎)——称为：妊娠黄体。

三、卵巢性激素分泌的周期性变化

　　1. 雌激素(E)　卵泡期由卵泡颗粒细胞和卵泡内膜细胞分泌雌激素。卵泡开始发育时，只分泌少量雌激素；至月经第 7 日卵泡分泌雌激素量迅速增加，于排卵前形成高峰，排卵后稍减少。约在排卵后 1～2 日，黄体开始分泌雌激素使血循环中雌激素又逐渐上升。约在排卵后 7～8 日黄体成熟时，形成血循环中雌激素的第二高峰，此峰低于排卵前第一高峰。此后，黄体萎缩，雌激素水平急剧下降，于月经前达最低水平。

　　2. 孕激素(P)　卵泡期卵泡不分泌孕酮，排卵前成熟卵泡的颗粒细胞在 LH 排卵高峰的作用下黄素化，并开始分泌少量孕酮；排卵后 7～8 日黄体成熟时，分泌达最高峰，以后逐渐下降，到月经来潮时降至卵泡期水平。

　　3. 雄激素(T)　女性雄激素主要来自肾上腺；卵巢也能分泌部分雄激素包括睾酮、雄烯二酮和脱氢表雄酮。卵巢内泡膜层是合成分泌雄烯二酮的主要部位，卵巢间质细胞主要合成与分泌睾酮。排卵前循环中雄激素升高，一方面可促进非优势卵泡闭锁，另一方面可提高性欲。

敲黑板

　　1. E 有两个高峰——①排卵前；②黄体 7～8 天
　　　　　　　　　　　第 1 高峰＞第 2 高峰
　　2. P 只有一个高峰——排卵后 7～8 天(或称黄体期 7～8 天)
　　　　　　　　　　　不排卵就没有孕激素
　　3. E、P 迅速降达最低水平——月经前(黄体期 14 天)

[经典例题 1]

　　关于卵巢周期性变化不正确的是
　　A. 从青春期开始至绝经前，卵巢形态和功能会发生周期性变化
　　B. 每一个月经周期中一般只有一个生长卵泡成熟
　　C. 排卵发生在月经来潮后 14 天左右
　　D. 排卵可在两侧卵巢轮流发生或持续于某一侧
　　E. 黄体产生孕激素和雌激素，于排卵后 7～8 天达高峰

[经典例题 2]

　　测定血清中哪种激素可判断有排卵
　　A. 雌激素　　　　　　　　　　　　　B. 孕激素
　　C. 卵泡雌激素　　　　　　　　　　　D. 黄体生成素
　　E. 前列腺素
　　[参考答案] 1. C；2. B

四、卵巢性激素的生理作用——即：附性器官的周期性变化(一石二鸟)

　　雌、孕激素虽然都是卵巢分泌的，但分泌时相不同，生理作用亦不同。

　　您已经知道受精部位是输卵管，那么精子必须一路上行、长途跋涉至输卵管才能成功与卵子结合——所以，雌激素命令生殖器官，为精子上行创造条件；

　　您也知道孕激素是"保胎"的——所以，孕激素会命令生殖器官，为胚胎生长发育创造条件。

表 1-6　雌、孕激素对附性器官的作用

		雌激素	孕激素
拮抗	宫颈口	使宫颈口松弛、扩张	使宫颈口闭合
	宫颈黏液	①量多、稀薄、易拉丝 ②镜下："羊齿植物状结晶" ③临床意义：排卵期（即雌激素第一高峰时）最典型	①量少、黏稠、不易拉丝 ②镜下："成行排列的椭圆体" ③临床意义：黄体期 7～8 天（即孕激素高峰时）最典型
	子宫内膜	使子宫内膜腺体和间质增殖	从增殖期转化为分泌期
	子宫肌	促进子宫细胞增生和肥大，肌层增厚；增进血运，促使和维持子宫发育；增加子宫平滑肌对缩宫素的敏感性	降低子宫平滑肌兴奋性及其对缩宫素的敏感性 抑制子宫收缩
	输卵管	促进输卵管肌层发育 加强输卵管平滑肌节律性收缩振幅	抑制输卵管平滑肌节律性收缩频率和振幅
	阴道上皮	增生、角化、富含糖原 糖原+乳酸杆菌=阴道酸性环境（阴道的自净作用）	加快阴道上皮细胞脱落 阴道自净能力下降，易于感染
协同	乳腺	促使乳腺管增殖，乳头、乳晕着色	促进乳腺小叶及腺泡发育

表 1-7　雌孕激素其他方面的作用

	雌激素	孕激素
代谢	促进水钠潴留 促进 LDH 生成 促进骨钙沉积 促小血管扩张	促进水钠排泄
拮抗	——	使基础体温升高 0.3～0.5℃ "双相体温"提示有排卵（有孕激素） 排卵日基础体温升高——可助孕 高温相持续时间——可反映黄体功能 非孕期高温相持续时间与黄体一致——14 天 怀孕后妊娠黄体持续分泌孕激素——高温相可维持 3 周以上

[经典例题 3]

属于孕激素的生理作用是

A. 使阴道上皮细胞脱落加快　　　　B. 使宫颈黏液变稀薄

C. 使子宫肌层增厚　　　　　　　　D. 使子宫内膜增生

E. 使血循环中胆固醇水平降低

[参考答案] 3. A

※妇科辅助检查的依据：

临床上——根据阴道脱落细胞的改变，可以了解体内雌激素水平和有无排卵。

临床上——根据宫颈黏液性状特点，可反映当时的卵巢功能。

临床上——根据基础体温，可了解卵巢功能。

第三节　子宫内膜的周期性变化与月经

课堂讲义

月经是指伴随卵巢周期性排卵而出现的子宫内膜周期性脱落及出血。

一、月经血特征

月经血呈暗红色，除血液外，还有子宫内膜碎片、宫颈黏液及脱落的阴道上皮细胞。

月经血中含有前列腺素及来自子宫内膜的大量纤溶酶。由于纤溶酶对纤维蛋白的溶解作用，所以月经血不凝。但出血过多时也可以出现血凝块。

二、正常月经的临床表现

月经周期——出血的第1日为月经周期的开始，相邻两次月经第1日的间隔时间，称一个月经周期。一般为21～35日，平均28日。

经期——每次月经持续时间，一般为2～8日，多为4～6日。

经量——为一次月经的总失血量，正常月经量为20～60ml，超过80ml为月经过多。

三、月经期的症状

一般经期无特殊症状，但经期由于盆腔充血以及前列腺素的作用，有些妇女可有下腹及腰骶部下坠感或子宫收缩痛，并可出现腹泻等胃肠功能紊乱症状。少数妇女可有头痛及轻度神经系统不稳定症状。

四、子宫内膜的组织学变化

以28天为例，一个正常月经周期子宫内膜组织形态变化分为3期：增殖期→分泌期→月经期。

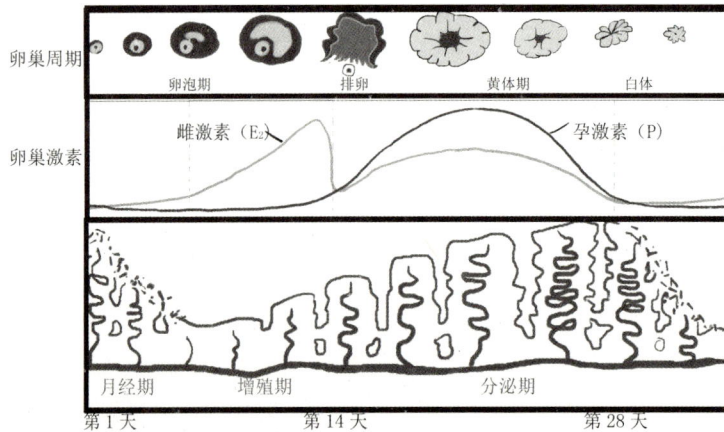

图1-14　子宫内膜的周期性变化

1. 增殖期　月经周期第5～14日，相当于卵泡发育成熟阶段。在雌激素作用下，子宫内膜腺体和间质细胞呈增殖状态。增殖期分早、中、晚3期。

（1）增殖期早期：月经周期第5～7日。内膜较薄，仅1～2mm。腺上皮细胞呈立方形或低柱状；间质较致密，细胞呈星形；间质中的小动脉较直、壁薄。

（2）增殖期中期：月经周期第8～10日。腺上皮细胞增生活跃，腺体数目增多并稍呈弯曲形；间质水肿明显；螺旋小动脉逐渐发育，管壁变厚。

（3）增殖期晚期：月经周期第11～14日。内膜增厚至3～5mm，表面高低不平，略呈波浪形。上皮细胞呈高柱状，增殖为假复层上皮，核分裂象增多；腺体更长呈弯曲状；间质细胞呈星状并相互结合成网状；组织水肿明显；螺旋小动脉略呈弯曲状，管腔增大。

2. 分泌期　月经周期第15～28日，与卵巢周期中的黄体期相对应。黄体分泌孕激素、雌激素，在孕激素作用下，使子宫内膜呈分泌反应，称为分泌期。血管迅速增加，更加弯曲，间质疏松水肿。此时内膜厚且松软，有利于受精卵着床。分泌期也分早、中、晚期3期。

（1）分泌期早期：月经周期第15～19日。此期内膜腺体更长，屈曲更明显；腺上皮细胞核下开始出现含糖原小泡，称为核下空泡，为分泌期早期的组织学特征；间质水肿，螺旋小动脉继续增生、弯曲。

（2）分泌期中期：月经周期第20～23日。内膜较前更厚并呈锯齿状；腺体内的分泌上皮细胞顶端胞膜破裂，细胞内的糖原排入腺腔，称为顶浆分泌，为分泌期中期的组织学特征。此期间质高度水肿、疏松，螺旋小动脉进一步增生、卷曲。

（3）分泌期晚期：月经周期第24～28日。此期为月经来潮前期，相当于黄体退化阶段。子宫内膜增厚达10mm，呈海绵状。内膜腺体开口面向宫腔，有糖原等分泌物溢出，间质更疏松、水肿，表面上皮细胞下的间质细胞分化为肥大的蜕膜样细胞。此期螺旋小动脉迅速增长超出内膜厚度，也更弯曲，血管管腔也扩张。

3. 月经期　月经周期第1～4日。为子宫内膜海绵状功能层从基底层崩解脱落期，这是孕酮和雌激素撤退的最后结果。

［经典例题1］

使子宫内膜从增殖期向分泌期转化的激素是

A. 雌二醇　　　　　　　　　　　　　B. 雌三醇

C. 雌酮　　　　　　　　　　　　　　D. 睾酮

E. 孕激素

［经典例题2］

月经周期为28天的有排卵型妇女，于月经周期第11天刮宫，镜检子宫内膜应为

A. 增殖早期　　　　　　　　　　　　B. 增殖中期

C. 增殖晚期　　　　　　　　　　　　D. 分泌早期

E. 分泌中期

［参考答案］1. E；2. C

敲黑板

※卵泡早期(无雌激素、无孕激素)——内膜剥脱出血——月经期；

※卵泡中后期(雌激素作用)——内膜越长越厚——增殖期；

※黄体期(孕激素作用)——内膜开始分泌糖原——分泌期。

白话讲解：

没怀孕——黄体死——雌、孕激素撤退——内膜剥脱(来月经)

怀孕了——黄体不死——雌、孕激素不撤退——停经(不来月经)

第四节　生殖器其他部位的周期性变化

课堂讲义

一、输卵管的周期性变化

1. 雌激素促进输卵管发育及输卵管肌层节律性收缩。孕激素能增加输卵管收缩速度，减少输卵管收缩频率。

2. 孕激素与雌激素间有制约作用，孕激素可抑制输卵管黏膜上皮纤毛细胞的生长，减低分泌细胞分泌黏液的功能。

雌孕激素的协同作用保证受精卵在输卵管内正常运行。

二、宫颈黏液周期性变化

月经来潮后，随雌激素浓度不断增多，宫颈黏液分泌量不断增加，至排卵期变得稀薄、透明，拉丝度达 10cm。黏液涂片镜下见羊齿植物叶状结晶，月经周期第 6～7 日开始出现，到排卵期最典型，排卵后受孕激素影响，黏液分泌量逐渐减少，变黏稠浑浊，拉丝度差易断裂。

三、阴道黏膜的周期性变化

排卵前，底层细胞增殖，逐渐演变为中层细胞与表层细胞，使阴道上皮增厚，表层细胞角化，排卵期最明显。排卵后在孕激素作用下，表层细胞脱落。

四、乳房的周期性变化

雌激素促进乳腺管增生，而孕激素则促进乳腺小叶及腺泡生长。某些女性在经前期有乳房肿胀和疼痛感，可能是由于乳腺管的扩张、充血以及乳房间质水肿所致。由于雌、孕激素撤退，月经来潮后上述症状大多消退。

第五节　月经周期的调节

课堂讲义

卵巢功能受垂体控制，垂体的活动受下丘脑的调节，下丘脑又接受大脑皮质的支配。卵巢所产生的激素还可以反过来影响下丘脑与垂体的功能，即所谓反馈作用。通常将三者合称为下丘脑-垂体-卵巢轴。

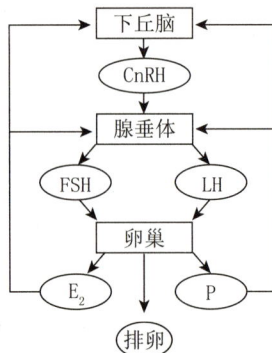

图 1-15　下丘脑-垂体-卵巢轴

一、下丘脑促性腺激素释放激素（GnRH）

下丘脑分泌的 GnRH 进入垂体前叶，垂体在其作用下释放促性腺激素，包括卵泡刺激素（FSH）与黄体生成激素(LH)。

二、腺垂体对卵巢功能的调节

垂体分泌的 FSH 与 LH 直接控制卵巢的周期性变化。卵泡刺激素(FSH)作用主要是刺激卵泡发育并分泌雌激素；黄体生成激素(LH)作用主要是促使卵泡排卵并形成黄体。

三、卵巢性激素的反馈调节

卵巢分泌的雌、孕激素对下丘脑和垂体具有反馈调节作用。

在卵泡期早期，当血中雌激素<200pg/ml 时，雌激素会抑制下丘脑、垂体的 GnRH 和 FSH、LH 分泌，即负反馈。在卵泡期晚期，随着卵泡发育，雌激素水平逐渐升高，当循环中雌激素浓度≥200pg/ml 时，雌激素即可发挥正反馈作用，刺激下丘脑 GnRH 和垂体 LH、FSH 大量释放，形成排卵前 LH、FSH 峰。

排卵后，FSH 和 LH 均急剧下降，在少量 FSH 和 LH 的作用下，黄体形成并逐渐发育成熟，分泌雌激素和孕激素，两者联合作用使 FSH、LH 合成和分泌受到抑制(负反馈)，进而黄体萎缩。之后抑制作用逐渐解除，LH、FSH 回升，卵泡又开始发育，新的卵巢周期开始。上述过程周而复始。

若未受孕，卵巢黄体萎缩，子宫内膜失去雌、孕激素支持而坏死、脱落、出血。可见月经来潮既是一个生殖周期的结束，又是一个新生殖周期的开始。如此反复循环，使月经按期来潮。

[经典例题 1]

关于性周期的描述错误的是

A. 月经是子宫内膜周期性变化的临床表现

B. 子宫内膜的周期性变化受卵巢激素的影响

C. 卵巢周期性变化直接受垂体，下丘脑的控制

D. 孕激素对下丘脑产生正负反馈的作用

E. 雌激素对下丘脑产生正负反馈调节

[参考答案] 1. D

敲黑板

※雌激素(E)：两高峰、两反馈——即：每个周期有两个分泌高峰、对下丘脑-垂体既有负反馈又有正反馈。

※孕激素(P)：一高峰、一反馈——即：每个周期只有一个分泌高峰、对下丘脑-垂体只有负反馈作用。

※排卵的条件：①卵泡成熟；②垂体分泌 LH 高峰。

※排卵机制：卵泡成熟→E 第一分泌高峰→正反馈→垂体分泌 LH 高峰→排卵→黄体→孕激素。

基础链接临床：LH 高峰出现在排卵之前(诊断意义：提示 24h 内将排卵)、孕激素出现在排卵之后(诊断意义：提示已经排卵)。

第三章　妊娠生理

第一节　妊娠概念

课堂讲义

妊娠是胚胎和胎儿在母体内发育成长的过程。成熟卵子受精是妊娠的开始，胎儿及其附属物自母体排出是妊娠的终止。全过程约38周(266日)。

第二节　受精及受精卵发育、输送与着床

课堂讲义

一、受精卵的形成

受精指精子和次级卵母细胞(卵子)结合形成受精卵的过程。受精多发生在排卵后12小时内，通常发生在输卵管壶腹部。

1. 精子获能　精子自阴道、宫颈管进入宫腔，在子宫腔和输卵管游动过程中，精子顶体表面的糖蛋白被女性生殖道中的 α、β 淀粉酶降解，从而顶体膜稳定性降低，为接下来的顶体反应做好准备，此过程称为获能。需7小时左右。

2. 顶体反应　卵子从卵巢排出后进入输卵管内，停留在输卵管壶腹部与峡部连接处等待受精。精子与卵子相遇，精子顶体外膜破裂，释放出顶体酶，溶解卵子外围的放射冠与透明带，称为顶体反应。

3. 透明带反应　一旦精子穿过透明带后，卵子细胞质内的皮质颗粒释放溶酶体酶，引起透明带结构改变，阻止其他精子进入透明带，这个过程称透明带反应。

4. 受精　当精子头部与卵子表面接触时，便开始了受精过程。已获能的精子穿过次级卵母细胞透明带为受精的开始，卵原核与精原核融合为受精的完成。

二、受精卵发育与输送

1. 受精后30小时，受精卵向宫腔方向移动，同时进行"卵裂"。

2. 受精后50小时为8细胞阶段。

3. 受精后72小时分裂为16个细胞的"桑葚胚"。

4. 受精后第4日进入宫腔形成早期胚泡。

5. 受精后第5～6日早期胚泡透明带消失，继续分裂发育形成"晚期胚泡"。

三、受精卵着床

受精后 6～7 日，晚期胚泡逐渐埋入并被子宫内膜覆盖的过程，称受精卵着床。着床需经过定位、黏附和侵入 3 个阶段。必须具备的条件有：

①透明带消失；

②囊胚细胞滋养细胞分化出合体滋养细胞；

③囊胚和子宫内膜同步发育并相互配合；

④孕妇体内有足够数量的孕酮；

⑤子宫出现允许受精卵着床的窗口期。

受精卵着床后，子宫内膜迅速发生蜕膜变，按蜕膜与受精卵的部位关系，将蜕膜分为底蜕膜（基蜕膜）、包蜕膜和真蜕膜三部分。

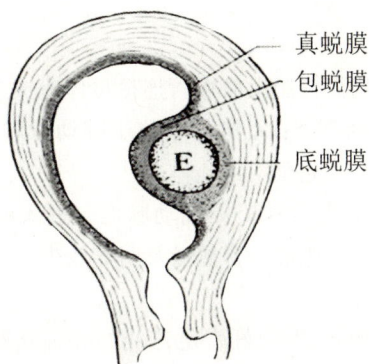

图 1-16　早期妊娠子宫蜕膜

[经典例题 1]

下列哪项不是受精卵着床的必备条件

A. 透明带消失

B. 合体滋养细胞形成

C. 子宫内膜蜕膜变

D. 囊胚和子宫内膜的发育必须同步

E. 有足量的孕酮支持

[参考答案] 1. C

第三节　胎儿发育及生理特点

课堂讲义

一、胎儿发育分期

受精后 8 周的人胚称胚胎，是其主要器官结构完成分化时期。受精后 9 周起称为胎儿，是其各器官进一步发育渐趋成熟时期。妊娠时间通常以孕妇末次月经第 1 天计算，妊娠全过程约 280 天，以 4 周（28 天）为一个妊娠月，共 10 个妊娠月。

二、不同孕龄胎儿发育特征

4 周末：可以辨认出胚盘与体蒂。

8 周末：胚胎初具人形，头占整个胎体近一半。能分辨出眼、耳、鼻、口、手指及足趾。心脏已形成，

B 型超声见心脏搏动。

12 周末：胎儿身长约 9cm。外生殖器已发育，四肢可活动。

16 周末：胎儿身长约 16cm，体重约 110g。可确认胎儿性别。开始出现呼吸运动。皮肤菲薄呈深红色。

20 周末：胎儿身长约 25cm，体重约 320g。开始出现吞咽、排尿功能。能听到胎心。

24 周末：胎儿身长约 30cm，体重约 630g。各脏器均已发育，出现眉毛。

28 周末：胎儿身长约 35cm，体重约 1000g。眼睛半张开，出现眼睫毛。有呼吸运动。

32 周末：胎儿身长约 40cm，体重约 1700g。出现脚趾甲，睾丸下降，生活力尚可。

36 周末：胎儿身长约 45cm，体重约 2500g。乳房突出。指（趾）甲已达指（趾）端。

40 周末：胎儿身长约 50cm，体重约 3400g。发育成熟，皮肤粉红。外观体形丰满。男性睾丸已降至阴囊内，女性大小阴唇发育良好。

三、胎儿生理特点

（一）循环系统

胎儿的营养供给和代谢产物排出均需经胎盘脐血管连接母体完成。

1. 解剖学特点 脐静脉 1 条，脐动脉 2 条；动脉导管位于肺动脉和主动脉弓之间，生后 2～3 个月完全闭锁为动脉韧带；卵圆孔多在生后 6 个月完全闭锁。

2. 血循环特点 胎儿体内为动静脉混合血，无纯动脉血。进入肝、心、头部及上肢的血液含氧量较高，营养较丰富。注入肺及身体下半部的血液，含氧量及营养较少。

（二）血液系统

1. 红细胞生成 妊娠 32 周以后的早产儿及妊娠足月儿的红细胞数均增多，约为 6.0×10^{12}/L。胎儿红细胞生命周期短，为成人 120 天的 2/3，需不断生成红细胞。

2. 血红蛋白生成 妊娠前半期均为胎儿血红蛋白，至妊娠最后 4～6 周，成人血红蛋白增多，至临产时胎儿血红蛋白仅占 25%。

3. 白细胞生成 妊娠 8 周胎儿血循环出现粒细胞，妊娠 12 周胸腺、脾产生淋巴细胞，成为体内抗体的主要来源。妊娠足月时白细胞计数达 $(15\sim20)\times10^9$/L。

（三）呼吸系统

B 型超声于妊娠 11 周可见胎儿胸壁运动，妊娠 16 周出现能使羊水进出呼吸道的呼吸运动，频率每分钟 30～70 次。胎儿窘迫时出现大喘息样呼吸运动。

（四）消化系统

1. 胃肠道 妊娠 11 周小肠有蠕动，妊娠 16 周胃肠功能基本建立，胎儿能吞咽羊水，吸收水分、氨基酸、葡萄糖及其他可溶性营养物质。

2. 肝 胎儿肝内缺乏许多酶，不能结合因红细胞破坏产生大量的游离胆红素。少部分在肝内结合，经胆道胆红素排入小肠氧化成胆绿素。胆绿素降解产物导致胎粪呈黑绿色。

（五）泌尿系统

妊娠 11～14 周胎儿肾有排尿功能。妊娠 14 周胎儿膀胱内有尿液。通过胎儿排尿参与羊水循环。

（六）内分泌系统

胎儿甲状腺于妊娠第 6 周开始发育，是最早发育的内分泌腺。妊娠 12 周已能合成甲状腺激素。胎儿肾上腺发育良好，能产生大量类固醇激素，与胎儿肝、胎盘、母体完成雌三醇合成。妊娠 12 周胎儿胰腺分泌胰岛素。

（七）生殖系统及性腺分化发育

男性胎儿睾丸于临产前降至阴囊内。女性胎儿卵巢在妊娠 11～12 周开始分化发育，副中肾管系统发育形成阴道、子宫、输卵管。外阴部缺乏 5α-还原酶，外生殖器向女性分化发育。

[经典例题 1]

A. 妊娠 2 周 　　　　　　　　B. 妊娠 4 周

C. 妊娠 6 周 　　　　　　　　D. 妊娠 8 周

E. 妊娠 12 周

(1)胎儿甲状腺发育最早在

(2)女性胎儿卵巢开始分化是在

[参考答案] 1. C、E

第四节　胎儿附属物的形成及其功能

课堂讲义

胎儿附属物是指胎儿以外的组织，包括胎盘、胎膜、脐带和羊水。

一、胎盘

(一)胎盘的构成

胎盘由羊膜、叶状绒毛膜和底蜕膜构成。

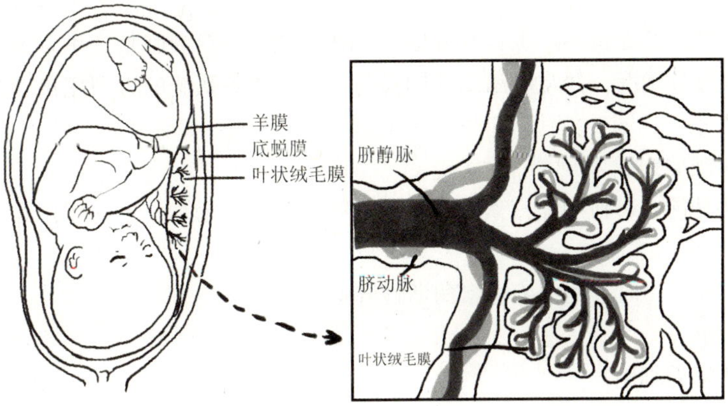

图 1-17　胎盘的构成

(二)胎盘功能

胎盘介于胎儿与母体之间，是维持胎儿宫内生长发育的重要器官。胎盘的主要功能：

1. 气体交换。

2. 营养物质供应。

3. 排出胎儿代谢产物。

4. 防御功能　母血中的免疫物质如 IgG 可以通过胎盘，使胎儿得到抗体，对胎儿起保护作用。胎盘的屏障功能很有限，各种病毒可通过胎盘侵袭胎儿。

5. 合成功能　胎盘主要合成激素和酶。激素有蛋白激素和类固醇激素两大类。蛋白激素有人绒毛膜促性腺激素、人胎盘生乳素等；甾体激素有雌激素、孕激素等。酶有缩宫素酶、耐热性碱性磷酸酶等。

(1)绒毛膜促性腺激素(hCG)

合成部位：由合体滋养细胞产生，是一种糖蛋白激素。

分泌特点：约在受精后第 6 天开始分泌，以后每两日升高至少 1 倍，14 日达 100U/L，至妊娠 8～10 周血清浓度达最高峰，持续 10 天后迅速下降，至妊娠晚期，hCG 仅为峰值的 10%。约于产后 2 周内消失。hCG 在受精后 7 天左右即可用放射免疫测定法（RIA）自母体血清中测出，成为诊断早孕最敏感的方法之一。

hCG 功能有：①维持月经黄体寿命，使月经黄体增大成为妊娠黄体，增加甾体激素的分泌以维持妊娠；②促进雄激素芳香化转化为雌激素，同时能刺激孕酮的形成；③抑制植物凝集素对淋巴细胞的刺激作用，hCG 能吸附于滋养细胞表面，以免胚胎滋养层被母体淋巴细胞攻击；④刺激胎儿睾丸分泌睾酮，促进男性性分化；⑤能与母体甲状腺细胞 TSH 受体结合，刺激甲状腺活性。

（2）人胎盘生乳素（HPL）

1）合成部位：由合体滋养细胞产生。

2）分泌特点：于妊娠 5～6 周时可在母血中测出，随妊娠进展分泌量逐渐增加，至妊娠 34～36 周达高峰并维持至分娩。分娩后 7 小时内迅速消失。临床上测定其在血中浓度可以反映胎盘功能。

3）HPL 的主要功能有：①促进乳腺腺泡发育，为产后泌乳做准备；②有促进胰岛素生成作用；③通过脂解作用提高游离脂肪酸、甘油浓度，以游离脂肪酸作为能源，抑制对葡萄糖的摄取，使多余葡萄糖运送给胎儿，成为胎儿的主要能源，也成为蛋白合成的能源来源；④抑制母体对胎儿的排斥作用。

（3）雌激素

1）合成部位：妊娠早期，主要由妊娠黄体产生；于妊娠 10 周后，主要由胎儿-胎盘单位合成。至妊娠末期，雌三醇值为非孕妇女的 1000 倍，雌二醇及雌酮为非孕妇女的 100 倍。

2）临床意义：妊娠期雌三醇是母血中的胆固醇通过胎儿肾上腺、胎儿肝及胎盘转变而成，故代表母体胎儿-胎盘单位。母血中雌激素含量随妊娠进展而增加，临床上常以孕妇血和尿中雌三醇含量推测胎儿发育情况及胎盘功能。

（4）孕激素

合成部位：妊娠早期由妊娠黄体产生，自妊娠 8～10 周合体滋养细胞是产生孕激素的主要来源。随妊娠进展，母血中孕酮值逐渐增高，并与雌激素共同参与妊娠母体各系统的生理变化。

（5）缩宫素酶

1）合成部位：合体滋养细胞。

2）分泌特点及主要功能：母血中缩宫素酶含量随妊娠进展逐渐增加，主要作用是使缩宫素灭活，维持妊娠。

临床意义：胎盘功能不良时，血中缩宫素酶活性降低，可致早产。

（6）耐热碱性磷酸酶

1）合成部位：合体滋养细胞。

2）临床意义：动态测定其数值，可作为反映胎盘功能检查的一项指标。

6. 免疫功能　胎儿对于母体来说是同种半异体移植物。正常妊娠母体能容受胎儿，可能与以下因素有关：①早期胚胎组织无抗原性。②母胎界面的免疫耐受。③妊娠母体免疫力低下。

[经典例题 1]

在妊娠期间，人绒毛膜促性腺激素（hCG）分泌量达高峰的时期是

A. 妊娠 5～7 周　　　　　　　　　　　　B. 妊娠 8～10 周

C. 妊娠 11～13 周　　　　　　　　　　　D. 妊娠 14～16 周

E. 妊娠 17～19 周

[参考答案] 1. B

敲黑板

1. 可以监测胎盘功能的指标——雌三醇、胎盘生乳素、耐热性碱性磷酸酶。

2. hCG 的临床意义

①早早孕试纸条检测尿中 hCG——诊断早孕最常用的方法。

②放射免疫法测母血中 β-hCG——诊断早孕最早的方法。

③妊娠早期，血 hCG 指标升高不满意甚至指标下降——提示妊娠失败(流产)可能性大。

④考试中，只要题目提示 hCG 升高——要么怀孕了(宫内妊娠、宫外妊娠)、要么妊娠滋养细胞疾病(葡萄胎、侵葡、绒癌)。

二、胎膜

胎膜由绒毛膜和羊膜组成。胎膜的外层为绒毛膜，胎膜的内层为羊膜。胎膜含有甾体激素代谢所需要的多种活性酶，故和甾体激素代谢有关。胎膜在分娩发动上可能有一定作用。

三、脐带

脐带是连接胎儿与胎盘的带状器官，它一端连于胎儿腹壁脐轮，另一端附着于胎盘胎儿面。妊娠足月胎儿的脐带长 30～100cm，平均约 55cm，直径 0.8～2.0cm，脐带断面中央有一条脐静脉、两条脐动脉。胎儿通过脐带与母体进行营养和代谢物质的交换。

四、羊水

表 1-8　羊水的特点

羊水来源	①妊娠早期，羊水主要来自母体血清经胎膜进入羊膜腔的透析液 ②妊娠中期以后，胎儿尿液成为羊水的主要来源 ③妊娠晚期，胎儿肺也参与羊水的生成，每日 600～800ml 从肺泡分泌至羊膜腔
羊水吸收	①约 50% 的羊水由胎膜吸收；②妊娠足月胎儿每日吞咽羊水 500～700ml； ③脐带每小时吸收羊水 40～50ml；④孕 20 周前，胎儿角化前皮肤可吸收羊水，但量很少
羊水量	妊娠 8 周 5～10ml，妊娠 10 周 30ml，妊娠 20 周 400ml，妊娠 38 周 1000ml，此后羊水量逐渐减少，妊娠 40 周羊水量 800ml；过期妊娠可减少至 300ml 以下
羊水性状	妊娠足月羊水比重 1.007～1.025，pH 7.20。妊娠早期羊水无色澄清； 足月羊水略浑浊，不透明，内悬胎脂、胎儿脱落上皮组织、毳毛、毛发、少量白细胞、白蛋白、尿酸盐等
羊水成分	羊水含水分 98%～99%，无机盐及有机物 1%～2% 含大量激素(雌三醇、孕酮、皮质醇、前列腺素、hCG、hPL)和酶(如溶菌酶、乳酸脱氢酶、淀粉酶)
羊水功能	①保护胎儿；②保护母体

第五节　妊娠期母体变化

课堂讲义

一、生殖系统的变化

(一)子宫

1. 子宫体　妊娠早期子宫呈球形或椭圆形且不对称，受精卵着床部位的子宫壁明显突出。妊娠 12 周以后，增大的子宫渐呈均匀对称并超出盆腔。妊娠后期增长最快的是宫底。子宫重量增加近 20 倍(50g→

1100g），容积增加了近 1000 倍（5ml→5000ml）。妊娠晚期的子宫呈不同程度右旋。

2. 子宫峡部　非孕时长约 1cm，妊娠后明显变软、拉长、变薄（1cm→7～10cm），扩展成为子宫腔的一部分，形成子宫下段。

3. 宫颈　妊娠早期，宫颈充血及组织水肿，致使外观肥大、紫蓝色及变软。宫颈管内腺体肥大，宫颈黏液分泌量增多，形成黏稠的黏液栓，有保护子宫腔免受外来感染侵袭的作用。临产时，宫颈管变短并出现轻度扩张。

（二）卵巢

略增大，停止排卵，一侧卵巢可见妊娠黄体。妊娠黄体于妊娠 10 周前产生雌激素及孕激素，以维持妊娠的继续，妊娠 10 周后黄体功能由胎盘取代，黄体开始萎缩。

（三）输卵管

妊娠期输卵管伸长，有时黏膜也可见到蜕膜反应。

（四）阴道

黏膜变软，充血水肿呈紫蓝色。皱襞增多，结缔组织变松软，伸展性增加。阴道上皮细胞含糖原增加，乳酸含量增多，使阴道分泌物 pH 降低，不利于一般致病菌生长，有利于防止感染。

（五）外阴

外阴充血，皮肤增厚，大阴唇内血管增多及结缔组织变松软，故伸展性增加。

二、乳房的变化

乳房于妊娠早期开始增大，充血明显。腺泡增生使乳房较硬韧。乳头增大变黑，易勃起。乳晕变黑，乳晕上的皮脂腺肥大形成散在的结节状小隆起，称为蒙氏结节。妊娠期间胎盘分泌大量雌激素，刺激乳腺腺管发育，分泌大量孕激素，刺激乳腺腺泡发育。

三、循环系统的变化

1. 心脏　妊娠后期因膈肌升高，心脏向左、向上、向前移位，心尖搏动左移 1～2cm，心浊音界稍扩大。在多数孕妇的心尖可闻及Ⅰ～Ⅱ级柔和吹风样收缩杂音，产后逐渐消失。从妊娠早期至妊娠末期心脏容量约增加 10%，心率每分钟增加 10～15 次。

2. 心排出量　心输出量约自妊娠 10 周开始增加，至妊娠 32～34 周达高峰，心排出量较未孕时约增加 30%。临产后，特别在第二产程期间，心搏量显著增加。

3. 血压　在妊娠早期及中期血压偏低，在妊娠晚期血压轻度升高。一般收缩压无变化，舒张压轻度降低，使脉压稍增大。

4. 静脉压　妊娠晚期由于增大的子宫压迫下腔静脉，下肢、外阴及直肠静脉压增高，孕妇容易发生下肢、外阴静脉曲张和痔。

[经典例题 1]

初孕妇，26 岁。妊娠 38 周。查体：P 90 次/分，R 18 次/分，BP 120/80mmHg。叩诊心浊音界稍向左扩大，心尖部闻及 2/6 级收缩期吹风样杂音。踝部轻度水肿。最可能的诊断是

A. 妊娠期高血压疾病性心脏病　　　B. 风湿性心脏病合并妊娠
C. 心脏病合并妊娠，性质待查　　　D. 正常妊娠改变
E. 围生期心肌病

[参考答案] 1. D

敲黑板

　　心脏负担最重、最容易发生心衰的三个时段：①妊娠期：32～34周；②分娩期：第二产程；③产后：前三天。

四、血液系统的变化

（一）血容量

　　血容量于妊娠6～8周开始增加，至妊娠32～34周达高峰，增加40%～45%，平均增加1450ml，维持此水平直至分娩。血浆增加多于红细胞增加，出现血液稀释。

（二）血液成分

　　1. 红细胞　妊娠期骨髓不断产生红细胞，网织红细胞轻度增多，血红蛋白值约110g/L。血细胞比容降低至0.31～0.34。容易缺铁，应在妊娠中、晚期开始补充铁剂，预防血红蛋白值过分降低。

　　2. 白细胞　从妊娠7～8周开始轻度增加，至妊娠30周达高峰，主要为中性粒细胞增多，淋巴细胞增加不多，单核细胞和嗜酸性粒细胞几乎无改变。

　　3. 凝血因子　妊娠期血液处于高凝状态——凝血因子增加，血小板数略减少。妊娠晚期凝血酶原时间及部分孕妇凝血活酶时间轻度缩短，妊娠末期红细胞沉降率加快。妊娠期纤溶活性降低。

　　4. 血浆蛋白　从妊娠早期开始降低，主要是白蛋白减少，以后持续此水平直至分娩。

[经典例题2]

　　关于妊娠期血液系统的变化，下列哪项是错误的

　　A. 妊娠期处于高凝状态　　　　　　　　B. 妊娠期出现血液稀释

　　C. 孕妇红细胞沉降率减慢　　　　　　　D. 妊娠期纤溶活性降低

　　E. 妊娠期血容量增加，于第32～34孕周达高峰

　　[参考答案] 2. C

五、泌尿系统的变化

　　由于孕妇及胎儿代谢产物增多，肾脏负担加重。肾血浆流量及肾小球滤过率在整个妊娠期间维持高水平。由于肾小管对葡萄糖再吸收能力不能相应增加，孕妇饭后可能出现糖尿，应注意与真性糖尿病相鉴别。

　　受孕激素影响，泌尿系统平滑肌张力降低。自妊娠中期肾盂及输尿管轻度扩张，输尿管增粗及蠕动减弱，尿流缓慢，且右侧输尿管受右旋子宫压迫，加之输尿管有尿液逆流现象，孕妇易患急性肾盂肾炎，以右侧多见。

六、呼吸系统的变化

　　妊娠期间由于膈肌上升，肋膈角增宽、肋骨向外扩展，胸廓横径及前后径加宽使周径加大。妊娠期肺功能的变化有：①肺活量无明显改变；②通气量每分钟约增加40%，主要是潮气量约增加39%；③残气量约减少20%；④肺泡换气量约增加65%；⑤上呼吸道黏膜增厚，轻度充血水肿，使局部抵抗力减低，容易发生感染。

七、消化系统的变化

　　受大量雌激素影响，齿龈肥厚，易患齿龈炎致齿龈出血。牙齿易松动及出现龋齿。妊娠期胃肠平滑肌张力降低，贲门括约肌松弛，胃内酸性内容物可反流至食管下部产生"烧心"感。胃酸及胃蛋白酶分泌量减少，胃排空时间延长，容易出现上腹部饱满感，故孕妇应防止饱餐。肠蠕动减弱，易便秘，引起痔疮或使原有痔疮加重。肝脏不增大，肝功能无明显改变。胆囊排空时间延长，胆道平滑肌松弛，胆汁稍黏稠使胆汁淤积。妊娠期间容易诱发胆石病。

八、皮肤的变化

妊娠期在多种激素作用下，黑色素增加，导致孕妇多处色素沉着。

九、内分泌系统的变化

(一)垂体

妊娠期腺垂体增生肥大明显。嗜酸细胞肥大增多称妊娠细胞。

1. 促性腺激素　在妊娠早期，由于妊娠黄体、胎盘分泌大量雌激素及孕激素，对下丘脑及腺垂体的负反馈作用，使促性腺激素分泌减少，故妊娠期间卵巢内的卵泡不再发育成熟，也无排卵。

2. 催乳激素　催乳激素有促进乳腺发育的作用，为产后泌乳作准备。从妊娠 7 周开始增多，随妊娠进展逐渐增量，妊娠足月分娩前达高峰，约 150μg/L，为非孕妇女的 10 倍。分娩后若不哺乳，于产后 3 周内降至非孕时水平，哺乳者则多在产后 80 日以后降至非孕时水平。

3. 促甲状腺素和促肾上腺皮质激素　妊娠分泌增加，但无甲状腺或肾上腺皮质功能亢进的表现。

4. 促黑素细胞刺激激素　分泌增多，使孕妇色素沉着。

(二)肾上腺皮质

1. 糖皮质激素(皮质醇)　妊娠期增多 3 倍，血循环中皮质醇虽大量增加，但仅有 10% 为有活性作用的游离皮质醇，故孕妇无肾上腺皮质功能亢进表现。

2. 醛固酮　妊娠期增加 4 倍，但仅有 30%～40% 为起活性作用的游离醛固酮，故不致引起过多水钠潴留。

3. 睾酮　妊娠期略有增加，表现为孕妇阴毛及腋毛增多增粗。

(三)甲状腺

妊娠期甲状腺呈均匀增大。血循环中的甲状腺激素虽增多，但游离甲状腺激素并未增多，故孕妇通常无甲状腺功能亢进表现。

(四)甲状旁腺

孕早期孕妇血甲状旁腺素水平降低，导致血钙降低。孕中、晚期甲状旁腺素水平逐渐升高，有利于为胎儿提供钙。

十、新陈代谢的变化

1. 基础代谢率　基础代谢率(BMR)于妊娠早期稍下降，于妊娠中期逐渐增高，至妊娠晚期可增高 15%～20%。

2. 体重　于妊娠 12 周前体重无明显变化。妊娠 13 周起体重平均每周增加 350g，直至妊娠足月时体重平均约增加 12.5kg。

十一、骨骼、关节及韧带的变化

骨质在妊娠期间一般无改变，仅在妊娠次数过多、过密又不注意补充维生素 D 及钙时，能引起骨质疏松症。部分孕妇自觉腰骶部及肢体疼痛不适，可能与松弛素使骨盆韧带及椎骨间的关节、韧带松弛有关。

第四章　妊娠诊断

第一节　妊娠分期

课堂讲义

为便于掌握妊娠不同时期的特点，临床将妊娠全过程共分为 3 个时期：妊娠 13 周末以前称早期妊娠；第 14～27 周末称中期妊娠；第 28 周及其后称晚期妊娠。

第二节　早期妊娠诊断

课堂讲义

一、症状与体征

1. 停经　生育年龄妇女，平时月经周期规则，一旦月经过期 10 天或以上，应疑为妊娠。停经是已婚妇女妊娠最早、最重要的症状。哺乳期妇女虽未恢复月经，仍可能再次妊娠。

2. 早孕反应　约半数妇女于停经 6 周左右出现头晕、乏力、嗜睡、流涎、食欲不振、喜食酸物或厌恶油腻、恶心、晨起呕吐等，称为早孕反应。多于停经 12 周左右自行消失。

3. 尿频　前倾增大的子宫在盆腔内压迫尿道膀胱所致，当子宫增大超出盆腔后，尿频症状自然消失。

4. 乳房的变化　乳房逐渐增大，孕妇自觉乳房轻度胀痛及乳头疼痛。哺乳期妇女一旦受孕，乳汁常明显减少。检查见乳头及其周围皮肤(乳晕)着色加深，乳晕周围有蒙氏结节显现。

5. 生殖器官的变化　于妊娠 6～8 周可见阴道壁及宫颈充血，呈紫蓝色。双合诊检查发现宫颈变软，子宫峡部极软，感觉宫颈与宫体似不相连，称为黑加征(Hegar 征)。子宫增大变软，停经 8 周子宫为非孕时 2 倍；停经 12 周为非孕时 3 倍，在耻骨联合上方可以触及。

二、辅助检查

1. B 超检查　①停经 35 日时，宫腔内可见妊娠囊；②妊娠 6 周时，可见胚芽和原始心管搏动；③停经 14 周，通过测量胎儿头臀长度(CRL)估计孕周，矫正预产期；④停经 9～14 周，可发现无脑儿等严重胎儿畸形；⑤胎儿颈项透明层(NT)和胎儿鼻骨等检查，评估胎儿染色体异常风险。

2. 妊娠试验　受精卵着床后不久，即可用放射免疫法测出受检者血中 β-hCG 增高。临床上多用早早孕试纸法检测受检者尿液，结果阳性再结合临床表现可以确诊为妊娠。

3. 宫颈黏液检查　宫颈黏液涂片干燥后光镜下见到排列成行的椭圆体，则早期妊娠的可能性大。此检查特异性不高，较少使用。

4. 基础体温测定　具有双相型体温的妇女，停经后高温相持续 18 天不降，早期妊娠的可能性大。

第三节　中晚期妊娠的诊断

课堂讲义

一、病史与症状

有早期妊娠的经过，并逐渐感到腹部增大和自觉胎动。

二、检查与体征

1. 子宫增大　根据手测宫底高度及尺测耻上子宫长度可以判断妊娠周数。

表 1-9　不同妊娠月数的宫底高度及子宫长度

妊娠周数	手测宫底高度	尺测耻上子宫长度(cm)
12 周末	耻骨联合上 2～3 横指	–
16 周末	脐耻之间	–
20 周末	脐下 1 横指	18(15.3～21.4)
24 周末	脐上 1 横指	24(22.0～25.1)
28 周末	脐上 3 横指	26(22.4～29.0)
32 周末	脐与剑突之间	29(25.3～32.0)
36 周末	剑突下 2 横指	32(29.8～34.5)
40 周末	脐与剑突之间或略高	33(30.0～35.3)

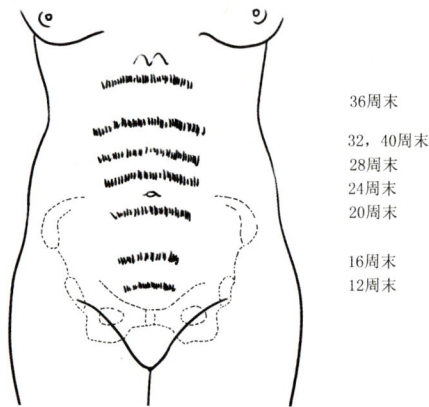

图 1-18　妊娠周数与宫底高度

2. 胎动　胎儿在子宫内冲击子宫壁的活动称为胎动。初孕妇于妊娠 20 周自觉胎动，经产妇略早感到，正常胎动每小时 3～5 次。

3. 胎体　于妊娠 20 周以后，经腹壁可触到胎体。妊娠 24 周以后触诊时已能区分胎头、胎背、胎臀和胎儿肢体。胎头圆而硬，有浮球感；胎背宽而平坦；胎臀宽而软，形状略不规则；胎儿肢体小、凹凸不平且有不规则活动。

4. 胎心音

表1-10　胎心音的听诊特点

听诊方法	妊娠12周末	多普勒胎心听诊仪能探测到胎心音
	妊娠18~20周	用听诊器可听到胎心音
	正常胎心频率	110~160次/分
胎心部位	妊娠24周前	多在脐下，正中或偏左、偏右
	妊娠24周后	多在脐上，胎背处听诊（胎背在哪，胎心就在哪）
	先露部位	头先露时胎心多在脐下——脐下偏左，则胎位为：枕左前 脐下偏右，则胎位为：枕右前 臀先露时胎心多在脐上——脐上偏左，则胎位为：骶左前 脐上偏右，则胎位为：骶右前 肩先露时多在脐周
胎心音鉴别	脐带杂音	与胎心率一致，改变体位可消失
	腹主动脉杂音	为单调的咚咚样杂音，与母体心率一致
	子宫杂音	与母体心率一致

[经典例题1]

初产妇，末次月经第1天为4月21日，于12月29日就诊。腹部检查：子宫底在剑突下2横指，枕右前位胎心140次/分，血压16/10.3kPa，尿蛋白（-），本病例现在是

A. 妊娠满35周，子宫底高度符合正常情况　　　B. 妊娠满36周，子宫底高度低于正常

C. 妊娠满36周，子宫底高度符合正常情况　　　D. 妊娠满36周，子宫底高度高于正常情况

E. 妊娠满37周，子宫底高度高于正常情况

[参考答案] 1. C

三、辅助检查

1. 超声检查

（1）B型超声显像法：不仅能显示胎儿数目、胎产式、胎先露、胎方位、有无胎心搏动以及胎盘位置，且能测量胎头双顶径等多条径线，并可观察有无胎儿畸形。

（2）超声多普勒法：能探出胎心音、胎动音、脐带血流音及胎盘血流音等，并可帮助了解是否存在脐带绕颈。

（3）彩色多普勒超声：可以检测以下项目：①子宫动脉、脐动脉和胎儿动脉的血流速度波形；②子宫动脉血流波动指数（PI）和阻力指数（RI）；③脐动脉PI和RI；④胎儿大脑中动脉（MCA）的收缩期峰值。

2. 胎儿心电图

敲黑板

◎彩色多普勒超声常用指标：

※S/D（脐动脉收缩期/舒张期血流比值）

※PI（搏动指数）

※RI（阻力指数）

——随孕期增加，这些指标值应下降。

◎意义：

若：妊娠晚期S/D>3，提示血流阻力大，胎盘老化；

若：在舒张末期脐动脉无血流时，提示胎儿将在1周内死亡。

第四节 胎产式、胎先露、胎方位

课堂讲义

于妊娠 28 周以前，胎儿的位置和姿势容易改变，妊娠 32 周以后则相对恒定。

1. 胎姿势 胎儿在子宫内的姿势(简称胎势)，为胎头俯屈，颏部贴近胸壁，脊柱略前弯，四肢屈曲交叉于胸腹前，其体积及体表面积均明显缩小，整个胎体成为头端小、臀端大的椭圆形，以适应妊娠晚期椭圆形宫腔的形状。

2. 胎产式 胎体纵轴与母体纵轴的关系称为胎产式。两纵轴平行者称为纵产式，两纵轴垂直者称为横产式。两纵轴交叉呈角度者称为斜产式，属暂时性，在分娩过程中多数转为纵产式，偶尔转成横产式。

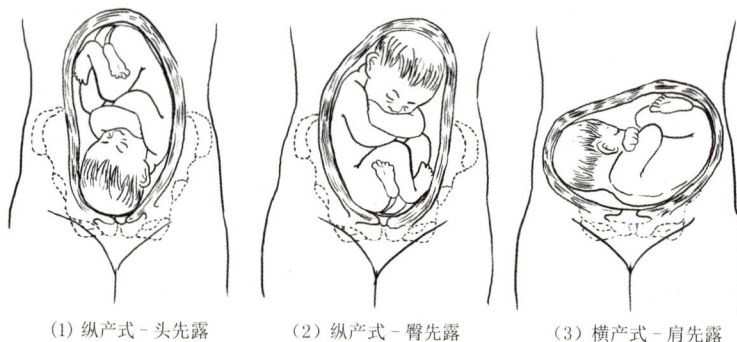

(1) 纵产式 - 头先露　　　(2) 纵产式 - 臀先露　　　(3) 横产式 - 肩先露

图 1-19 胎产式

3. 胎先露 最先进入骨盆入口的胎儿部分称为胎先露。纵产式有头先露及臀先露，横产式为肩先露。头先露因胎头屈伸程度不同，又分为枕先露、前囟先露、额先露及面先露。臀先露因入盆的先露部分不同，又分为混合臀先露、单臀先露、单足先露和双足先露。偶见头先露或臀先露与胎手或胎足同时入盆，称为复合先露。

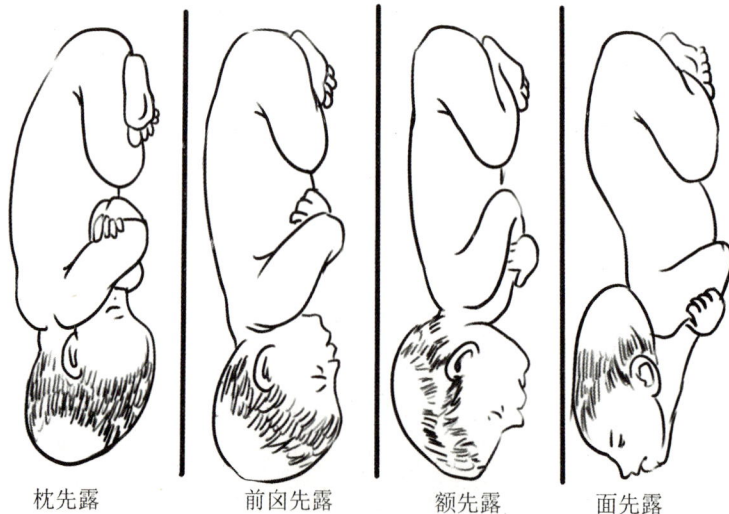

枕先露　　　　前囟先露　　　　额先露　　　　面先露

图 1-20 头先露的种类

(1) 混合臀先露
(完全臀先露)　　(2) 单臀先露
(腿直臀先露)　　(3) 单足先露　　(4) 双足先露

(不完全臀先露)

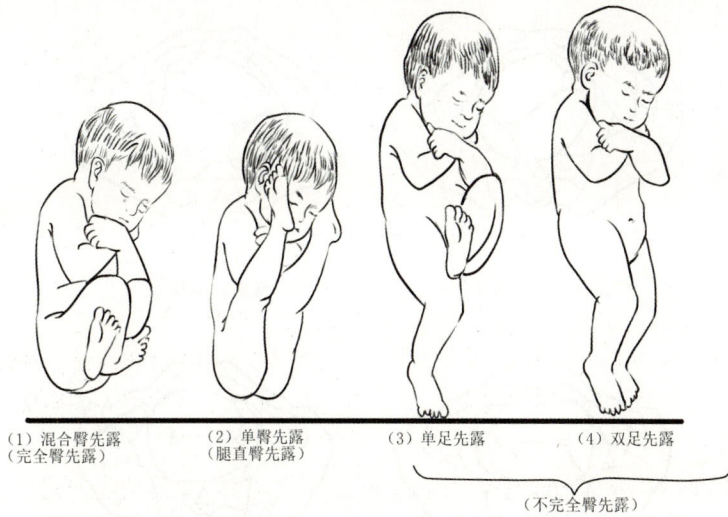

图 1-21　臀先露的种类

4. 胎方位　胎儿先露部的指示点与母体骨盆的关系称为胎方位(简称胎位)。枕先露以枕骨、面先露以颏骨、臀先露以骶骨、肩先露以肩胛骨为指示点。

根据指示点与母体骨盆左、右、前、后、横的关系而有不同的胎位。如枕先露时，胎头枕骨位于母体盆骨的左前方，应为枕左前位，余类推。

[经典例题 1]

胎头矢状缝与母体骨盆入口右斜径一致，小囟门位于母体骨盆左前方，其胎位是

A. 枕右前　　　　　　　　　B. 枕右后

C. 枕左横　　　　　　　　　D. 枕右横

E. 枕左前

[参考答案] 1. E

敲黑板

$$纵产式 \begin{cases} 头先露 \\ (95.75\% \\ \sim 97.75\%) \end{cases} \begin{cases} 枕先露(95.55\% \\ \sim 97.55\%) \begin{cases} 枕左前(LOA) \quad 枕左横(LOT) \quad 枕左后(LOP) \\ 枕右前(ROA) \quad 枕右横(ROT) \quad 枕右后(ROP) \end{cases} \\ 面先露(0.2\%) \begin{cases} 颏左前(LMA) \quad 颏左横(LMT) \quad 颏左后(LMP) \\ 颏右前(RMA) \quad 颏右横(RMT) \quad 颏右后(RMP) \end{cases} \\ 臀先露(2\%\sim4\%) \begin{cases} 骶左前(LSA) \quad 骶左横(LST) \quad 骶左后(LSP) \\ 骶右前(RSA) \quad 骶右横(RST) \quad 骶右后(RSP) \end{cases} \end{cases}$$

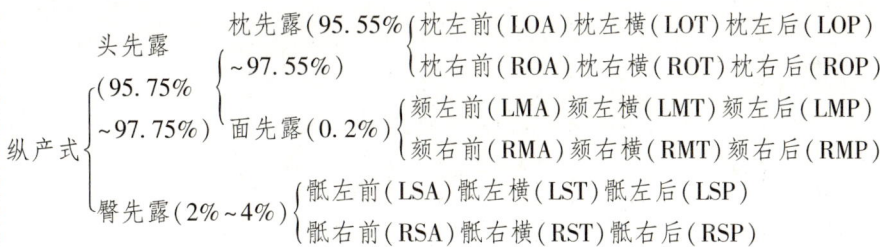

图 1-22　胎产式、胎先露及胎方位的种类及关系

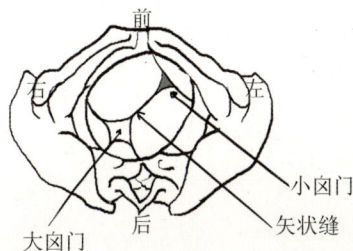

前

右　　　　　左

后

小囟门
矢状缝
大囟门

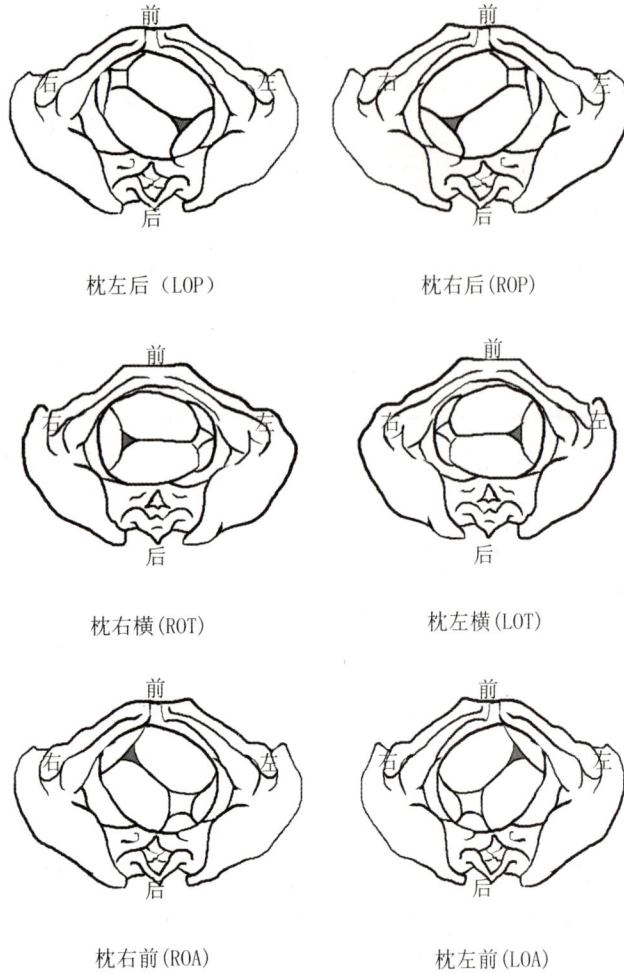

枕左后（LOP）　　　　　　枕右后（ROP）

枕右横（ROT）　　　　　　枕左横（LOT）

枕右前（ROA）　　　　　　枕左前（LOA）

图 1-23　枕先露的种类

　　临床上，通过腹部视诊、腹部触诊和必要时的肛门指诊、阴道检查及 B 型超声检查，确定胎产式、胎先露及胎方位。

第五章　产前检查与孕期保健

课堂讲义

孕期监护——包括对孕妇的定期产前检查(孕妇监护)和对胎儿监护，以及对胎盘和胎儿成熟度的监护。通过孕期监护可以及早发现高危妊娠，预防妊娠并发症的发生，可保障孕产妇、胎儿及新生儿健康。

第一节　围产医学的范畴和概念

课堂讲义

围生医学，又称围产医学，是研究在围生期内加强对围生儿及孕产妇的卫生保健。

围产期，是指产前、产时和产后的一段时期，经历妊娠期、分娩期和产褥期 3 阶段。我国对围产期的定义为：从妊娠满 28 周(即胎儿体重≥1000g 或身长≥35cm)至产后 1 周，并以此计算围产期死亡率。

第二节　产前检查的方法及时间

课堂讲义

一、产前检查的时间

产前检查的时间应从确诊为早孕时开始，首次检查无异常者，应于妊娠 20 周起进行产前系列检查。妊娠 20～36 周期间每 4 周检查一次，自妊娠 36 周起每周检查一次，即妊娠 20、24、28、32、36、37、38、39、40 周共做 9～11 次产前检查。凡属高危孕妇，应酌情增加产前检查次数。

二、产前检查的内容

应详细询问病史，进行较全面的全身检查、产科检查及必要的辅助检查。

(一)病史

1. 一般情况

2. 本次妊娠情况

3. 月经史及既往孕产史

4. 既往史及家族史

5. 推算预产期　推算方法是按末次月经第 1 天算起，月份减 3 或加 9(够减 3 就减 3，不够减 3 就加 9)，日数加 7。但实际分娩日期与推算的预产期可以相差 1~2 周。若孕妇记不清末次月经日期或于哺乳期无月经来潮而受孕者，可根据早孕反应开始出现的时间、hCG 测定数值、胎动开始时间、宫底高度及 B 超测胎头双顶径、顶臀长度加以估计实际分娩日期。

（二）全身检查

注意营养和精神状态，身高和有无畸形，乳房发育情况，基础血压水平（孕妇正常不应超过 140/90mmHg）及有无水肿，于妊娠晚期体重每周增加不应该超过 500g，超过者多有水肿或隐性水肿。

（三）产科检查

主要进行胎儿检查、产道检查。

1. 胎儿检查

（1）检查内容：包括胎儿大小、胎先露、胎方位及胎儿宫内安危等。

（2）检查体位：孕妇排尿后仰卧于检查床上，双腿略屈曲、稍分开，腹肌放松，检查者位于孕妇右侧。

（3）检查方法：视、触、叩、听。

| 第一步 | 第二步 | 第三步 | 第四步 |

图 1-24　四步触诊法

①视诊：腹部过大、宫底高度大于应有妊娠月份——应考虑有双胎、巨大胎儿、羊水过多的可能；腹部过小——可能为胎儿生长受限或孕周推算错误；腹部宽，子宫横轴较纵轴长——多为肩先露；尖腹或悬垂腹者——可能伴有盆腔狭窄。

②触诊：包括手测宫底高度、尺测子宫长度及腹围值、四部触诊法：诊断胎先露、胎方位。

③听诊：胎心音检查

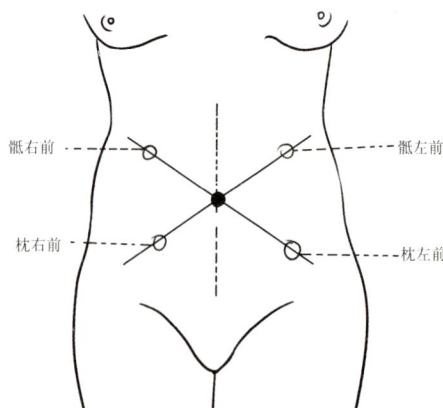

图 1-25　不同胎位胎心音的听诊范围

2. 产道检查

骨产道检查：包括骨盆外测量和骨盆内测量。

入口平面：骶骨岬（后）+耻骨联合上缘（前）+髂耻缘

中骨盆平面：坐骨棘（两侧）+耻骨联合下缘+骶凹（后）

出口平面（菱形）：坐骨结节（两侧）+耻骨联合下缘→前三角
坐骨结节（两侧）+骶尾关节→后三角

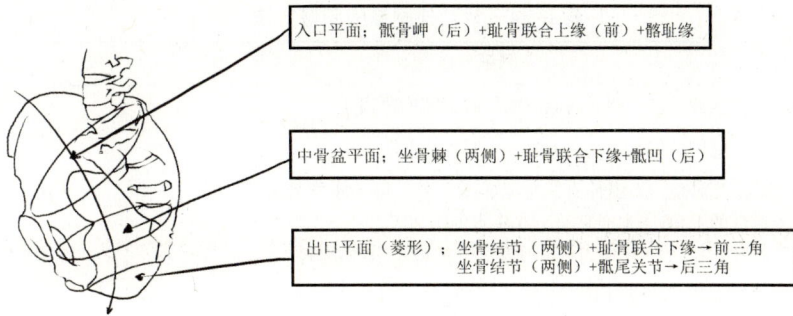

图 1-26　骨盆各平面的位置

表 1-11　骨盆入口径线

	入口径线	测量方式	备注
	前后径（真结合径）	骶耻外径（18～20cm） 对角径（12.5～13cm）	入口前后径最短 入口平面的大小主要取决于前后径
	横径	髂棘间径（23～26cm） 髂嵴间径（25～28cm）	
	斜径		

表 1-12　中骨盆平面径线

	中骨盆径线	测量方式	备注
	前后径		
	横径	坐骨棘间径（10cm） 坐骨切迹宽度（3横指）	中骨盆最小径线 中骨盆平面大小主要取决于横径

表 1-13　骨盆出口径线

	出口径线	测量方式	备注
	前后径		
	横径	坐骨结节间径（8.5～9.5cm） 耻骨弓角度（90°以上）	横径正常、出口正常
	后矢状径	出口横径+后矢状径>15cm	
	前矢状径		

（1）骨盆外测量　应用骨盆测量器进行以下骨盆外测量，能间接判断骨盆各平面的大小。

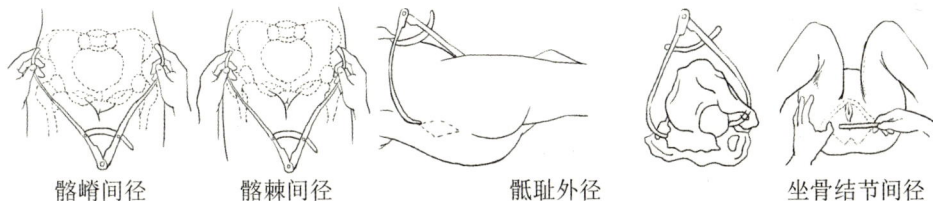

髂嵴间径　　　　髂棘间径　　　　　　骶耻外径　　　　　　坐骨结节间径

图 1-27　骨盆外测量

表1-14 骨盆外测量的测量方法

骨盆外测量	测量方法	正常值(cm)
髂嵴间径	孕妇取伸腿仰卧位,测量两侧髂嵴外缘最宽的距离	25~28
髂棘间径	孕妇取伸腿仰卧位,测量两侧髂前上棘外缘的距离	23~26
骶耻外径	孕妇取左侧卧位,右腿伸直,左腿屈曲,测量第5腰椎棘突下(相当于米氏菱形窝的上角)至耻骨联合上缘中点的距离。 注:骶耻外径-1/2尺桡周径≈骨盆入口前后径(真结合径)	18~20
坐骨结节间径	孕妇取仰卧位,两腿向腹部弯曲,双手抱膝。测量两坐骨结节内侧缘的距离。若此值小于8,应加测出口后矢状径	8.5~9.5
出口后矢状径	为两侧坐骨结节连线中点至骶骨尖端的长度 坐骨结节间径+出口后矢状径>15cm,诊断出口平面狭窄不明显	——
耻骨弓角度	检查者左右拇指指尖对拢,拇指平放在耻骨降支上面,测量两拇指间的角度即为耻骨弓角度	90°

(2)骨盆内测量:检查者通过阴道检查、肛门检查,将手伸入骨盆腔内进行的测量。可直接反映骨盆各平面、各径线的大小。但应于24~36周,阴道松软时进行测量为宜。

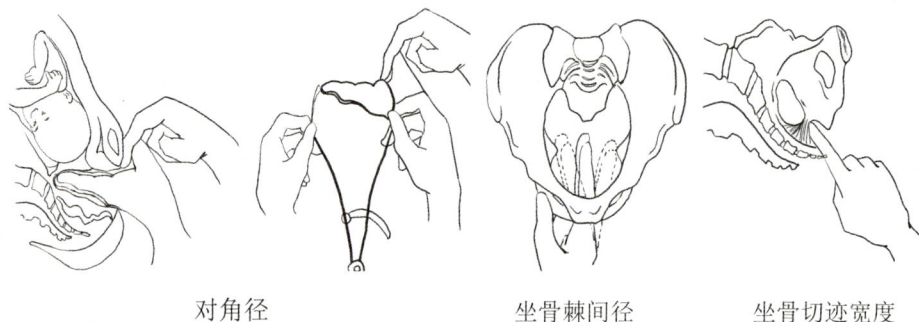

对角径　　　　　　　坐骨棘间径　　　　　坐骨切迹宽度

图1-28 骨盆内测量

表1-15 骨盆内测量的测量方法

骨盆内测量	测量方法	正常值(cm)
对角径	为骶岬上缘中点到耻骨联合下缘的距离。检查者将一手示、中指伸入阴道,用中指指尖触到骶岬上缘中点,示指上缘紧贴耻骨联合下缘,另一手示指标记此接触点,抽出阴道内的手指,由助手测量指尖到接触点的距离,即为对角径。 注:对角径减去1.5~2,相当于骨盆入口前后径(真结合径)	12.5~13
坐骨棘间径	测量两侧坐骨棘之间的距离。检查者将示、中指伸入阴道内,触及两侧坐骨棘,估计其间的距离	10
坐骨切迹宽度	即:骶棘韧带的宽度。将阴道内的示指在韧带上移动,估计其宽度	容纳3横指或5.5~6

(四)辅助检查

除常规检查血象、血型及尿常规,还应根据具体情况做下列检查:

1. 妊娠期出现并发症者,按需要查肝功能、血液化学、电解质测定以及X线胸透、心电图、乙型肝炎抗原抗体等项检查。

2. 胎位不清、听不清胎心者,应行B型超声检查。

3. 有死胎死产史、胎儿畸形史和患遗传性疾病者,应做唐氏综合征筛查,检测孕妇血甲胎蛋白值(AFP)、羊水细胞培养行染色体核型分析等。

［经典例题 1］

女性，28 岁。孕 36 周，产前检查胎背位于母体腹部左侧，胎心位于左上腹，宫底可触及浮球感，诊断胎方位为

A. LOA
B. LOT
C. RSA
D. LSA
E. LOP

［参考答案］1. D

敲黑板

※推算预产期的公式很简单，但是"跨月"的时候难住了一些人。举例说明：

例：LMP 是 2017 年 6 月 29 日，按照公式：6-3=3，29+7=36，算出预产期是 2018 年 3 月 36 日。当然没有 3 月 36 日这个日子，因为三月只到 31 号，那么 36-31=5，预产期应是 2018 年 4 月 5 日。

※推算孕周的方法：妊娠天数(末次月经第一天到就诊日的天数)除以 7(一周)。

例如：LMP 是 3 月 10 日，就诊日是 6 月 15 日。妊娠天数：三月(21 天)+四月(30 天)+五月(31 天)+六月(15 天)= 妊娠 97 天，97 除以 7，即妊娠 13^{+6} 周。

表 1-16　骨盆外测量的正常值及临床意义(非常重要，必须掌握)

骨盆外测量	正常值(cm)	意义
髂棘间径	23~26	间接推测骨盆入口横径长度
髂嵴间径	25~28	间接推测骨盆入口横径长度
骶耻外径	18~20	间接推测骨盆入口前后径长度
坐骨结节间径	8.5~9.5	出口横径，如<8cm，应加测出口后矢状径
出口后矢状径	8~9	与坐骨结节间径之和>15cm 时，表示骨盆出口无明显狭窄
耻骨弓角度	90°	骨盆出口横径的宽度，如小于 80° 为不正常

表 1-17　骨盆内测量的正常值及临床意义(非常重要，必须掌握)

骨盆内测量	正常值(cm)	意义
对角径	12.5~13	减去 1.5~2cm 为骨盆入口前后径长度，称真结合径
坐骨棘间径	10	真骨盆中部的横径
坐骨切迹宽度	5.5~6.0	中骨盆后矢状径

三、复诊产前检查

1. 询问前次产前检查之后，有无特殊情况出现。

2. 测量体重及血压，检查有无水肿及其他异常，复查有无尿蛋白。

3. 复查胎位，听胎心率，并注意胎儿大小，尺测子宫长度及腹围，判断是否与妊娠周数相符。

4. 进行孕期卫生宣教，并预约下次复诊日期。

第三节　孕妇管理

课堂讲义

一、实行孕产期系统保健的三级管理

城市开展医院三级分工(市、区、街道)和妇幼保健机构三级分工(市、区、基层卫生院)。农村也开展三级分工(县医院和县妇幼保健站、乡卫生院、村妇幼保健人员)。

二、使用孕产妇系统保健手册

建立孕产妇系统保健手册,目的是加强管理,提高防治质量,降低孕产妇死亡率、围产儿死亡率和病残儿出生率。

从确诊早孕时开始建立孕产妇系统保健手册,系统管理直至产褥期结束(产后满6周)。手册应记录每次产前检查时的结果及处理情况,生产后由产妇交至居住的基层医疗保健组织,以便进行产后访视(共3次,出院3日内、产后14日、28日),访视结束将保健手册汇总交至县、区妇幼保健所进行详细的统计分析。

三、对高危妊娠进行筛查、监护和管理

通过系统的产前检查,尽早筛查出具有高危因素的孕妇,及早给予诊治,提高高危妊娠管理"三率"(高危妊娠检出率、高危妊娠随诊率、高危妊娠住院分娩率),降低孕产妇死亡率、围生儿死亡率和病残儿出生率。

第四节　胎儿健康状况评估

课堂讲义

高危孕妇应于妊娠32～34周开始评估胎儿健康状况;合并严重并发症孕妇应于妊娠26～28周开始监测。胎儿的监护,包括胎儿宫内情况的监护、胎盘功能检查。

一、胎儿宫内监护

(一)妊娠早期

行妇科检查确定子宫大小及是否与孕周相符;B型超声检查在妊娠第5周见到妊娠囊;妊娠6周时,可见到胚芽和原始心管搏动;妊娠9～13^{+6}周B型超声测量胎儿颈项透明层(NT)和胎儿发育情况。

(二)妊娠中期

借助手测宫底高度或尺测子宫长度以及腹围,协助判断胎儿大小及是否与妊娠周数相符;进行胎心率的监测;检测胎头发育、筛查结构异常;胎儿染色体异常的筛查与诊断。

(三)妊娠晚期

1. 定期产前检查　手测宫底高度或尺测子宫长度和腹围,胎动计数,胎心监测。B型超声检查测胎头双顶径值,并判定胎位及胎盘位置、胎盘成熟度。

2. 胎动计数　胎动计数≥6次/2小时为正常。<6次/2小时或减少50%者提示胎儿缺氧。胎动可通过

孕妇自测或 B 型超声检查监测，是孕妇自我评价胎儿宫内情况最简便而有效的方法。

3. 胎儿影像学监测及血流动力学监测

(1)胎儿影像学监测：B 型超声可以观察胎儿大小(胎头双顶径、腹围、股骨长)、胎动及羊水情况；还可以进行胎儿畸形筛查，发现胎儿泌尿系统、消化系统和胎儿体表畸形；且对胎盘情况、胎位都有直接的诊断价值。

(2)胎儿心电图或彩色多普勒超声：监测胎儿脐动脉和大脑中动脉血流可了解胎儿心脏、胎儿-胎盘循环及脑循环的状况，能提示胎儿宫内缺氧程度。

4. 胎儿电子监护　能连续记录胎心率(FHR)的动态变化，也可以了解胎心与胎动、宫缩之间的关系，评估胎儿宫内安危。

(1)胎心率的监测

1)胎心率基线(BFHR)：指在无胎动和无宫缩影响时 10 分钟胎心率的平均值，包括每分钟心搏次数(胎心率)及胎心率基线变异。

胎心率：正常 110～160 次/分。>160 次/分称心动过速；<110 次/分称心动过缓。

胎心率基线摆动：包括摆动频率和摆动幅度(或称变异频率和变异幅度)。变异频率为 1 分钟内胎心率波动的次数，正常值≥6 次/分；变异幅度为胎心率波动范围，正常值 6～25bpm。基线摆动表示胎儿有一定的储备能力，是健康胎儿的表现。基线变平(即变异消失)，提示胎儿储备能力丧失。

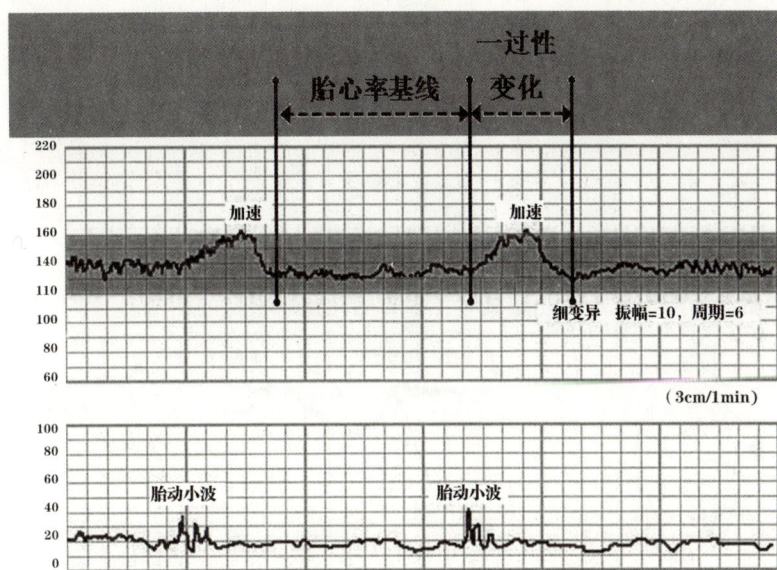

图 1-29　胎心率基线与摆动

2)胎心率一过性变化：指受胎动、宫缩、触诊、声响等因素刺激后，胎心率发生暂时性加快或减慢，随后又能恢复到基线水平。是判断胎儿安危的重要指标。分为加速和减速。

加速：指胎心率一过性变快(基线向上出现波峰)，是胎儿良好的表现。加速幅度>15bpm，持续时间>15s。

减速：指胎心率一过性减慢(基线向下出现"大坑")，可分为 3 种：早期减速、变异减速、晚期减速。

早期减速

波形特点：早期减速胎心率曲线下降与宫缩曲线上升同时开始，曲线最低点与宫缩曲线高峰一致，持续时间短，恢复快，宫缩后迅速恢复正常。

临床意义：是宫缩时胎头受压的表现，多发生在第一产程后期，不受孕妇体位或吸氧的改变。

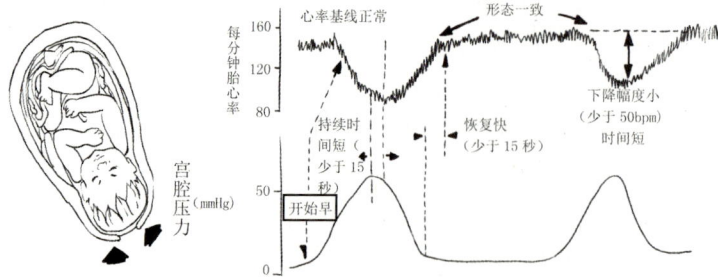

图 1-30　胎心率早期减速

变异减速

波形特点：胎心率减速与宫缩无固定关系，持续时间长短不一（"减速坑"形态不一），但恢复迅速。

临床意义：是宫缩时脐带受压，迷走神经兴奋所致。

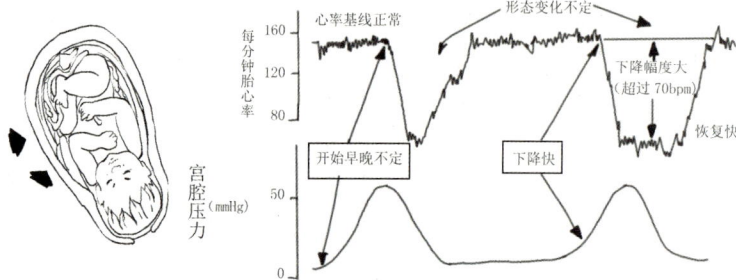

图 1-31　胎心率变异减速

晚期减速

波形特点：胎心率减速多在宫缩高峰后开始出现。

临床意义：见于胎盘功能不良、胎儿缺氧时，多为胎儿预后不良的信号。

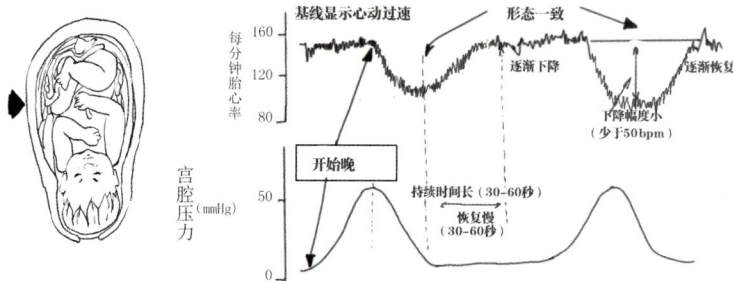

图 1-32　胎心率晚期减速

（2）预测胎儿宫内储备能力

包括无应激试验（NST）和缩宫素激惹试验（OCT）两种方法，NST 是 OCT 的筛选试验。即：若 NST 结果异常，再通过 OCT 确诊。

1）无应激试验（NST）：是指在无宫缩、无外界负荷刺激下，对胎儿进行胎心率宫缩图的观察和记录，以了解胎儿储备能力。

试验方法：孕妇取半坐卧位，连续监测 20 分钟胎心率。若胎儿在睡眠中，可延长监测时间为 40 分钟或催醒胎儿。NST 方法简单、安全、可在门诊进行。

试验结果：分为反应型 NST、可疑型 NST、无反应型 NST。

表 1-18　NST 的评估及处理

参数	反应型 NST	可疑型 NST	无反应型 NST
基线	110～160 次/分	100～110 次/分 >160 次/分持续<30 分钟 基线上升	胎心过缓<100 次/分 胎心过速>160 次/分，持续>30 分钟 基线不确定
变异	6～25 次/分 （中等变异）	≤5 次/分 （无变异及最小变异）	≤5 次/分 ≥25 次/分>10 分钟 正弦型
减速	无减速，或偶发变异减速，持续短于 30 秒	变异减速，持续 30～60 秒	变异减速，持续时间超过 60 秒 晚期减速
加速	20 分钟内≥2 次加速超过 15 次/分，持续 15 秒	20 分钟内<2 次加速超过 15 次/分，持续 15 秒	20 分钟内<1 次加速超过 15 次/分，持续 15 秒
处理	OK! 观察或者进一步评估	需要进一步评估 （复查 NST）	全面评估胎儿状况（生物物理评分） 及时终止妊娠

2）缩宫素激惹试验（OCT）：又称为宫缩应激试验（CST），其原理为诱发宫缩，并用胎儿监护仪记录胎心率变化，了解胎盘于宫缩时一过性缺氧的负荷变化，测定胎儿的储备能力。

试验方法：有两种方法可以诱导宫缩产生，静脉内滴注缩宫素，或乳头刺激法（透过衣服摩擦乳头 2 分钟直到产生宫缩）。

试验结果：分为 I 类、II 类、III 类。

表 1-19　CST/OCT 的评估及处理（美国妇产科医师学会，2009 年）

I 类	满足下列条件： 胎心率基线 110～160 次/分 基线变异为中度变异 没有晚期减速及变异减速 存在或者缺乏早期减速、加速
意义：提示观察时胎儿酸碱平衡正常，可常规监护，不需采取特殊措施	
II 类	除了第 I 类和第 III 类胎心监护的其他情况均划为第 II 类
意义：尚不能说明存在胎儿酸碱平衡紊乱，但是应该综合考虑临床情况、持续胎儿监护、采取其他评估方法来判定胎儿有无缺氧，可能需要宫内复苏来改善胎儿情况	
III 类	有两种情况： 1. 胎心率基线无变异且存在下面之一 　复发性晚期减速 　复发性变异减速 　胎心过缓（胎心率基线<110 次/分） 2. 正弦波型
意义：提示在观察时胎儿存在酸碱平衡失调即胎儿缺氧，应该立即采取相应措施纠正胎儿缺氧，包括改变孕妇体位、给孕妇吸氧、停止缩宫素使用、抑制宫缩、纠正孕妇低血压等措施，如果这些措施均不奏效，应该紧急终止妊娠	

3）胎儿生物物理监测：利用电子胎儿监护和 B 型超声联合检测胎儿宫内缺氧和胎儿酸中毒情况。Manning 评分法满分为 10 分，10～8 分无缺氧，8～6 分可能有缺氧，6～4 分有急性或慢性缺氧，4～2 分有急性缺氧伴慢性缺氧，0 分有急慢性缺氧。

表 1-20　Manning 评分法

项目	2 分(正常)	0 分(异常)
无应激试验(20 分钟)	≥2 次胎动伴胎心加速≥15 次/分,持续15 秒	<2 次胎动,胎心加速<15 次/分,持续 15 秒
胎儿呼吸运动(30 分钟)	≥1 次,持续≥30 秒	无或持续<30 秒
胎动(30 分钟)	≥3 次躯干和肢体活动(连续出现计 1 次)	≤2 次躯干和肢体活动 无活动或肢体完全伸展
肌张力	≥1 次躯干和肢体伸展复屈,手指摊开合拢	无活动;肢体完全伸展;伸展缓慢,部分复屈
羊水量	最大羊水暗区垂直直径≥2cm	无或最大暗区垂直直径<2cm

(四)高危儿

包括：①孕龄<37 周或≥42 周；②出生体重<2500g；③巨大儿(≥4000g)；④出生后 1 分钟 Apgar 评分≤4 分；⑤产时感染；⑥高危产妇的新生儿；⑦手术产儿；⑧新生儿的兄姐有新生儿期死亡；⑨双胎或多胎儿。

[经典例题 1]

初产妇,24 岁,妊娠 39 周临产,产程进展顺利,枕左前位,S=0,胎心监护突然出现变异减速,胎心 70 次/分且持续 50 秒,本例胎心减慢最可能的原因是

A. 胎盘早剥　　　　　　　　　　　B. 脐带受压

C. 胎头受压　　　　　　　　　　　D. 胎盘功能减退

E. 慢性胎儿窘迫

[参考答案] 1. B

※考点直击

表 1-21　胎心一过性变化——减速

类型	临床意义	波形特点
早期减速	胎头受压	开始早、时间短、恢复快、幅度小
变异减速	脐带受压	起始变、波形变、幅度大、恢复快
晚期减速	胎盘功能不良、胎儿宫内窘迫	开始晚、时间长、恢复慢、幅度小

※易错点提醒

胎心监测只要出现减速,即可诊断胎儿缺氧——错误! 因为早期减速不能诊断胎儿缺氧!

※NST 结果与处理：

☺反应型 NST——常规监护

☺可疑型 NST——需要进一步评估(复查 NST)

☹无反应型 NST——全面评估/终止妊娠

◆OCT(CST)结果及处理：

☺Ⅰ类(阴性)——正常——常规监护

☺Ⅱ类(可疑)——不确定——加强监护

☹Ⅲ类(阳性)——胎儿缺氧——病因治疗,终止妊娠

二、胎儿成熟度检查

表 1-22　胎儿成熟度检查

监测方法	成熟指标
推算妊娠周数	37 周——提示足月妊娠，胎儿成熟
测宫高及腹围	宫高 33cm，剑突下 1～2 横指——提示足月妊娠，胎儿成熟
B 超：测胎头双顶径值	>8.5cm——提示胎儿已成熟
经腹壁羊膜腔穿刺抽取羊水	羊水卵磷脂/鞘磷脂(L/S)比值>2——提示胎肺成熟 羊水泡沫试验或振荡试验，液面有完整泡沫环——提示胎肺成熟

三、胎盘功能检查

表 1-23　胎盘功能检查

监测方法	异常指标
胎动	胎动<6 次/2 小时——提示胎盘功能减退
测定孕妇尿中雌三醇	定量测定：<10mg/24h 随意尿测得雌激素/肌酐(E/C)比值<10 ——提示胎盘功能减退
测定孕妇血清游离雌三醇值	<40nmol/L——提示胎盘功能减退
测定孕妇血清胎盘生乳素(HPL)	<4mg/L，或突然降低 50%——提示胎盘功能减退
缩宫素激惹试验(OCT)	OCT Ⅲ类(阳性)——提示胎盘功能减退

[经典例题 2]

不属于胎盘功能检查的是

A. 测定孕妇尿人绒毛膜促性腺激素值

B. 测定孕妇血清游离雌三醇值

C. 测定孕妇血胎盘生乳素值

D. 测定孕妇血催产素酶值

E. OCT 试验

[参考答案] 2. A

第五节　孕期用药

课堂讲义

一、药物对胎儿的影响

1. 着床前期　此期受精卵还未与母体建立连接，用药对胚胎及胎儿的影响不大。

2. 着床至妊娠 12 周　此期是药物的"致畸期"，且药物毒性作用出现越早，发生畸形越严重。

3. 妊娠 12 周以后　药物致畸作用明显减弱，但对尚未分化完全的器官(如生殖系统、神经系统)的影响一直存在。

4. 分娩期　若有药物残留，可影响新生儿。如：产程中镇痛，不宜选用呼吸抑制作用强、半衰期长的吗啡类镇痛药。

二、孕期用药的基本原则

1. 尽量用一种药物，避免联合用药。

2. 尽量用疗效肯定的药，避免用对胎儿可能有不良影响的新药。

3. 尽量用小剂量药物，避免用大剂量药物。

4. 若病情需要，在妊娠早期确实需要应用对胚胎、胎儿有害的、可能致畸的药物，应该先终止妊娠再用药。

三、药物对胎儿的危害性等级

美国食品和药物管理局根据药物对胚胎、胎儿的致畸情况，将药物对胚胎、胎儿的危害性等级，分为A、B、C、D、X等5个级别。在妊娠前12周，以不用C、D、X级药物为好。

A级：在有对照组的早期妊娠妇女中未显示对胎儿有危险(最安全)。

B级：动物实验未显示对胎儿有危害，但缺乏人体实验证据(相对安全)。如青霉素、红霉素、地高辛、胰岛素等。

C级：动物实验证明对胎儿有一定的致畸作用，但缺乏人类实验证据(权衡利>弊后慎用)。如：庆大霉素、异丙嗪、异烟肼等。

D级：对人类胎儿的危险有肯定的证据，仅在对孕妇肯定有利时，方予应用(如生命垂危或疾病严重而无法应用较安全的药物或药物无效)。如：硫酸链霉素、盐酸四环素等。

X级：各种实验证实会导致胚胎、胎儿异常。在妊娠期间禁止使用(绝对禁止使用)。如：利巴韦林、己烯雌酚、甲氨蝶呤等。

第六章 正常分娩

课堂讲义

　　妊娠满 28 周及以上，胎儿及其附属物自临产开始至由母体全部娩出的全过程，称为分娩。妊娠满 28 周至不满 37 足周间分娩，称为早产；妊娠满 37 周至不满 42 足周间分娩，称为足月产；妊娠满 42 周及以后分娩，称为过期产。

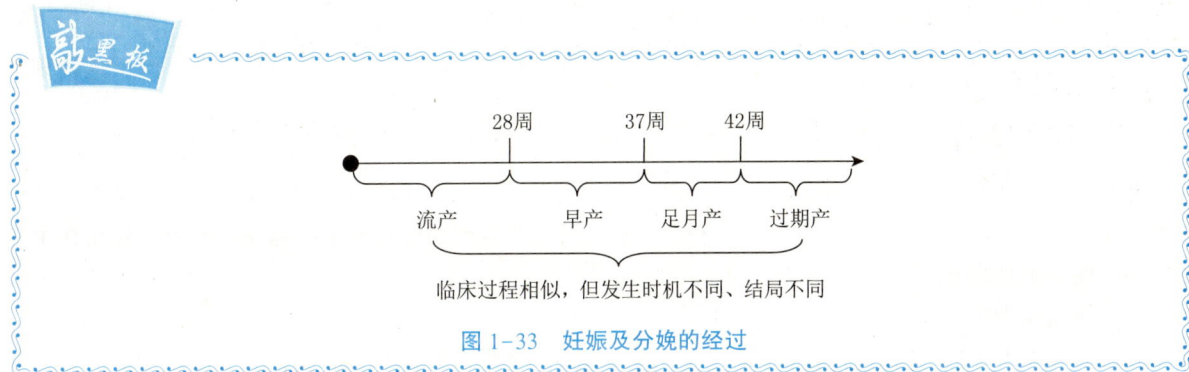

图 1-33　妊娠及分娩的经过

第一节　影响分娩的因素

课堂讲义

　　影响分娩的四大因素为产力、产道、胎儿及精神心理因素。若各因素均正常并能相互适应，胎儿顺利经阴道自然娩出，为正常分娩。

　　一、产力

　　将胎儿及其附属物从宫腔内逼出的力量，称为产力。产力包括子宫收缩力、腹肌、膈肌收缩力和肛提肌收缩力。

　　(一)子宫收缩力

　　是临产后的主要产力，贯穿于分娩全过程。临产后的子宫收缩力(简称宫缩)能迫使宫颈管短缩直至消失、宫口扩张、胎先露部下降和胎盘胎儿娩出。临产后的正常宫缩具有以下特点：

　　1. 节律性　节律性宫缩是临产重要标志。产妇主诉为"阵痛"。临产开始时，宫缩持续约 30 秒，间歇期 5~6 分钟。随着产程进展，宫缩持续时间逐渐延长，间歇期逐渐缩短。宫口开全(10cm)之后，宫缩持续时间可长达 60 秒；间歇期可缩短至 1~2 分钟。宫缩强度随产程进展也逐渐增加，子宫腔内压力于临产初期的 20~30mmHg 升高至第二产程期间的 100~150mmHg，而间歇期宫腔内压力仅为 6~12mmHg。

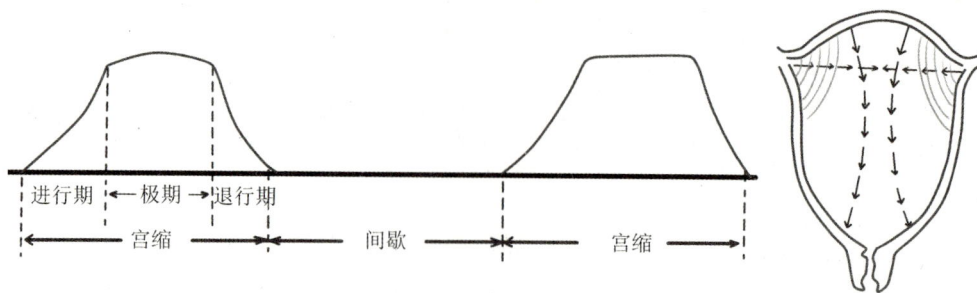

图 1-34　临产后正常宫缩节律性示意图

2. 对称性　正常宫缩起自两侧子宫角部，以微波形式迅速向子宫底中线集中，左右对称，然后以每秒约 2cm 速度向子宫下段扩散，约 15 秒均匀协调地遍及整个子宫，此为子宫收缩的对称性。

3. 极性　宫缩以子宫底部最强最持久，向下则逐渐减弱，子宫底部收缩力的强度几乎是子宫下段的 2 倍，此为子宫收缩的极性。

4. 缩复作用　子宫收缩时，子宫体部肌纤维短缩变宽，收缩之后肌纤维虽又重新松弛，但不能完全恢复到原来的长度，经过反复收缩，肌纤维越来越短，使得宫腔内容积越来越小，迫使胎儿下降，这种现象称为缩复作用。

（二）腹肌及膈肌收缩力

为胎头压迫直肠时，产妇有排便感而自行向下屏气用力，使腹内压增高，促使胎儿娩出。是第二产程时娩出胎儿的重要辅助力量。腹压在第二产程，特别是第二产程末期配合宫缩时运用最有效。腹压在第三产程还可促使胎盘娩出。

（三）肛提肌收缩力

肛提肌收缩力是唯一向上前的力量。与子宫收缩力、腹肌膈肌收缩力形成合力，可以协助胎先露部在骨盆腔进行内旋转，以适应骨盆轴的曲度。当胎头枕部露于耻骨弓下时，能协助胎头仰伸及娩出。此外肛提肌收缩力有助于胎盘娩出。

[经典例题 1]

临产后正常的子宫收缩起自

A. 宫底部　　　　　　　　　　　B. 宫颈部

C. 子宫下段　　　　　　　　　　D. 两侧宫角部

E. 两侧子宫侧壁

[经典例题 2]

分娩中协助胎先露在骨盆中内旋转的肌肉是

A. 子宫平滑肌　　　　　　　　　B. 会阴浅横肌

C. 会阴深横肌　　　　　　　　　D. 肛门括约肌

E. 盆底肛提肌

[参考答案] 1. D；2. E

子宫收缩力——最主要的产力，贯穿于分娩全过程；

腹肌及膈肌收缩力、肛提肌收缩力——只在第二、三产程起辅助作用。

二、产道

产道是胎儿娩出的通道，分为骨产道与软产道两部分。

（一）骨产道

1. 骨盆平面

表 1-24 骨盆平面的特点

	入口平面	中骨盆平面	出口平面
形状特点	呈横椭圆（横径>前后径）	呈纵椭圆（前后径>横径） 为骨盆最小平面	呈前后两个角翘起的菱形，前三角和后三角共用一个底边
位置	前——耻骨联合上缘 后——骶岬上缘 两侧——髂耻缘	前——耻骨联合下 后——骶凹 两侧——坐骨棘	底边——两侧坐骨结节连线 前三角的顶点——耻骨联合 后三角的顶点——骶尾关节
径线	4条径线： 入口前后径 入口横径 入口右斜径 入口左斜径	2条径线： 中骨盆前后径 中骨盆横径	4条径线： 出口前后径 出口横径 出口前矢状径 出口后矢状径
临床意义	入口的大小主要取决于前后径	中骨盆的大小主要取决于横径	出口的大小主要取决于横径及横径与后矢状径之和
测量方法	骶耻外径 对角径	坐骨棘间径 坐骨切迹宽度	坐骨结节间径 坐骨结节间径+后矢状径
径线定义	①入口前后径：耻骨联合上缘中点至骶岬上缘中点的距离，正常值11cm ②入口横径：左右髂耻缘之间的最大距离，正常值13cm ③右斜径（从右向左斜）：右侧骶髂关节至左侧髂耻隆突间的距离 ④左斜径（从左向右斜）：左侧骶髂关节至右侧髂耻隆突间的距离	①中骨盆前后径：耻骨联合下缘中点通过两侧坐骨棘连线中点至骶骨下端（骶凹）的距离，正常值11.5cm ②中骨盆横径：即坐骨棘间径，两侧坐骨棘之间的距离，正常值为10cm	①出口前后径：耻骨联合下缘至骶尾关节间的距离，正常值11.5cm ②出口横径：两侧坐骨结节末端内缘之间的距离，正常值9cm ③出口前矢状径：耻骨联合下缘中点至坐骨结节间径中点的距离，正常值6cm ④出口后矢状径：骶尾关节至坐骨结节间径中点的距离，正常值8.5cm

2. 骨盆轴与骨盆倾斜度

（1）骨盆轴：连接骨盆各假想平面中点的曲线，代表骨盆轴。此轴上段向下向后，中段向下，下段向下向前。畸形骨盆，骨盆轴异常。

（2）骨盆倾斜度：是指妇女站立时，骨盆入口平面与地平面所形成的角度，一般为60°，若角度过大，常影响胎头衔接。穿高跟鞋可使骨盆倾斜度加大。

（二）软产道

软产道是由子宫下段、宫颈、阴道及骨盆底软组织构成的管道。

1. 子宫下段的形成 子宫下段由非孕时长约1cm的子宫峡部形成。临产后的规律宫缩使子宫下段快速拉长达7～10cm，肌壁变薄成为软产道的一部分。由于子宫肌纤维的缩复作用，子宫上段的肌壁越来越厚，子宫下段的肌壁被牵拉越来越薄。上厚下薄——两者之间的子宫内面形成一环状隆起，称为生理缩复环。正常情况下，此环看不见、摸不到。

2. 宫颈变化

（1）宫颈管消失：临产前的宫颈管长2～3cm，临产后的规律宫缩致使宫颈内口水平的肌纤维向上牵拉，使宫颈管形成漏斗形，随后宫颈管逐渐短缩直至消失。

（2）宫口扩张：临产后，子宫收缩及缩复向上牵拉使得宫口扩张。当宫口开全（10cm）时，妊娠足月胎头方能通过。

初产妇多是宫颈管先消失，而后宫口扩张，故而产程进展较慢；经产妇则多是宫颈管消失与宫口扩张同时进行，产程进展更快。

3. 骨盆底、阴道及会阴的变化　前羊水囊及胎先露部下降先将阴道上部撑开。破膜后胎先露部下降直接压迫骨盆底，阴道黏膜皱襞展平使腔道加宽。肛提肌向下向两侧扩展，使5cm厚的会阴体变薄到仅2～4mm，分娩时若保护不当，可造成会阴体裂伤。

请思考，若有梗阻性难产(梗阻，即：胎儿卡住了，下不去)，会发生什么？
→宫缩会使子宫体越来越厚，而子宫下段越来越薄、越长
→生理性缩复环越来越明显、位置越来越向上
→此时，于孕妇腹壁上可看到、摸到随宫缩上下移动的环形凹陷，称病理性缩复环
→若不尽快处理，最终结局是子宫破裂(子宫下段撕裂)

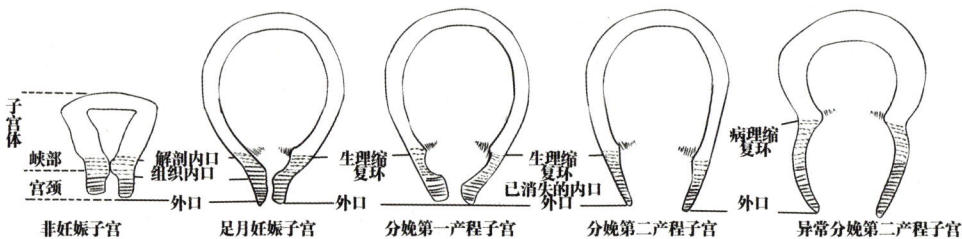

图1-35　梗阻性难产的发生过程

三、胎儿

胎儿能否顺利通过产道，还取决于胎儿大小、胎位及有无造成分娩困难的胎儿畸形。

(一)胎儿大小

胎头颅骨在临产过程中，通过颅骨轻度移位重叠使头颅变形，缩小头颅体积，有利于胎头的娩出。但当胎儿过大致胎头径线过大时，尽管骨盆大小正常，也可因相对头盆不称造成难产。胎头径线主要有：

①双顶径：是胎头的最大横径，为两顶骨隆突间的距离，临床用B型超声判断胎头大小，妊娠足月时平均值约为9.3cm；

②枕额径：为鼻根上方至枕骨隆突间的距离，胎头以此径衔接，妊娠足月时平均值11.3cm；

③枕下前囟径：最小的径线，为前囟中央至枕骨隆突下方间的距离，胎头俯屈后以此径通过产道，妊娠足月时平均值9.5cm；

④枕颏径：又称大斜径，妊娠足月时平均值为13.3cm。

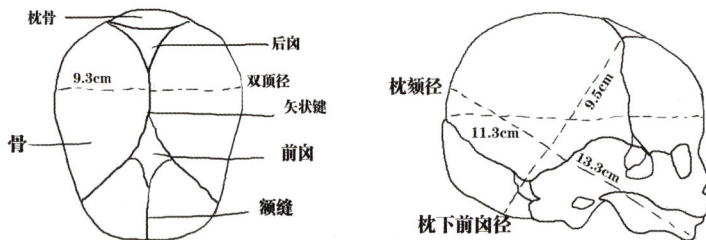

图1-36　胎头径线

(二)胎位

纵产式(头先露或臀先露)胎体纵轴与骨盆一致，容易通过产道。头先露是胎头先通过产道，较臀先露更容易娩出。横产式(肩先露)胎体纵轴与骨盆垂直，妊娠足月儿不可能经阴道分娩，对母体威胁大。

(三)胎儿畸形

若胎儿畸形造成某一部分异常发育，如脑积水、联体儿等，通过产道常发生困难。

四、精神心理因素

产妇的精神心理因素可以影响产力。开展康乐生产、家庭式产房有助改善此因素。

第二节　枕先露的分娩机制

课堂讲义

分娩机制是指胎儿先露部随着骨盆各平面的不同形态，被动地进行一系列适应性转动，以其最小径线通过产道的全过程。以枕左前位为例，分娩机制分为以下环节：

1. 衔接　胎头双顶径进入骨盆入口平面，胎头颅骨最低点接近或达到坐骨棘水平，称为衔接。胎头以枕额径衔接。经产妇多在产程开始后衔接，初产妇在预产期前1～2周即已衔接，若初产妇分娩已开始而胎头仍未衔接，应警惕有无头盆不称。

2. 下降　宫缩推动胎儿间歇下降。促使胎头下降的4个因素有：①宫缩时通过羊水传导的压力，由胎轴压传至胎头；②宫缩时子宫底直接压迫胎臀；③胎体伸直伸长；④腹肌收缩。使腹压增加，临床上注意观察胎头下降程度，作为判断产程进展的重要标志。

3. 俯屈　"低头"的动作。胎头以枕额径进入骨盆腔后，下降至骨盆底后枕部遇肛提肌阻力，变枕额径为枕下前囟径。

4. 内旋转　胎头围绕骨盆纵轴而旋转，使矢状缝与中骨盆及骨盆出口前后径相一致的动作称为内旋转，胎头于第一产程末完成内旋转动作。

5. 仰伸　胎头下降达阴道外口时，宫缩和腹压继续迫使胎头下降，而肛提肌收缩力又将胎头向前推进，当胎头枕骨下部达耻骨联合下缘时，以耻骨弓为支点，使胎头逐渐仰伸。当胎头仰伸时，胎儿双肩径沿左斜径进入骨盆入口。

6. 复位及外旋转　胎头娩出后，为使胎头与胎肩恢复正常关系，胎头枕部向左旋转45°时，称为复位（转回枕左前位，与内旋转方向相反）。胎肩在盆腔内继续下降，前（右）肩向前向中线旋转45°时，胎儿双肩径转成与出口前后径相一致的方向，胎头枕部需在外继续向左旋转45°，以保持胎头与胎肩的垂直关系，称为外旋转（头跟着肩膀转）。

7. 胎儿娩出　胎头完成外旋转后，胎头及双肩相继娩出，胎体及胎儿下肢随之顺利娩出。

[经典例题1]

关于枕先露的分娩机制，正确的是

A. 宫缩、腹压和肛提肌收缩力共同促使胎头仰伸

B. 下降是持续性的

C. 胎头进入骨盆入口时以枕下前囟径衔接

D. 胎头降至中骨盆时开始俯屈

E. 当胎头降至骨盆底开始内旋转

[参考答案] 1. E

> 影响胎头入盆的径线——双顶径
> 衔接的径线——枕额径
> 俯屈(低头)——枕额径→枕下前囟径
> 内旋转——胎头矢状缝与中骨盆及骨盆出口前后径相一致的动作

第三节　先兆临产及临产的诊断

课堂讲义

一、先兆临产

出现预示不久将临产的症状称为先兆临产。

1. 假临产　孕妇在分娩发动前，常出现假临产。其特点是：①宫缩持续时间短(<30s)且不恒定，间歇时间长且不规律，宫缩强度不增加；②宫颈管不短缩，宫口扩张不明显；③常在夜间出现、清晨消失；④宫缩引起下腹部轻微胀痛，给予镇静剂能抑制宫缩。

2. 胎儿下降感　多数初孕妇可感到上腹部较前舒适，进食量增多，呼吸较轻快，系胎先露部下降进入骨盆入口使宫底下降的缘故。因压迫膀胱常有尿频症状。

3. 见红　在分娩发动前24～48小时内，因宫颈内口附近的胎膜与该处的子宫壁分离，毛细血管破裂经阴道排出少量血液，与宫颈管内的黏液相混排出，称为见红，是分娩即将开始的比较可靠的征象。若阴道流血量较多，超过平时月经量，不应认为是先兆临产，应想到妊娠晚期出血如前置胎盘等。

[经典例题1]

一名28岁女性，孕38周下腹不规则阵痛1天，阴道见红，拉稀便，伴尿频，临床诊断是可能是

A. 临产　　　　　　　　　　B. 尿道炎
C. 胃肠炎　　　　　　　　　D. 肠炎
E. 假临产
[参考答案] 1.E

二、临产的诊断

临产开始的标志为有规律且逐渐增强的子宫收缩，持续30秒或以上，间歇5～6分钟，同时伴随进行性宫颈管消失、宫口扩张和胎先露部下降，用强镇静药物不能抑制宫缩。

第四节　分娩的临床经过及处理

课堂讲义

一、总产程及产程分期

分娩全过程是从开始出现规律宫缩至胎儿胎盘娩出为止，简称总产程。

1. 第一产程　又称宫颈扩张期。指临产开始直至宫口完全扩张即开全（10cm）为止。初产妇需 11～12 小时；经产妇需 6～8 小时。

2. 第二产程　又称胎儿娩出期。从宫口开全到胎儿娩出。初产妇需 1～2 小时，不应超过 2 小时；经产妇常在数分钟内完成，不应超过 1 小时。

3. 第三产程　又称胎盘娩出期。从胎儿娩出到胎盘娩出，需 5～15 分钟，不超过 30 分钟。

二、第一产程的临床经过及处理

（一）临床表现

1. 规律宫缩

2. 宫口扩张

3. 胎头下降

4. 胎膜破裂

（二）观察产程进展及处理

目前多采用产程图（由宫口扩张与胎头下降情况绘制而成），使产程进展一目了然。

1. 子宫收缩　最简单的方法是由助产人员将一手掌放于产妇腹壁上，定时连续观察宫缩持续时间、强度、规律性以及间歇期时间，并予以记录。也可以用胎儿监护仪描记的宫缩曲线，可以看出宫缩强度、频率和每次宫缩持续时间，是较全面反映宫缩的客观指标。

2. 胎心　用听诊器于潜伏期在宫缩间歇时每隔 1～2 小时听胎心一次。进入活跃期后，宫缩频时应每 15～30 分钟听胎心一次，每次听诊 1 分钟。第一产程后半期，宫缩时胎儿一过性缺氧，胎心率减慢，但每分钟不应少于 100 次，宫缩后胎心率迅速恢复至原来水平。

3. 宫口扩张及胎头下降

1）宫口扩张曲线：第一产程分为潜伏期和活跃期。

①潜伏期：是指从临产出现规律宫缩至宫口扩张 3cm。此期间平均 2～3 小时扩张 1cm，需 8 小时，最大时限 16 小时。

②活跃期：是指宫口扩张 3～10cm。此期间扩张速度加快，需 4 小时，最大时限 8 小时。又分 3 期：加速期——是指宫口从 3cm 扩张到 4cm，需 1 小时 30 分钟；最大加速期——是指宫口从 4cm 扩张到 9cm，需 2 小时；减速期——是指宫口从 9cm 扩张到 10cm，需 30 分钟。目前国际上倾向于将宫口扩张 4cm 作为活跃期的起点，6cm 前不主张过多干预产程。

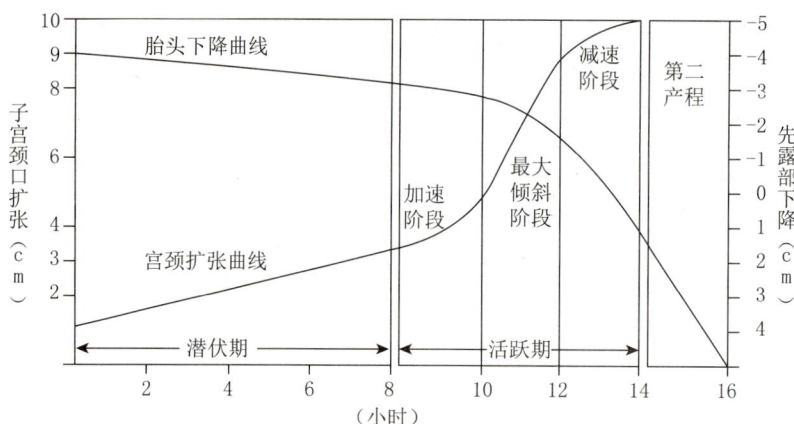

图 1-37　产程进展图

2）胎头下降曲线：以胎头颅骨最低点与坐骨棘平面的关系标明。a. 胎头颅骨最低点平坐骨棘平面时，以"0"表达；b. 在坐骨棘平面上 1cm 时，以"-1"表达；c. 在坐骨棘平面下 1cm 时，以"+1"表达，余依此类推。活跃期胎头平均每小时下降 0.86cm，可作为估计分娩难易的有效指标。

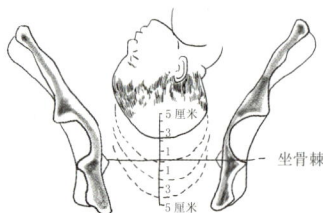

S=0　胎头最低点平坐骨棘水平
S+3　胎头最低点在坐骨棘平面以下 3cm
S-3　胎头最低点在坐骨棘平面以上 3cm

图 1-38　胎头位置高低的判断

胎头位置在题目中的应用：
S＝-2——提示胎头还没入盆（未通过骨盆入口平面）
S＝-1～0——提示胎头已入盆、已衔接（已通过骨盆入口）
S＝+1——提示胎头正在通过中骨盆，但还未通过（卡在中骨盆平面）
S＝+3——提示胎头已达骨盆底（已通过中骨盆平面）

4. 破膜　胎膜多在宫口近开全时自然破裂，前羊水流出。

5. 血压　于第一产程期间，宫缩时血压常升高 5～10mmHg，间歇期恢复原状。应每隔 4～6 小时测量一次。

6. 饮食　鼓励产妇少量多次进食，以保证精力和体力充沛。

7. 活动与休息　临产后，可在病房内适当活动。若初产妇宫口近开全，或经产妇宫口已扩张 4cm 时，应卧床并行左侧卧位。

8. 阴道检查　应在严密消毒后进行。阴道检查能直接摸清胎头，并能触清矢状缝及囟门确定胎位、宫口扩张程度，以决定其分娩方式。适用于肛查胎先露部不明、宫口扩张及胎头下降程度不明、疑有脐带先露或脱垂、轻度头盆不称经试产 4 小时产程进展缓慢者。

9. 肛门检查　应适时在宫缩时进行。

10. 排尿与排便　临产后，应鼓励产妇每2～4小时排尿一次，以免膀胱充盈影响宫缩及胎头下降。若初产妇宫口扩张<4cm、经产妇<2cm时，可行温肥皂水灌肠，加速产程进展。但胎膜早破、阴道流血、胎头未衔接、胎位异常、有剖宫产史、宫缩很强估计1小时内即将分娩以及患严重心脏病等，均不宜灌肠。

11. 其他　初产妇及有难产史的经产妇，应再次行骨盆外测量。并进行精神安慰。

[经典例题1]

临产4小时，宫缩25～35秒，间隔4～5分钟，胎心140次/分，先露浮，突然阴道流水，色清，宫口开1指，下列哪项处理不当

A. 立即听胎心　　　　　　　　　　　　　　B. 记录破膜时间

C. 鼓励产妇在宫缩时，运用腹压力加速产程进展　　D. 超过12小时尚未分娩，加用抗生素

E. 卧床，抬高臀部

[参考答案] 1. C

一旦胎膜破裂，应立即做到——"一听二看三记录！"

一听——立即听胎心

二看——观察羊水性状和流出量，有无宫缩

三记录——同时记录破膜时间(破膜超过12小时，应给予抗生素预防感染)

三、第二产程的临床经过及处理

(一)临床表现

①胎膜破裂：宫口开全后，若仍未破膜，常影响胎头下降，应行人工破膜。破膜后，宫缩暂停，随后较前增强，每次持续1分钟或以上，间歇期仅1～2分钟。

②胎头拨露：宫缩时胎头露出于阴道口，宫缩间歇期，胎头又缩回阴道内的现象。

③胎头着冠：胎头双顶径越过骨盆出口，宫缩间歇时胎头也不再缩回，称为胎头着冠。

④胎儿娩出：胎头枕部于耻骨弓下露出，此时会阴极度扩张，出现仰伸动作，胎儿额→鼻→口→颏相继娩出。接着出现胎头复位及外旋转后，前肩和后肩相继娩出，胎体很快娩出，后羊水随之涌出。

(二)观察产程进展及处理

1. 密切监测胎心　通常每5～10分钟听一次，也可以应用胎儿监护仪监测胎心。

2. 指导产妇屏气　指导产妇正确运用腹压是缩短第二产程的关键。

3. 接产准备　初产妇宫口开全、经产妇宫口扩张4cm且宫缩规律有力时，将产妇送至分娩室，做好接产准备工作。消毒外阴，接产者准备接产。

4. 接产

(1)接产要领：保护会阴的同时，协助胎头俯屈，让胎头以最小径线在宫缩间歇时缓慢地通过阴道口，是预防会阴撕裂的关键。当胎头拨露使阴唇后联合紧张时，应开始保护会阴，胎肩娩出时也要注意保护好会阴。

(2)会阴切开指征：会阴过紧或胎儿过大，估计分娩时会阴撕裂不可避免者，或母儿有病理情况急需结束分娩者，应行会阴切开术。

(3)会阴撕裂诱因：会阴水肿、会阴过紧缺乏弹性、耻骨弓过低、胎儿过大、胎儿娩出过快等。

四、第三产程的临床经过及处理

(一)临床表现

胎儿娩出后由于子宫腔容积突然明显缩小，胎盘不能相应缩小而与子宫壁发生错位，导致胎盘剥离。胎盘剥离征象有：①子宫体变硬呈球形，胎盘剥离后降至子宫下段，下段被扩张，子宫体呈狭长形被推向

上，子宫底升高达脐上；②剥离的胎盘向下降至子宫下段，阴道口外露的一段脐带自行延长；③阴道少量流血；④用手掌尺侧在产妇耻骨联合上方轻压子宫下段时，子宫体上升而外露的脐带不再回缩。

胎盘剥离及排出方式有两种：①胎儿面娩出式；②母体面娩出式。

胎盘剥离征象——"一上、一下、一出血、一压不回缩"

注释："一上"——宫底往上；"一下"——胎盘往下；"一出血"——开始阴道流血、"一压不回缩"——轻压子宫下段时，外露的脐带不再回缩。

(二)观察产程进展及处理

1. 新生儿处理

(1)清理呼吸道：断脐后用新生儿吸痰管或导尿管轻轻吸除新生儿咽部及鼻腔的黏液和羊水，以免发生吸入性肺炎。新生儿大声啼哭，表示呼吸道已通畅。

(2)阿普加评分及其意义：是判断新生儿窒息及严重程度常用方法。(评分方法见儿科)

(3)处理脐带：血管钳钳夹脐带，两钳相隔2～3cm，在其中间剪断。用75%乙醇消毒脐带根部，5%聚维酮碘液消毒脐带断面，待脐带断面干后，以无菌纱布覆盖，再用脐带布包扎。

(4)处理新生儿：标明新生儿性别、体重、出生时间、母亲姓名和床号的手腕带和包被。

2. 协助胎盘娩出　当确认胎盘已完全剥离时，于宫缩时以左手握住宫底并按压，同时右手轻拉脐带，协助娩出胎盘。胎盘完全娩出后，按摩子宫刺激其收缩以减少出血。

3. 检查胎盘胎膜　将胎盘铺平，先检查胎盘母体面的胎盘小叶有无缺损。检查胎膜是否完整。再检查胎盘胎儿面边缘有无血管断裂，能及时发现副胎盘。

4. 检查软产道　胎盘娩出后，应仔细检查会阴、小阴唇内侧、尿道口周围、阴道及宫颈有无裂伤。若有裂伤，应立即缝合。

5. 预防产后出血　正常分娩出血量多不超过300ml。

[经典例题2]

下列哪项不是胎盘剥离征象

A. 外露脐带延长　　　　　　　　　B. 子宫底升高且硬

C. 阴道少量出血　　　　　　　　　D. 向下压迫宫底，脐带延长

E. 压迫耻骨联合上方，脐带不回缩

[参考答案] 2. D

确定、一定以及肯定——胎盘已剥离——才可用手轻拉脐带以协助胎盘娩出；

若胎盘尚未剥离或剥离不全——决不可牵拉脐带——否则可能导致子宫外翻。

第三产程的处理(三个命题点)：

情况1：有产后出血高危因素的产妇——可在胎儿前肩娩出时静脉注射缩宫素，也可在胎儿娩出后立即经静脉快速注入含缩宫素10U的0.9%氯化钠注射液20ml，均能促使胎盘迅速剥离减少出血。

情况2：若第三产程超过30分钟，胎盘仍未排出且出血不多时——应排空膀胱后，再轻轻按压子宫及静脉注射子宫收缩剂增强宫缩，仍不能使胎盘排出则行手取胎盘术。

情况3：胎盘娩出后出血较多时——可经下腹部直接在宫体肌壁内或肌内注射麦角新碱，并将缩宫素20U加入5%葡萄糖液500ml内静脉滴注。

第七章　正常产褥

课堂讲义

产妇全身各器官除乳腺外从胎盘娩出至恢复或接近正常未孕状态所需的时期，称为产褥期，一般规定为6周。

第一节　产褥期母体变化

课堂讲义

一、生殖系统的变化

子宫在产褥期变化最大。胎盘娩出后的子宫，逐渐恢复至未孕状态的过程，称为子宫复旧。

（一）子宫

1. 宫体肌纤维缩复　于产后1周子宫缩小至约妊娠12周大小，在耻骨联合上方可扪及。于产后10日，子宫降至骨盆腔内。产后6周，子宫恢复到正常非孕期大小。子宫重量也逐渐减少，分娩结束时约为1000g，产后1周时约为500g，产后2周时约为300g，直至产后6周时约为50~60g，接近非孕期子宫大小。

2. 子宫内膜的再生　约于产后第3周，除胎盘附着处外，子宫腔表面均由新生的内膜修复。胎盘附着处全部修复需至产后6周。

3. 子宫颈　于产后2~3日，子宫口仍可通过2指。于产后1周，子宫颈外形及子宫颈内口恢复至未孕状态，产后4周时子宫颈完全恢复至正常形态。分娩时宫颈发生轻度裂伤，多在子宫颈3点及9点处，使初产妇的子宫颈外口由产前的圆形（未产型），变为产后的"一"字形横裂（已产型）。

（二）阴道

约在产后3周重新出现黏膜皱襞，但阴道于产褥期结束时尚不能完全恢复至未孕时的紧张度。

（三）外阴、会阴

分娩后的外阴轻度水肿，于产后2~3d内自行消退。会阴部若有轻度撕裂或会阴切口缝合，均能在3~4d内愈合。

（四）盆底组织

若能于产褥期坚持做产后健身操，盆底肌可恢复至接近未孕状态。若盆底肌及其筋膜发生严重断裂，可造成盆底松弛，导致阴道壁膨出，甚至子宫脱垂。

[经典例题1]

胎盘附着部位的子宫内膜完全修复需到产后

A. 3 周   B. 4 周

C. 5 周   D. 6 周

E. 8 周

[参考答案] 1. D

二、乳房的变化

乳房的主要变化是泌乳。产后呈低雌激素、高催乳激素水平，乳汁开始分泌，吸吮是保持乳腺不断泌乳的关键环节。初乳指产后 7d 内分泌的乳汁，呈微黄色淡清液。其中含蛋白质较成熟乳多，脂肪和乳糖含量则较成熟乳少，极易消化，是新生儿早期理想的天然食物。

三、循环系统的变化

分娩后子宫-胎盘血液循环终止，且子宫复旧，大量血液从子宫涌入产妇体循环，再加之妊娠期潴留的组织间液回吸收，产后 72 小时内，产妇循环血量增加 15%～25%，应注意心衰的发生。

四、血液系统的变化

产褥早期血液仍处于高凝状态，有利于胎盘剥离创面能迅速形成血栓，减少产后出血量。纤维蛋白原、凝血酶、凝血酶原于产后 2～4 周内降至正常。红细胞计数及血红蛋白值逐渐增多。白细胞总数于产褥早期仍较高，中性粒细胞增多，淋巴细胞稍减少。血小板数增多。红细胞沉降率于产后 3～4 周降至正常。

五、内分泌系统的变化

不哺乳产妇通常在产后 6～10 周月经复潮，在产后 10 周左右恢复排卵。哺乳产妇的月经复潮延迟，平均在产后 4～6 个月恢复排卵。

六、泌尿系统的变化

妊娠期体内潴留的大量水分主要经肾排出，故产后 1 周内尿量较多。产后 24 小时内易发生尿潴留。

第二节　产褥期临床表现

课堂讲义

1. 生命体征　产后多数产妇体温在正常范围内。部分产妇体温可在产后 24 小时内略升高，一般不超过 38℃。产后 3～4 日可出现泌乳热，体温在 37.8～39℃，伴乳房血管、淋巴管极度充盈，乳房胀大，持续 4～16 小时，体温下降，不属病态。产后血压和脉搏在正常范围内。产后由于腹压降低，因此呼吸深慢，每分钟 14～16 次。

2. 子宫复旧　胎盘娩出后，子宫圆而硬，宫底在脐下一横指。产后第 1 天略上升至脐平，以后每天下降 1～2cm，至产后 10 日子宫降入骨盆腔内。

3. 产后宫缩痛　系因宫缩引起下腹部阵发性剧烈疼痛，称为产后宫缩痛。于产后 1～2 日出现，持续 2～3 日后自然消失。多见于经产妇。

4. 褥汗　产后 1 周内皮肤排泄功能旺盛，排出大量汗液，以夜间睡眠和初醒时更明显，不属病态。

5. 恶露　产后随子宫蜕膜(特别是胎盘附着处蜕膜)的脱落，含有血液、坏死蜕膜等组织经阴道排出，称为恶露。正常恶露有血腥味，但无臭味，持续 4～6 周，总量为 250～500ml。根据恶露特点，将其分为:

(1)血性恶露:含大量血液得名。色鲜红，量多，有时有小血块。有少量胎膜及坏死蜕膜。血性恶露持续 3～4 日。

(2)浆液恶露:含多量浆液得名。色淡红。有较多的坏死蜕膜组织、宫颈黏液，少量红细胞及白细胞，

医学教育网 www.med66.com

且有细菌。浆液恶露持续 10 日左右。

(3)白色恶露：含大量白细胞，色泽较白得名。含大量白细胞、坏死蜕膜组织、表皮细胞及细菌等。持续 3 周干净。

[经典例题 1]

符合正常产褥期子宫复旧规律的是

A. 产后 30 日，子宫体恢复正常大小
B. 产后 4 周时子宫颈完全恢复正常形态
C. 产后 4 日宫颈内口关闭
D. 产后子宫底每天下降 3cm
E. 产后一周，子宫于腹部不可扪及

[参考答案] 1. B

第三节 产褥期处理及保健

课堂讲义

一、产褥期处理

1. 产后 2 小时内的处理 产后 2 小时内极易发生严重并发症，故应在产室严密观察产妇。注意阴道流血量、血压、脉搏等。

2. 饮食 产后 1 小时可让产妇进流食或清淡半流食，以后可进普通饮食。

3. 小便与大便 产后应鼓励产妇尽早自解小便，产后 4 小时即应让产妇排尿，并预防产后便秘。

4. 观察子宫复旧及恶露 每天应在同一时间手测宫底高度，以了解子宫复旧过程。每天应观察恶露数量、颜色及气味。若子宫复旧不全，恶露增多、色红且持续时间延长，应给予子宫收缩剂。若合并感染应给予抗生素。

5. 会阴处理 用 0.05%聚维酮碘液擦洗外阴，每天 2～3 次。

6. 乳房护理

(1)乳胀：哺乳前湿热敷 3～5 分钟，并按摩、拍打抖动乳房。

(2)催乳：鼓励乳母树立信心，按需哺乳、夜间哺乳、调整饮食。

(3)退奶：产妇因病不能哺乳，应尽早退奶。可用生麦芽水煎服、芒硝外敷等。

(4)乳头皲裂：指导哺乳方法，让新生儿含吮大部分乳晕，不应只含吮乳头。严重者应停止哺乳，可将乳汁吸出后喂给新生儿。

7. 观察情绪变化 产妇容易情绪不稳定，尤其在产后 3～10 日可表现为轻度抑郁，应给予精神关怀，使其恢复自信。

8. 预防产褥中暑 表现为高热，水、电解质紊乱，循环衰竭和神经系统功能损害等。本病的常见病因是因旧风俗怕产妇"受风"，故应做好宣传，及时诊断，正确处理。

二、产褥期保健

1. 适当活动及做产后健身操 经阴道自然分娩的产妇，应于产后 6～12 小时内起床稍活动，于产后第 2 日可在室内随意走动。行会阴侧切或行剖宫产的产妇，可推迟至产后第 3 日起床稍活动，拆线后也应做产后健身操。产后健身操应包括能增强腹肌张力的抬腿、仰卧起坐动作和能锻炼骨盆底肌及筋膜的缩肛动

作。产后2周时开始做胸膝卧位，以预防或纠正子宫后倾。上述动作每天做3次，每次15分钟，运动量应逐渐加大。

2. 计划生育指导　只要恢复性生活，就应采取避孕措施，原则是哺乳者以工具避孕为宜，不哺乳者可选用药物避孕。

3. 产后检查　包括产后访视和产后健康检查。产后访视至少3次，第一次在产妇出院后3日内，第二次在产后14日，第三次在产后28日。产妇应于产后42日去医院做产后健康检查。

第四节　母乳喂养

课堂讲义

1. 对新生儿有益　①提供营养及促进发育；②提高免疫功能；③利于牙齿的发育和保护；④利于新生儿心理发展。

2. 对母亲有益　①有助于防止产后出血；②哺乳期闭经有利于母亲产后恢复，有利于延长生育间隔；③降低母亲患乳腺癌、卵巢癌的危险性。

第八章 病理妊娠

第一节 流 产

课堂讲义

一、概念

妊娠不足 28 周、胎儿体重不足 1000g 而终止者称流产。流产发生于妊娠 12 周前者称早期流产，发生在妊娠 12 周至不足 28 周者称晚期流产。流产又分为自然流产和人工流产。

二、病因

(一)遗传基因缺陷

染色体异常是早期流产最常见的原因。半数以上流产与胚胎染色体异常有关。染色体异常包括数目异常和结构异常。

(二)环境因素

可能导致流产的有害物质有化学物质和物理因素。

(三)母体因素

1. 全身性疾病　妊娠期患急性病导致的高热；细菌毒素或病毒；心力衰竭或严重贫血；慢性肾炎或高血压，均可引起流产。

2. 生殖器官疾病　子宫畸形、子宫肿瘤均可影响胎儿的生长发育而导致流产。宫颈内口松弛、裂伤易因胎膜破裂发生晚期流产。

3. 内分泌功能失调　黄体功能不足、甲状腺功能减退。

4. 创伤　妊娠早期时行腹部手术或妊娠中期外伤，刺激子宫收缩而引起流产。

(四)免疫因素

敲黑板

常考命题点：

◆ 早期流产常见原因为胚胎因素"种子问题"——染色体异常或称遗传基因缺陷。

◆ 晚期流产常见原因为 子宫因素"土地问题"——宫颈内口松弛、宫颈重度裂伤等。

◆ 黄体功能不足(缺孕激素)、甲减(缺甲状腺激素)"阳光问题"——早期流产。

三、流产的临床表现及临床类型

1. 流产的主要症状是阴道流血和腹痛。

(1)早期流产：全程表现为先出现阴道流血，后出现阵发性下腹痛。

(2)晚期流产：全程与早产和足月产相似，表现为先出现腹痛(阵发性子宫收缩)，而后出现阴道流血。

2. 流产的临床类型,实际上是流产发展过程中的各个阶段。

(1)先兆流产 指妊娠28周前,先出现少量阴道流血继之下腹痛或腰背痛,宫颈口未开,胎膜未破,妊娠产物尚未排出。经休息及治疗后,如流血停止及下腹痛消失,妊娠可以继续;若流血增多或下腹痛加剧,可发展为难免流产。

(2)难免流产 指流产已不可避免。由先兆流产发展而来,此时阴道流血增多,阵发性腹痛加重,或出现阴道流液(胎膜破裂)。妇科检查宫颈口已扩张,或胚胎组织或胎囊堵塞于宫颈口内,子宫大小与停经月份相符或略小。

(3)不全流产 难免流产继续发展,部分妊娠物排出宫腔,且部分残留于宫腔内或嵌顿于宫颈口外,或胎儿排出后胎盘滞留宫腔或嵌顿于宫颈口,影响子宫收缩,导致大量出血,甚至发生休克。妇科检查见宫颈口已扩张,宫颈口有妊娠物堵塞及持续性血液流出,子宫小于停经周数。

(4)完全流产 指妊娠产物已全部排出,阴道流血逐渐停止,腹痛亦随之消失。妇科检查发现宫颈口关闭,子宫接近正常大小。

四、特殊类型流产

1. 稽留流产 指胚胎或胎儿死亡后潴留在宫腔内,未自然排出者。典型表现是胚胎或胎儿死亡后子宫不再增大反而缩小,早孕反应消失;或已到中期妊娠,腹部不见增大,胎动消失。妇科检查见宫颈口未开,子宫较停经月份小,未闻及胎心。

2. 复发性流产 指与同一性伴侣连续自然流产3次及以上者。临床特点是每次流产多发生在同一妊娠月份,其临床经过与一般流产相同。早期流产常见原因为胚胎染色体异常、免疫功能异常、黄体功能不足、甲状腺功能减退症等;晚期流产常见原因为宫颈内口松弛等。

3. 流产合并感染 流产过程中,若阴道流血时间长,有组织残留于宫腔内或非法堕胎,都有可能引起宫腔感染。

五、诊断

根据病史、临床表现即可诊断,但有时需结合辅助检查才能确诊。

1. B型超声 可以根据胎囊的大小、形态、胎儿心血管的搏动,确定胚胎或胎儿是否存活,以指导正确的治疗。若胎囊形态异常,或较之前位置下移,提示妊娠预后不良。宫腔和附件检查有助于稽留流产、不全流产及异位妊娠的鉴别诊断。

2. 妊娠试验 连续定量监测血 β-hCG 值,正常妊娠6~8周时,若48小时增长速度<66%,提示妊娠预后不良。

3. 孕激素测定 连续测定也有益于判断妊娠预后,指导治疗。

六、鉴别诊断

不同的流产类型有不同的处理原则,故诊断时应予以确定。

表 1-25 各种类型流产的鉴别诊断要点

类型	先兆流产	难免流产	不全流产	完全流产
流血	少	增多	多	少→无
腹痛	轻	加重	减轻	无
组织排出	无	无	常有(部分)	有(完全)
宫口	闭	扩张	扩张或组织堵塞	闭
子宫大小	与孕周相符	与孕周相符或略小	小于孕周	正常或略大
B超	胚胎存活	胚胎死亡	残留组织	正常宫腔
hCG	+滴度高	+滴度低	+滴度低	-/+滴度低
处理	可保胎	尽早刮宫	立即刮宫	不必处理

[经典例题1]

先兆流产与难免流产的主要鉴别要点是

A. 出血时间长短   B. 下腹痛的程度

C. 早孕反应是否存在   D. 宫口开大与否

E. 妊娠试验阳性

[参考答案] 1. D

诊断要点：

先兆流产——有流产的征兆——宫口未开

难免流产——流产不可避免，但还没流出来——宫口已开、胚胎卡在宫口

不全流产——已经流产，但没流干净——宫口已开、组织卡在宫口、子宫偏小

完全流产——流干净了——宫口关了、血不出了

"最字题"命题点：

腹痛最重——难免流产；出血最多——不全流产。

七、处理与预防

1. 先兆流产　应卧床休息，禁忌性生活，必要时可以给予对胎儿危害小的镇静剂。对黄体功能不足者，可肌注黄体酮10～20mg；或口服地屈孕酮片；或hCG肌注。甲状腺功能减退者可口服小剂量甲状腺片。可以给予维生素E。经治疗2周，应复查，避免不必要的保胎。若阴道流血停止，B超提示胚胎存活，可继续妊娠；若症状加重，B超发现胚胎发育不良，hCG持续不升或下降，表明流产不可避免，应终止妊娠。

2. 难免流产　一经确诊，应尽早使胚胎及胎盘组织完全排出。必要时行刮宫术以清除宫腔内残留的妊娠产物。

3. 不全流产　一经确诊，应尽早行吸宫术或钳刮术，以清除宫腔内残留组织。

4. 完全流产　如无感染迹象，一般不需特殊处理。

5. 稽留流产　稽留流产处理较困难。因为胚胎组织有时可能机化，与子宫壁紧密粘连，造成刮宫困难；稽留时间过久，可能发生凝血机制障碍，导致DIC，造成严重出血。因此处理之前必须做好充分的准备：

(1)处理前检查血常规、出凝血时间、血小板计数、血纤维蛋白原、凝血酶原时间、凝血块观察试验及血浆鱼精蛋白副凝试验等，并做好输血准备。

(2)凝血功能正常者，可口服炔雌醇，以提高子宫肌对缩宫素的敏感性。子宫小于12孕周者，可行刮宫术，术中肌内注射缩宫素。子宫大于12孕周者，可用米非司酮加米索前列醇，或静脉滴注缩宫素，促使胎儿、胎盘排出。

(3)若有凝血功能障碍，应尽早使用肝素、纤维蛋白原及输新鲜血浆等，待凝血功能好转后，再行刮宫。

6. 复发性流产　有复发性流产史的妇女，应寻找原因对因处理。若原因不明而已怀孕者按黄体功能不足给予黄体酮。

7. 流产合并感染治疗原则为迅速控制感染，尽快清除宫腔内残留物。

敲黑板

流产合并感染治疗原则——先控制感染、再清宫。

若流血不多——应控制感染后再行刮宫，清除宫腔残留组织。

若流血量多——静脉给予广谱抗生素和输血的同时，用卵圆钳将宫腔残留组织夹出，减少出血，不可搔刮宫腔，避免感染扩散；术后继续应用抗生素，待感染控制后再行彻底刮宫。

第二节　早　产

课堂讲义

一、概念

妊娠满28周至不满37足周(196～258日)间分娩者称早产。娩出的新生儿称为早产儿，体重为1000～2499g。

二、分类及原因

1. 自发性早产　是最常见的类型，其高危因素有：早产史；妊娠间隔短于18个月或大于5年；早孕期有先兆流产；子宫过度膨胀；胎盘因素；感染：宫内感染、细菌性阴道病、牙周病；吸烟≥10支/天、酗酒；孕期高强度劳动；免疫因素。

2. 未足月胎膜早破早产　37周前胎膜早破所诱发的早产。其高危因素有：未足月胎膜早破；早产史；消瘦(BMI<19.8kg/m^2)；营养不良；吸烟；宫颈功能不全；子宫畸形；宫内感染、细菌性阴道病；子宫过度膨胀；辅助生殖技术受孕等。

3. 治疗性早产　即医生命令的早产。终止妊娠指征有：子痫前期；胎儿窘迫；胎儿生长受限；羊水过少或过多；胎盘早剥和前置胎盘出血；妊娠合并内外科疾病；其他不明原因产前出血、血型不合溶血；胎儿先天缺陷等。

三、临床表现及诊断

1. 子宫收缩　早产的临床表现主要是子宫收缩，最初为不规则宫缩，并常伴有少许阴道流血或血性分泌物，以后可发展为规则宫缩，其过程与足月临产相似，胎膜早破较足月临产多。宫颈管先逐渐消退，然后扩张。

2. 先兆早产　妊娠满28周至不足37周出现至少10分钟一次的规则宫缩，伴宫颈管缩短可诊断先兆早产。

3. 早产临产　妊娠满28周至不足37周出现规则宫缩(20分钟≥4次，或60分钟≥8次)，伴宫颈展平≥80%，宫颈扩张1cm以上，诊断为早产临产。

四、鉴别诊断

诊断早产一般并不难，但应与妊娠晚期出现的生理性子宫收缩相区别，生理性子宫收缩一般不规则、无痛感，且不伴有宫颈管消退和宫口扩张等改变。

五、治疗与预防

治疗原则为若胎儿存活，无胎儿窘迫，胎膜未破，无严重妊娠合并症时，应设法抑制宫缩，尽可能延长至34周。若胎膜已破，早产不可避免，应设法提高早产儿存活率。

1. 卧床休息 左侧卧位可减少自发性宫缩，改善胎盘功能。

2. 抑制宫缩 先兆早产患者，通过适当抑制宫缩，能明显延长孕周。早产临产者，宫缩抑制剂虽不能阻止早产分娩，但可延长孕龄 3～7 天，为促进胎肺成熟治疗争取时间。

目前常用的宫缩抑制药物有：

①β_2-肾上腺素能受体激动剂：激动子宫平滑肌细胞上的 β_2 受体，可抑制宫缩。此类药物的副作用是兴奋交感神经导致母儿心率加快、心肌耗氧量增加、血糖升高、水钠潴留、血钾降低等。首选药物为利托君；

②硫酸镁：Mg^{2+} 可直接抑制子宫收缩。但用药过程中应防止硫酸镁中毒(同妊娠期高血压疾病)；

③钙拮抗剂：常用药物有硝苯地平；

④前列腺合成酶抑制剂：常用药物为吲哚美辛；

⑤阿托西班：缩宫素受体拮抗剂，抑制由缩宫素所诱发的宫缩。

3. 控制感染 感染是早产的重要诱因，应用抗生素治疗早产可能有益。

4. 积极治疗宫颈机能不全，仅针对单胎妊娠。已明确宫颈机能不全者，应于妊娠 14～18 周行宫颈环扎术。

5. 预防新生儿呼吸窘迫综合征 可在分娩前 7 日内给予地塞米松 6mg 肌内注射，每 12 小时一次，共 4 次。

6. 终止治疗的指征 ①宫缩进行性增强，经过治疗无法控制者；②有宫内感染者；③继续妊娠对母胎的危害大于胎肺成熟对胎儿的好处；④孕周已达 34 周。

7. 分娩处理 临产后慎用吗啡、哌替啶等抑制新生儿呼吸中枢药物，产程中应给孕妇吸氧；分娩时行会阴切开术，防止早产儿颅内出血等。

[经典例题1]

初产妇，27 岁。妊娠 32 周，阴道少量流血及规律腹痛 2 小时。肛门检查：宫颈管消失，宫口开大 1.5cm。该患者最可能的诊断是

A. 早产临产
B. 胎盘早剥
C. 前置胎盘
D. 晚期流产
E. 先兆临产
[参考答案] 1. A

第三节 过期妊娠

课堂讲义

一、概念

平时月经周期规则，妊娠达到或超过 42 周尚未分娩称过期妊娠。

二、病因

(一)雌、孕激素比例失调 孕激素优势，抑制缩宫素的作用，延迟分娩发动，导致过期妊娠。

(二)头盆不称和胎位异常 胎先露不能紧贴子宫下段及宫颈口，因而反射性子宫收缩减少，容易发生过期妊娠。

(三)胎儿畸形 如：无脑儿导致雌激素缺乏，且小而不规则的胎儿不能有效刺激子宫下段和宫口诱发

反射性宫缩，导致过期妊娠。

（四）遗传因素　如：胎儿缺乏胎盘硫酸酯酶。

三、病理

（一）胎盘

胎盘功能正常和胎盘功能减退。

（二）羊水

正常妊娠 38 周后，羊水量随妊娠推延而逐渐减少，妊娠 42 周后羊水减少迅速，约 30% 减至 300ml 以下；羊水粪染率明显增高，是足月妊娠的 2～3 倍，若同时伴有羊水过少，羊水粪染率达 71%。

（三）胎儿

1. 正常生长及巨大儿　胎盘功能正常者，能维持胎儿继续生长，约 25% 成为巨大儿。

2. 胎儿过熟综合征　胎盘功能减退者常并发胎儿成熟障碍，与胎盘功能减退、胎盘血流灌注不足、胎儿缺氧及营养缺乏等有关。临床分 3 期：

①1 期——为过度成熟，貌似"小老人"；

②2 期——为羊水及胎儿皮肤粪染，此期围生儿死亡率最高；

③3 期——为胎儿全身广泛黄染，预后好于 2 期。

3. 胎儿生长受限小样儿　可与过期妊娠共存，后者更增加胎儿的危险性，约 1/3 过期妊娠死产儿为生长受限小样儿。

四、诊断

（一）准确核实孕周——判断是否妊娠≥42 周

1. 根据病史确定孕周　①月经规则，停经≥42 周尚未分娩，可诊断；②根据排卵日推算，若排卵后≥280 日仍未分娩者可诊断为过期妊娠；③根据性交日期推算预产期；④根据辅助生殖技术（如人工授精、体外受精–胚胎移植术）实施日期推算预产期。

2. 根据临床表现推算孕周　如：早孕反应开始出现时间、胎动开始出现时间等。

3. 根据辅助检查确定孕周　①早期妊娠诊断时根据 B 型超声检查确定孕周；②根据妊娠初期血、尿 hCG 增高的时间推算孕周。

（二）判断胎儿安危状况——评价胎盘功能、是否有胎儿窘迫

1. 胎动计数　胎动计数≥6 次/2h 为正常。<6 次/2h 或胎动逐日减少超过 50% 又不能恢复者，为胎盘功能不良，提示胎儿缺氧。

2. 胎儿监护仪　检测无应激试验（NST）每周 2 次，NST 有反应提示胎儿无缺氧，NST 无反应需做宫缩应激试验（OCT），OCT 出现晚期减速提示胎儿缺氧。

3. B 型超声检查　观察胎动、胎儿肌张力、胎儿呼吸运动及羊水量。胎儿脐动脉血流 S/D 比值有助于判断胎儿安危状况。

4. E/C 比值测定　孕妇尿雌激素/肌酐比值（E/C 比值）<10，提示胎盘功能减退。

5. 羊膜镜检查　若已破膜，可直接观察到流出的羊水有无粪染。严重的羊水污染提示胎儿窘迫。

五、对母儿的影响

（一）对围产儿的影响　胎儿窘迫、胎粪吸入综合征、胎儿过熟综合征、新生儿窒息、巨大儿——围产儿死亡率高。

（二）对母体的影响　产程延长、难产率增高，使得产妇手术产率及母体产伤明显增加。

六、处理与预防

尽早处理，妊娠 41 周以后，即应考虑终止妊娠。对确诊过期妊娠者，应根据胎盘功能、胎儿大小、宫颈成熟度等综合分析，选择恰当的分娩方式。

1. 终止妊娠的方式

（1）引产指征：无胎儿窘迫、无头盆不称（无梗阻）。

（2）剖宫产指征：巨大儿（有梗阻）或胎盘功能减退、胎儿窘迫，若胎儿储备能力下降，需适当放宽剖宫产指征。

2. 引产的方法

（1）促宫颈成熟：Bishop 评分≥7 分者，可直接引产；Bishop 评分<7 分，引产前先促宫颈成熟。常用方法为前列腺素 E_2（PGE_2）阴道制剂和宫颈扩张球囊。

（2）引产术：常用静脉滴注缩宫素，诱发宫缩直至临产。对于胎头已衔接者，通常先人工破膜，1 小时后开始滴注缩宫素引产。

敲黑板

A1 型题（最佳选择题）命题点，过期妊娠的病理特点：

羊水——越来越少，越来越脏

胎盘——越来越差，胎盘老化

胎儿——有大的、有小的、有正常的、有老的

A3 型题（病例组型最佳选择题）命题点：

诱因：过期妊娠→考察胎盘功能监测方法→考察胎儿窘迫的诊断和处理。

第四节　异位妊娠

课堂讲义

受精卵于子宫体腔以外着床时，称为异位妊娠。以输卵管妊娠为最常见（占异位妊娠的 95% 左右）。输卵管妊娠又以壶腹部最多，约占 78%，其次为峡部、伞部及间质部妊娠。

一、病因

1. 输卵管炎症　是异位妊娠的主要病因，包括输卵管黏膜炎和输卵管周围炎。

2. 输卵管手术或妊娠史

3. 输卵管发育不良或功能异常

4. 避孕失败　宫内节育器避孕失败、口服紧急避孕药失败，发生异位妊娠的风险大。

5. 辅助生殖技术

6. 其他　如输卵管周围肿瘤压迫输卵管，影响输卵管管腔的通畅，使受精卵运行受阻。

二、病理

（一）输卵管妊娠的变化与结局

1. 输卵管妊娠流产　多见于输卵管壶腹部妊娠，发病多在妊娠 8～12 周。

2. 输卵管妊娠破裂　多见于输卵管峡部妊娠，发病常在妊娠 6 周左右。

输卵管间质部妊娠虽少见，但后果严重，几乎全为输卵管妊娠破裂。输卵管间质部的管腔周围肌层较厚，因此可维持妊娠到 3～4 个月左右才发生破裂，短时间内导致失血性休克。

3. 继发性腹腔妊娠　输卵管妊娠流产或破裂后，偶有囊胚落入腹腔重新种植而获得营养，可继续生长发育形成继发性腹腔妊娠。

4. 陈旧性宫外孕　输卵管妊娠流产或破裂，及长期反复内出血形成的盆腔血肿不消散，血肿机化变硬

并与周围组织粘连，临床上称为陈旧性宫外孕。

(二)子宫的变化

1. 若异位胚胎还存活——子宫增大变软，子宫内膜出现蜕膜反应(同正常妊娠)。

2. 若异位胚胎死亡——滋养细胞活力消失，hCG 下降，蜕膜自宫壁剥离而发生阴道流血，甚至随阴道流血可排出三角形蜕膜管形。但排出的组织不见绒毛，镜下无滋养细胞。

3. 若胚胎死亡已久——子宫内膜可呈增生期改变，有时可见 Arias-Stella(A-S)反应，对诊断有一定价值，但并非输卵管妊娠时所特有。

敲黑板

输卵管妊娠流产——发生时间晚(8~12 周)，腹痛较轻、出血较少，可不发生休克；

输卵管妊娠破裂——发生时间早(6 周左右)，腹痛剧烈、出血量多，可发生休克。

三、临床表现

输卵管妊娠的临床表现，与受精卵着床部位、有无流产或破裂以及出血量多少与时间长短等有关。

1. 停经 多有停经史 6~8 周，有 20%~30%患者可无停经史。

2. 腹痛 腹痛是患者就诊的主要症状，一开始可为隐痛或酸胀感，当输卵管妊娠流产或破裂时为下腹部撕裂样痛。

3. 阴道流血 量少，一般不超过月经量，是子宫蜕膜剥离所致。

4. 晕厥与休克 腹腔内急性出血及剧烈腹痛引起晕厥与休克，与阴道流血量不成比例。

5. 下腹部包块 血液凝固与周围组织或器官粘连形成包块。

6. 腹腔内出血的表现 呈贫血貌，可出现面色苍白、脉快而细弱、血压下降等休克表现。下腹有明显压痛及反跳痛，尤以患侧为著，叩诊有移动性浊音。

7. 盆腔检查

①子宫略大较软，可触及胀大的输卵管及压痛。

②阴道后穹隆饱满。

③宫颈举痛或摇摆痛。

④出血量多时，检查子宫有漂浮感。

⑤一侧或其后方可触及肿块，其大小、形状、质地常有变化，边界多不清楚，触痛明显。

四、诊断

输卵管妊娠流产或破裂后，多数有典型的临床表现，不难诊断。但输卵管妊娠未发生流产或破裂时，临床表现不明显，诊断困难，辅助检查有助于明确诊断。

表 1-26 异位妊娠的辅助检查及结果

辅助检查	检查结果
血 hCG	hCG 阴性可排除异位妊娠，hCG 阳性可鉴别是宫内妊娠或异位妊娠 异位妊娠时患者 hCG 水平较宫内妊娠低 若 hCG 倍增时间>7 日，异位妊娠的可能性大
孕酮测定	输卵管妊娠时，血清孕酮偏低，多在 10~25ng/ml 若<5ng/ml，考虑异位妊娠；若>25ng/ml，异位妊娠机会小
B 超检查	表现为宫腔内空虚，宫旁出现低回声区，探及胎芽及原始心管搏动可确诊 血 hCG≥2000IU/L 时，阴道超声未见宫内妊娠囊
阴道后穹隆穿刺	触诊有后穹隆饱满时，选择后穹隆穿刺，抽出不凝血证明有腹腔内出血 最简单、可靠的诊断方法 但是没有抽出不凝血，不能排除异位妊娠

辅助检查	检查结果
腹腔镜检查	适用于输卵管妊娠尚未流产或破裂者，是诊断异位妊娠的金标准
诊断性刮宫	刮出物仅见蜕膜，未见绒毛，可排除宫内妊娠

[经典例题1]

关于输卵管妊娠的诊断哪项是错误的

A. 有时没有停经史诊断仍可成立

B. 因为阴道出血量大，可导致出血性休克

C. 阴道有蜕膜管型排出有助诊断

D. 输卵管妊娠破裂常有晕厥与休克

E. 盆腔检查时宫颈可有举痛

[参考答案] 1. B

五、鉴别诊断

输卵管妊娠应与流产、急性输卵管炎、急性阑尾炎、黄体破裂及卵巢囊肿蒂扭转相鉴别。

表 1-27　异位妊娠的鉴别诊断

	输卵管妊娠	流产	急性输卵管炎	急性阑尾炎	黄体破裂	卵巢囊肿蒂扭转
停经	多有	有	无	无	多无	无
腹痛	突然撕裂样举痛，自下腹一侧开始向全腹扩散	下腹中央阵发性坠痛	两下腹持续性疼痛	持续性疼痛，从上腹开始，经脐周转至右下腹	下腹一侧突发性疼痛	下腹一侧突发性疼痛
阴道流血	量少，暗红色，可有蜕膜管型排出	开始量少，后增多，鲜红色，有小血块或绒毛排出	无	无	无或有如月经量	无
休克	程度与外出血不成正比	程度与外出血成正比	无	无	无或有轻度休克	无
体温	正常，有时低热	正常	升高	升高	正常	稍高
盆腔检查	宫颈举痛，直肠子宫凹有肿块	宫口稍开，子宫增大变软	举宫颈时两侧下腹疼痛	无肿块触及，直肠指检右侧高位压痛	无肿块触及，一侧附件压痛	宫颈举痛，卵巢肿块边缘清晰，蒂部触痛明显
白细胞计数	正常或稍高	正常	升高	升高	正常或稍高	稍高
血红蛋白	下降	正常或稍低	正常	正常	下降	正常
阴道后穹隆穿刺	可抽出不凝血液	阴性	可抽出渗出液或脓液	阴性	可抽出血液	阴性
β-hCG 检测	多为阳性	多为阳性	阴性	阴性	阴性	阴性
B 型超声	一侧附件低回声区，其内有妊娠囊	宫内可见妊娠囊	两侧附件低回声区	子宫附件区无异常回声	一侧附件低回声区	一侧附件低回声区，边缘清晰，有条索状蒂

六、处理

(一)药物治疗

常用药物：甲氨蝶呤，杀胚迅速，疗效确切。

主要适用于早期输卵管妊娠、要求保存生育能力的年轻患者。适应证：①无药物治疗的禁忌证；②输卵管妊娠未发生破裂或流产；③输卵管妊娠包块直径≤4cm；④血β-hCG<2000IU/L；⑤无明显内出血。

（二）手术治疗

手术适用于：①生命体征不稳定或有腹腔内出血征象者；②诊断不明确者；③异位妊娠有进展者（如血β-hCG处于高水平，附近区大包块等）；④随诊不可靠者；⑤药物治疗无效者。

手术分为保守手术和根治手术。保守手术为保留患侧输卵管，根治手术为切除患侧输卵管。术式选择：

1. 保守手术　适用于有生育要求的年轻妇女，特别是对侧输卵管已切除或有明显病变者。

2. 根治手术　适用于无生育要求的输卵管妊娠内出血并发休克的急症患者。

3. 输卵管手术　可经腹或经腹腔镜完成，其中腹腔镜手术是目前治疗异位妊娠的主要方法。但若患者生命体征不稳定，应开腹手术。

敲黑板

还没发生急腹症呢——腹腔镜手术、药物治疗；

已经发生急腹症了——开腹手术。

第五节　妊娠期高血压疾病

课堂讲义

一、概念与分类

妊娠期高血压疾病是妊娠期特有的疾病，临床类型包括妊娠期高血压、子痫前期、子痫、慢性高血压并发子痫前期以及妊娠合并慢性高血压。本病以妊娠20周后高血压、蛋白尿、水肿为特征，可伴有全身多脏器的功能损害或功能衰竭。

二、高危因素

1. 不良病史慢性高血压、慢性肾炎、糖尿病、抗磷脂抗体综合征。

2. 不良孕产史　子痫前期病史、家族史。

3. 本次妊娠　年龄过小或大于40岁、肥胖（BMI≥35kg/m^2）、多胎妊娠、羊水过多、孕早期收缩压≥130mmHg或舒张压≥80mmHg。

4. 其他　低社会经济状况、营养不良、妊娠间隔时间≥10年。

三、病因学说

1. 子宫螺旋小动脉重铸不足　又称"胎盘浅着床"。

2. 免疫机制学说　炎症免疫过度激活。

3. 血管内皮细胞受损学说　是子痫前期的基本病理变化，血管内皮受损使得扩血管物质合成减少；而缩血管物质合成增加，从而促进血管痉挛。

4. 遗传因素学说　该病具有家族遗传性，提示遗传因素与该病发生有关。

5. 营养缺乏学说　低清蛋白血症、钙、镁、锌、硒等缺乏与子痫前期发生发展有关。

6. 胰岛素抵抗学说。

四、妊娠期高血压疾病的基本病理生理变化

基本病理生理变化为：血管内皮损伤→全身小动脉痉挛→局部缺血。表现为全身各系统各脏器血液灌注减少，对母儿造成危害甚至导致母儿死亡。

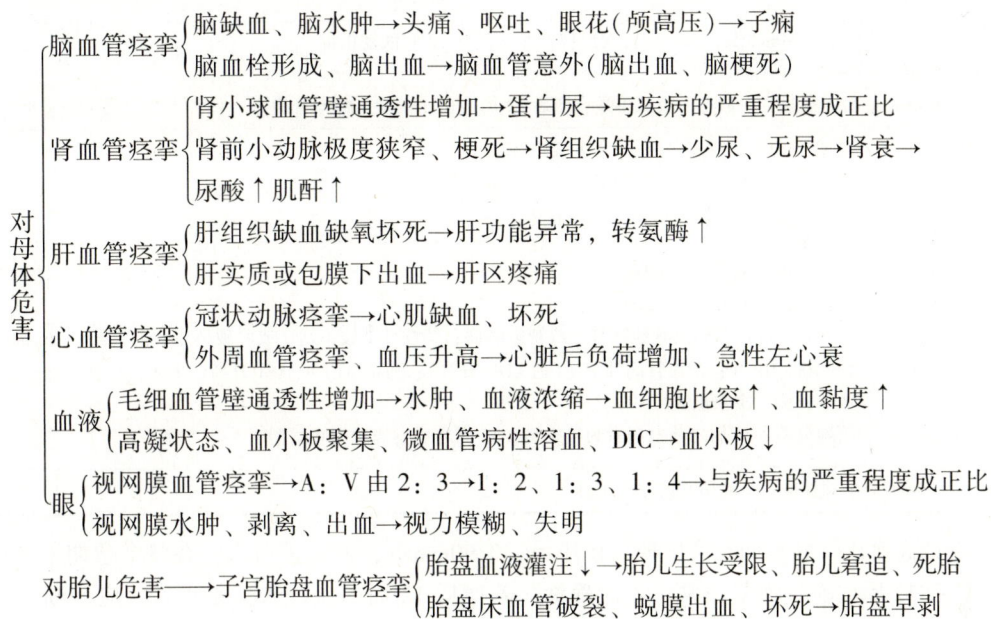

对母体危害
- 脑血管痉挛
  - 脑缺血、脑水肿→头痛、呕吐、眼花(颅高压)→子痫
  - 脑血栓形成、脑出血→脑血管意外(脑出血、脑梗死)
- 肾血管痉挛
  - 肾小球血管壁通透性增加→蛋白尿→与疾病的严重程度成正比
  - 肾前小动脉极度狭窄、梗死→肾组织缺血→少尿、无尿→肾衰→尿酸↑肌酐↑
- 肝血管痉挛
  - 肝组织缺血缺氧坏死→肝功能异常，转氨酶↑
  - 肝实质或包膜下出血→肝区疼痛
- 心血管痉挛
  - 冠状动脉痉挛→心肌缺血、坏死
  - 外周血管痉挛、血压升高→心脏后负荷增加、急性左心衰
- 血液
  - 毛细血管壁通透性增加→水肿、血液浓缩→血细胞比容↑、血黏度↑
  - 高凝状态、血小板聚集、微血管病性溶血、DIC→血小板↓
- 眼
  - 视网膜血管痉挛→A：V 由2：3→1：2、1：3、1：4→与疾病的严重程度成正比
  - 视网膜水肿、剥离、出血→视力模糊、失明

对胎儿危害——子宫胎盘血管痉挛
- 胎盘血液灌注↓→胎儿生长受限、胎儿窘迫、死胎
- 胎盘床血管破裂、蜕膜出血、坏死→胎盘早剥

图 1-39　妊娠期高血压疾病的全身改变

[经典例题 1]

妊娠期高血压疾病最基本的病理生理改变是

A. 全身小血管痉挛　　B. 底蜕膜出血
C. 蜕膜萎缩　　D. 滋养细胞增生
E. 绒毛退化

[参考答案] 1. A

敲黑板

与妊娠期高血压疾病病情严重程度成正比的辅助检查：尿蛋白、肌酐、眼底小动脉痉挛程度。

五、子痫前期-子痫对母儿的影响

1. 对孕产妇的影响　可以发生胎盘早剥、肺水肿、凝血功能障碍、脑出血、急性肾衰竭、HELLP综合征、产后出血及产后血循环衰竭等并发症，严重者可致死亡。

2. 对胎儿的影响　胎盘功能减退可致胎儿窘迫、胎儿生长受限、死胎、死产或新生儿死亡。

[经典例题 2]

子痫前期最常见的产科并发症是

A. 产后出血　　B. 巨大儿
C. 胎膜早破　　D. 前置胎盘
E. 胎盘早剥

[参考答案] 2. E

六、临床表现和诊断

表 1-28　妊娠期高血压疾病分类与诊断

分类		诊断依据
妊娠期高血压		血压：BP≥140/90mmHg，妊娠期首次出现，并于产后 12 周恢复正常 尿蛋白：(−) 症状：一般无症状，少数有上腹部不适，产后 12 周内血压恢复正常方可确诊
子痫前期	轻度	血压：BP≥140/90mmHg，孕 20 周以后出现 尿蛋白：≥0.3g/24h 或(+) 症状：可伴有上腹不适、头痛等症状
	重度	血压：BP≥160/110mmHg 尿蛋白：≥5.0g/24h 或≥(+++) 症状：持续性头痛或其他脑神经或视觉障碍；持续性上腹不适；或肝破裂症状血肌酐>106μmol/L；血小板<100×10^9/L；微血管病性溶血(血 LDH 升高)；血清 ALT 或 AST 升高；少尿；心衰或肺水肿；低蛋白血症，胸、腹腔积液 新增分型：34 周之前发病者为早发型；34 周之后发病者为晚发型
子痫		子痫前期孕妇抽搐，不能用其他原因解释

（一）妊娠期高血压　妊娠期首次出现高血压≥140/90mmHg，但无蛋白尿，在整个孕期未发展为子痫前期，并且产后 12 周内血压恢复正常，才能确诊。若产后 12 周内血压未恢复正常，应诊断为慢性高血压。一般无症状，少数患者可出现上腹部不适和血小板减少。

（二）子痫前期　血压升高和尿蛋白出现是诊断子痫前期的基本条件。若出现肝、肾、血液系统的实验室指标异常，或有子痫发作前的症状，如头晕、眼花、上腹部疼痛等，可使子痫前期的诊断更加明确。

重度子痫前期的诊断标准（下列标准至少有一条符合即可诊断为重度子痫前期）：

1. 中枢神经系统异常表现　视力模糊、头痛、头晕、神志不清、昏迷等。

2. 肝包膜下血肿或肝破裂的症状　上腹部不适、右上腹持续性疼痛。

3. 肝细胞受损的表现　血清转氨酶 ALT、AST 升高。

4. 血压改变　收缩压≥160mmHg，或舒张压≥110mmHg。

5. 血小板减少　<100×10^9/L。

6. 蛋白尿　≥5.0g/24h；或随机尿蛋白≥(+++)。

7. 少尿　24 小时尿量<400ml。

8. 肺水肿、心力衰竭。

9. 脑血管意外。

10. 微血管病性溶血　贫血、黄疸、乳酸脱氢酶升高。

11. 凝血功能障碍。

12. 胎儿生长受限或羊水过少。

13. 低蛋白血症、伴胸、腹腔积液。

（三）子痫

子痫前期孕妇抽搐发作，不能用其他原因解释，称子痫。典型子痫发作表现为：眼球固定、瞳孔散大、头偏向一侧、牙关紧闭；继而口角及面肌颤动，数秒后发展为全身及四肢肌肉强直，双手紧握，双臂屈曲，迅速产生强烈抽动。持续 1 分钟左右，抽搐强度减弱，全身肌肉松弛，随即深长吸气，恢复呼吸。抽搐发作前和抽搐期间，神志丧失。但随后意识恢复。

子痫多发生在妊娠晚期和临产前，称产前子痫；发生在分娩过程中，称产时子痫；发生在产后称为产后子痫，大部分在产后 48 小时以内发生。

（四）妊娠合并慢性高血压

有以下两种情况：妊娠前或妊娠 20 周前就出现的高血压，妊娠期无明显加重，持续到产后 12 周后；或妊娠 20 周后首次诊断高血压并持续到产后 12 周后。

（五）慢性高血压并发子痫前期

即慢性高血压患者妊娠后发展为子痫前期。有以下两种情况：慢性高血压孕妇妊娠 20 周以前无尿蛋白，妊娠 20 周后出现尿蛋白 ≥0.3g/24h；高血压孕妇妊娠 20 周后突然尿蛋白增加或血压进一步升高或血小板 $<100\times10^9/L$。

［经典例题 3］

下列何项不是重度子痫前期的标志

A. 血压 >21.3/14.7kPa（160/110mmHg）

B. 24 小时尿蛋白定量 ≥5.0g

C. 头痛，视力障碍

D. 下肢水肿（+++）

E. 眼底动脉痉挛伴有视网膜水肿

［参考答案］3. D

> 这里的"慢性高血压"定义是——妊娠前或妊娠 20 周前就出现高血压的孕妇。且高血压持续到产后 12 周后，并不恢复。

七、鉴别诊断

妊娠期高血压疾病应与妊娠合并原发性高血压和慢性肾炎等相鉴别。子痫应与癫痫、癔症、酮症酸中毒等相鉴别。

八、治疗

（一）治疗目的

1. 控制病情。

2. 延长孕周。

3. 尽可能保障母儿安全。

（二）治疗原则

1. 妊娠期高血压　一般采取休息、镇静、对症等处理后，病情即可得到控制，若血压升高，可予以降压治疗。

2. 子痫前期　除了一般处理，还要进行解痉、降压等治疗，必要时终止妊娠。

3. 子痫　需要立即控制抽搐的发作，防治并发症，经短时间控制病情后及时终止妊娠。

4. 妊娠合并慢性高血压　以降压为主。

（三）治疗措施

1. 妊娠期高血压的治疗

（1）休息：左侧卧位，间断吸氧。

（2）镇静：地西泮 2.5～5mg，每日 3 次。

（3）密切监护母儿状态：每日测体重及血压，每 2 日复查尿蛋白。

2. 子痫前期

（1）休息

（2）镇静

1）地西泮：2.5～5mg 口服，每日 3 次。

2）冬眠药物：哌替啶 50mg、异丙嗪 25mg 肌内注射。

3）其他：苯巴比妥钠、异戊巴比妥钠、吗啡等。

（3）硫酸镁预防子痫

表 1-29　关于硫酸镁的核心考点

药理作用	解痉和降低神经兴奋性，以预防和控制抽搐
用药指征	预防重度子痫前期发展为子痫；控制子痫抽搐，防止再抽搐
用药方法	静脉给药结合肌内注射。首次负荷剂量 25%硫酸镁 20ml 加于 10%葡萄糖液 20ml 中，缓慢静脉注入，15～20 分钟推完；继之以 25%硫酸镁 60ml 加于 5%葡萄糖液 500ml 中静脉滴注。每日总量 25～30g
毒性反应	镁中毒首先表现为膝跳反射减弱或消失，继之全身肌张力减退，呼吸困难，复视，语言不清，严重者可出现呼吸肌麻痹，甚至呼吸、心跳停止
用药监测和使用条件	用药前和用药过程中须确保：膝跳反射存在、呼吸≥16 次/分、尿量>17ml/h 或>400ml/24h；准备好 10%葡萄糖酸钙
中毒处理	一旦出现中毒反应，立即静脉注射 10%葡萄糖酸钙 10ml
疗程	用药时限一般为 24～48 小时，禁止超过 5～7 天，用至产后 24～48 小时停药

（4）降压

表 1-30　妊娠期高血压疾病的降压治疗

降压指征	血压≥160/110mmHg 须给予降压治疗；妊娠前已用降压药者继续治疗
降压目标	理想降压至收缩压 140～155mmHg，舒张压 90～105mmHg 为防止减少子宫胎盘的血液灌注，血压不可低于 130/80mmHg
常用药物	硝苯地平、尼莫地平、拉贝洛儿、肼屈嗪、甲基多巴、硝普钠
禁用药物	＊＊普利、＊＊沙坦

（5）利尿药物：子痫前期患者一般不主张应用利尿剂。仅用于全身性水肿、急性心力衰竭、肺水肿、血容量过多且伴有潜在性肺水肿者。常用利尿剂有呋塞米。

（6）促进肺成熟：孕周<34 周的子痫前期患者，预计 1 周内可能分娩者应给予糖皮质激素促肺成熟。

（7）分娩时机和方式

1）终止妊娠时机：

①妊娠期高血压、轻度子痫前期的孕妇可期待至足月；

②重度子痫前期患者：

妊娠<26 周，经治疗病情不稳定者建议终止妊娠；

妊娠 26～28 周，根据母胎情况及当地母儿诊治能力决定是否期待治疗；

妊娠 28～34 周，如病情不稳定，经积极治疗 24～48 小时病情仍加重，促胎肺成熟后终止妊娠；如病情稳定，可考虑期待治疗，并建议转至具备早产儿救治能力的医疗机构；

妊娠≥34 周患者，胎儿成熟后可考虑终止妊娠；

妊娠 37 周后的重度子痫前期应终止妊娠。

③子痫：控制 2 小时后可考虑终止妊娠。

2）终止妊娠的方式：

阴道分娩指征　病情轻，可控，无产科剖宫产指征，原则上考虑阴道试产。

剖宫产指征　不能短时间内阴道分娩者，病情危重（重度子痫前期）、胎盘功能减退、胎儿窘迫者，应行剖宫产。

3. 子痫

处理原则

1）控制抽搐　①25%硫酸镁 20ml 加于 25% 葡萄糖液 20ml 静脉推注（>5 分钟），继之以 2～3g/h 静脉滴注，维持血药浓度。若无效可同时应用其他镇静药物，如地西泮、苯妥英钠、甚至冬眠合剂；②20% 甘露醇 250ml 快速静脉滴注降低颅压。

2）控制血压　血压过高（≥160/110mmHg）应给予降压药，以防发生脑血管意外。

3）纠正缺氧和酸中毒。

4）终止妊娠：抽搐控制 2 小时后可考虑终止妊娠。

5）护理　防声、光等刺激，避免再次诱发抽搐。

敲黑板

重度子痫前期的分娩时机——复杂内容简单化，以不变应万变：

病情稳定，能够控制——继续妊娠；

病情加重，不能控制——终止妊娠。

理想目标——期待到 34 周，胎儿成熟——终止妊娠。

九、预防

1. 适度锻炼。

2. 合理饮食　妊娠期不推荐严格限制盐的摄入，也不推荐肥胖妇女限制热量摄入。

3. 补钙。

4. 阿司匹林抗凝治疗　有高凝倾向的孕妇每日睡前口服低剂量的阿司匹林直至分娩。

第六节　妊娠剧吐

课堂讲义

少数孕妇早孕反应严重，频繁恶心呕吐，不能进食，以至发生体液失衡及新陈代谢障碍，甚至危及孕妇生命，称为妊娠剧吐，多见于年轻初孕妇。

一、病因

至今病因尚不明确。可能与 hCG 水平升高有关，但临床表现的程度与血 hCG 水平有时不一定成正比，此外，妊娠剧吐还可能与精神因素、社会因素和幽门螺杆菌感染等有关。

二、临床表现

（一）停经 40 日左右出现早孕反应——逐渐加重直至频繁呕吐不能进食，呕吐物中有胆汁或咖啡样物质。

（二）严重呕吐引起——脱水、电解质紊乱，代谢性酸中毒，尿酮体阳性，出血倾向增加（可发生骨膜下出血，甚至视网膜出血）。

（三）患者体重——较孕前减轻≥5%，面色苍白，皮肤干燥，脉搏细数，尿量减少，严重时出现血压下降，引起肾前性急性肾功能衰竭。

（四）病情继续发展——可出现嗜睡、意识模糊、谵妄甚至昏迷。维生素 B_1、维生素 K 缺乏。

三、诊断及鉴别诊断

1. 诊断　根据病史、临床表现及妇科检查，不难确诊。除依据临床表现外，对妊娠剧吐患者还应行临床化验检查以协助了解病情。

2. 鉴别诊断　妊娠剧吐主要应与葡萄胎及可能引起呕吐的疾病如肝炎、胃肠炎等相鉴别。

四、并发症

1. Wernicke综合征由于维生素 B_1（即硫胺素）缺乏引起的中枢神经系统的代谢性疾病。临床表现眼球震颤、视力障碍、共济失调、急性期言语增多，以后逐渐精神迟钝、嗜睡，个别发生木僵或昏迷。

2. 出血倾向　妊娠剧吐时可致维生素 K 缺乏，并伴有血浆蛋白及纤维蛋白原减少，孕妇出血倾向增加，可发生鼻出血、骨膜下出血，甚至视网膜出血。

五、治疗

（一）对精神情绪不稳定的孕妇，给予心理治疗，解除其思想顾虑。

（二）重症患者应住院治疗，禁食，根据化验结果明确失水量及电解质紊乱情况，酌情补充水分和电解质。

表 1-31　重症患者的治疗

每日补液量	不少于 3000ml
每日尿量	维持在 1000ml 以上
维生素和电解质	加入氯化钾、维生素 C 维生素 B_1 肌内注射
代谢性酸中毒者	碳酸氢钠或乳酸钠纠正
营养不良者	补充必需氨基酸、脂肪乳注射剂
呕吐严重	维生素 B_6 或维生素 B_6-多西拉敏复合制剂

一般经上述治疗2～3日后，病情多可好转。孕妇可在呕吐停止后，试进少量流质饮食，若无不良反应可逐渐增加进食量。

（三）出现下列情况，危及孕妇生命时，需考虑终止妊娠：①持续黄疸；②持续蛋白尿；③体温升高，持续在38℃以上；④心动过速（≥120次/分）；⑤伴发 Wernicke 综合征。

[经典例题 1]

女，25 岁，停经 54 天，恶心呕吐 10 天，不能进食 3 天，伴尿少。检查：血压 90/60mmHg，心率 110次/分。

（1）可能的诊断为

A. 急性肠胃炎　　　　　　　　　　　B. 妊娠剧吐

C. 葡萄胎　　　　　　　　　　　　　D. 急性肝炎

E. 正常早孕

（2）最有价值的辅助检查

A. 肝功能+尿常规　　　　　　　　　B. 胃镜+活检

C. 尿酮体测定+盆腔 B 超　　　　　　D. 尿酮体测定+尿妊娠试验

E. 肾功能+尿常规

（3）为防止 Wernicke 综合征需补充的维生素是

A. 维生素 A　　　　　　　　　　　　B. 维生素 C、K

C. 维生素 B_{12}　　　　　　　　　　　D. 维生素 B_1

E. 叶酸

[参考答案] 1. B、C、D

第七节 胎盘早剥

课堂讲义

一、概念

妊娠 20 周后及分娩期，正常位置的胎盘在胎儿娩出前，部分或全部从子宫壁剥离，称胎盘早剥。胎盘早剥属于妊娠晚期的严重并发症，起病急、发展快、若处理不及时可危及母儿生命。

二、病因

1. 孕妇血管病变　重度子痫前期、子痫、慢性高血压及慢性肾炎孕妇，由于底蜕膜螺旋小动脉痉挛或硬化，引起血管破裂流至底蜕膜层形成胎盘后血肿，导致胎盘从宫壁剥离。

2. 宫腔内压力骤减　双胎妊娠第一胎儿娩出过速、羊水过多时破膜后羊水流出过快，均可因宫腔内压力骤减、子宫骤然收缩，胎盘与子宫壁发生剥离。

3. 机械性因素　腹部外伤；脐带过短或脐带绕颈导致脐带相对过短，分娩时胎儿下降牵拉脐带；羊膜腔穿刺；外转胎位术等。

4. 子宫静脉压突然升高　仰卧位低血压综合征，子宫静脉淤血，静脉压升高，致使胎盘自宫壁剥离。

5. 其他高危因素　如吸烟、吸毒、肌瘤、高龄产妇等。

敲黑板

引起胎盘早剥最常见原因是——妊娠期高血压疾病；

妊娠期高血压疾病最常见的产科并发症是——胎盘早剥。

三、病理

胎盘早剥的主要病理改变是：底蜕膜出血→胎盘后血肿→胎盘剥离。

按病理类型，胎盘早剥可分为显性、隐性及混合型 3 种：

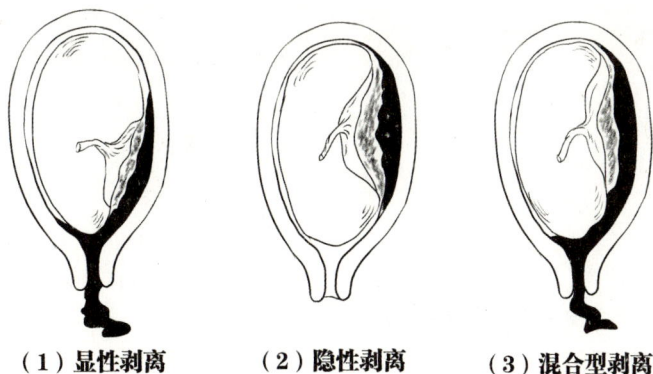

（1）显性剥离　　（2）隐性剥离　　（3）混合型剥离

图 1-40　胎盘早剥的类型

1. 显性剥离（外出血）　底蜕膜出血形成胎盘后血肿，胎盘剥离面逐渐扩大，血液冲开胎盘边缘沿胎膜与子宫壁之间经宫颈管向外流出，称显性剥离或外出血。

2. 隐性剥离（内出血）　胎盘边缘仍附着于子宫壁或胎先露部固定已衔接，血液积聚于胎盘与子宫壁之间，称隐性剥离或内出血。胎盘后血肿压力增加，血液侵入子宫肌层，引起肌纤维分离、断裂甚至变性，当血液渗透至子宫浆膜层时，子宫表面呈现紫蓝色瘀斑，称子宫胎盘卒中。

3. 混合型出血 由于子宫内有妊娠物存在，子宫肌不能有效收缩以压迫破裂的血窦而止血，血液不能外流，胎盘后血肿越积越大，宫底随之升高。出血达到一定程度时，血液终会冲开胎盘边缘及胎膜而外流，称混合型出血。

四、临床表现

根据病情严重程度，将胎盘早剥分为3度。

Ⅰ度 多见于分娩期，胎盘剥离面积小，患者常无腹痛或腹痛轻微，贫血体征不明显。腹部检查：子宫软，大小与妊娠周数相符，胎位清楚，胎心率正常。

Ⅱ度 胎盘剥离面为胎盘面积1/3左右，主要表现为突然发生持续腹痛、腰酸或腰背痛，疼痛程度与胎盘后积血量成正比。无阴道流血或流血量不多。腹部检查：子宫大于妊娠周数，子宫底随胎盘后血肿增大而升高。

Ⅲ度 胎盘剥离面超过胎盘面积1/2。临床表现较Ⅱ度重。患者可出现恶心、呕吐、面色苍白、四肢湿冷、脉搏快而细弱、血压下降等休克症状，且休克的程度与阴道流血量不成正比。腹部检查：子宫硬如板状，于宫缩间歇不能松弛，胎位扪不清，胎心消失。

Ⅲa：无凝血机制障碍；Ⅲb：有凝血机制障碍。

五、诊断及鉴别诊断

(一)诊断：Ⅰ度早剥临床表现不典型，主要依靠B超检查确诊，并与前置胎盘相鉴别；Ⅱ、Ⅲ度临床表现典型，诊断多无困难，主要与先兆子宫破裂鉴别。

(二)辅助检查

1. B型超声 显示胎盘与子宫壁之间出现液性暗区、胎盘异常增厚或胎盘边缘裂开。

2. 化验 了解贫血程度及凝血功能，必要时做DIC筛选试验。

(三)鉴别诊断

胎盘早剥、前置胎盘和先兆子宫破裂的鉴别。

[经典例题1]

重型胎盘早剥与先兆子宫破裂共有的表现是

A. 剧烈腹痛   B. 合并重度妊娠期高血压疾病

C. 跨耻征阳性   D. 子宫板样硬

E. 出现病理性缩复环

[参考答案] 1. A

好用的诊断公式：

妊娠晚期+突发腹部剧痛(强直性宫缩，板样硬)+阴道流血=胎盘早剥

妊娠晚期+无痛性(无宫缩、子宫软)+阴道流血=前置胎盘

产程中+梗阻性难产+下腹部剧痛+病理性缩复环=先兆子宫破裂

六、并发症

1. DIC 胎盘早剥是妊娠期发生凝血功能障碍最常见原因，伴有死胎时约1/3发生。临床表现为皮肤、黏膜及注射部位出血，子宫出血不凝或凝血块较软，甚至发生血尿、咯血和呕吐。

2. 产后出血 胎盘早剥发生子宫胎盘卒中时，影响子宫肌层收缩导致产后出血，经治疗多能好转。若

并发 DIC，产后出血的可能性更大且难以纠正。

3. 急性肾衰竭 主要原因是大量出血使肾灌注严重受损，出现急性肾衰竭。

4. 羊水栓塞 羊水可经胎盘剥离面开放的子宫血管，进入母血循环，导致羊水栓塞。

5. 胎儿宫内死亡 如胎盘早剥面积大、出血多，胎儿可因缺血缺氧而死亡。

七、对母儿的影响

贫血、剖宫产率、产后出血率、DIC 发生率均较高。胎盘早剥出血可引起胎儿急性缺氧，新生儿窒息率、早产率明显升高，围生儿死亡率增高。

八、处理

(一)纠正休克

及时输新鲜血，补充血容量。

(二)及时终止妊娠

一旦确诊Ⅱ型或Ⅲ型胎盘早剥，及时终止妊娠。

1. 阴道分娩 经产妇，一般情况好，出血以显性为主，宫口已开大，估计短时间内能迅速分娩者，试经阴道分娩。

2. 剖宫产 适用于①Ⅱ度胎盘早剥，特别是初产妇，不能在短时间内结束分娩者；②Ⅰ度胎盘早剥，出现胎儿窘迫征象，需抢救胎儿者；③Ⅲ度胎盘早剥，产妇病情恶化，胎儿已死，不能立即分娩者；④破膜后产程无进展者。

(三)并发症的处理

1. 凝血功能障碍 ①及时、足量输入新鲜血及血小板，同时输纤维蛋白原；②DIC 高凝阶段及早应用肝素；③在此基础上，应用氨基己酸等抗纤溶药物。

2. 肾衰竭 患者尿量<30ml/h，应及时补充血容量。尿毒症时，及时行透析治疗。

3. 产后出血 胎儿娩出后，立即注射宫缩剂并按摩子宫。发现有子宫胎盘卒中，配以按摩子宫和热盐水纱垫湿热敷子宫，多数子宫收缩转佳。若发生难以控制的大量出血，可在输新鲜血、新鲜冰冻血浆及血小板的同时，行子宫次全切除术。

第八节　前置胎盘

课堂讲义

一、概念

孕 28 周后若胎盘附着在子宫下段，甚至胎盘下缘达到或覆盖宫颈内口处，胎盘位置低于胎儿先露部称前置胎盘。

二、病因

1. 子宫内膜病变或损伤 多次流产及刮宫、剖宫产史、子宫手术史、子宫内膜炎等，是引起前置胎盘的常见因素。

2. 胎盘异常 双胎妊娠时胎盘面积过大，前置胎盘发生率较单胎妊娠高 1 倍；胎盘位置正常而有副胎盘时，副胎盘可位于子宫下段接近宫颈内口；膜状胎盘大而薄亦可扩展到子宫下段，导致前置胎盘。

3. 受精卵滋养层发育迟缓 受精卵着床较晚，因而着床于子宫下段而发育成前置胎盘。

4. 高危人群 吸烟、吸毒；辅助生殖技术受孕；子宫形态异常；高龄产妇、多产妇；妊娠中期B超检查提示胎盘前置状态等。

[**经典例题 1**]

下列哪项不是前置胎盘的病因

A. 双胎   B. 子宫内膜炎

C. 受精卵发育迟缓   D. 多次人工流产

E. 妊娠期高血压疾病

[参考答案] 1. E

三、分类

表 1-32　根据胎盘边缘与宫颈内口的关系分类

完全性(中央性)前置胎盘	宫颈内口全部为胎盘组织覆盖
部分性前置胎盘	宫颈内口部分为胎盘组织覆盖
边缘性前置胎盘	胎盘附于子宫下段,胎盘边缘到达宫颈内口,未覆盖宫颈内口

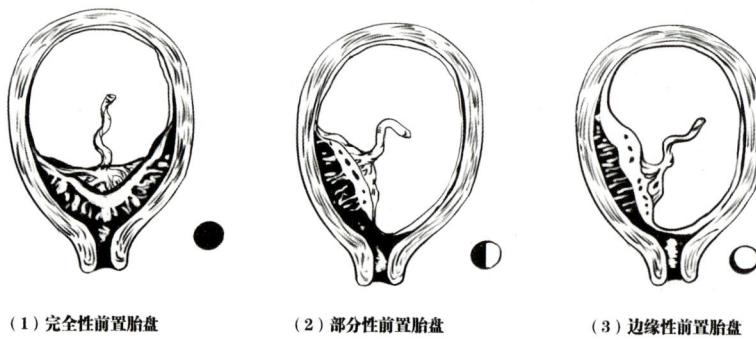

（1）完全性前置胎盘　　　　（2）部分性前置胎盘　　　　（3）边缘性前置胎盘

图 1-41　前置胎盘类型

> 凶险性前置胎盘——是指既往有剖宫产史,此次妊娠为前置胎盘,胎盘附着于原子宫切口瘢痕处,并常伴有胎盘植入。是导致产前、产时、产后大出血的主要原因之一,出血凶险,常并发休克和DIC 等严重并发症。

四、临床表现及诊断

1. 典型症状　主要症状是妊娠晚期或临产时,突然发生无诱因无痛性反复阴道流血。

完全性前置胎盘——初次出血早,在妊娠 28 周左右,称为"警戒性出血";

边缘性前置胎盘——初次出血较晚,多在妊娠晚期或临产后,量较少;

部分性前置胎盘——初次出血时间和出血量介于上述两者之间。

2. 体征

一般情况——与出血量有关,多次出血、大量出血,可发生休克。

子宫体征——胎先露高浮;当胎盘附着在子宫下段前壁时,于耻骨联合上方听到胎盘杂音。

3. B 型超声检查　能确诊并确定前置胎盘类型。阴道 B 型超声能更准确地确定胎盘边缘和宫颈内口的关系,但在已有阴道流血时应谨慎使用。

4. 产后检查　胎盘及胎膜前置部位的胎盘母体面有陈旧血块附着,或胎膜破口距胎盘边缘<7cm 则为前置胎盘。

5. MRI 检查　有利于诊断羊水过少和胎盘位于子宫后壁的前置胎盘。怀疑"凶险性"前置胎盘者,MRI

有助于了解胎盘侵及子宫肌层的深度、局部血管分布情况、是否侵犯膀胱等宫旁组织。

[经典例题2]

前置胎盘阴道流血的特征是

A. 常发生在妊娠中期

B. 常伴有下腹阵发性疼痛

C. 阴道流血量与贫血程度不成正比

D. 妊娠28周出现阴道流血多为完全性前置胎盘

E. 妊娠35周出现阴道流血多为边缘性前置胎盘

[参考答案] 2. D

敲黑板

28周以前只能诊断为：胎盘前置状态；28周以后才能诊断为：前置胎盘。

五、鉴别诊断

前置胎盘主要与Ⅰ型胎盘早剥、脐带帆状附着、前置血管破裂、胎盘边缘血窦破裂相鉴别。根据病史、阴道检查、B超检查及分娩后胎盘检查可确诊。

六、对母儿的影响

对母体：①产后出血；②植入性胎盘；③产褥感染。

对胎儿：①出血多可导致胎儿窘迫、甚至死胎；②早产率高、围生儿死亡率高。

七、处理

处理原则是：抑制宫缩、止血、纠正贫血和预防感染。

（一）期待疗法

适用于：妊娠<34周、胎儿体重<2000g、胎儿存活、阴道流血量不多、一般情况良好的孕妇。

目的：保证孕妇安全前提下保胎。尽量维持妊娠达36周。

措施：

①应住院卧床休息，左侧卧位，定时间断吸氧，提高胎儿血氧供应。

②在期待过程中，配血备用，纠正贫血，酌情给镇静剂，必要时给予宫缩抑制剂，如沙丁胺醇、硫酸镁。

③胎儿监护：应用胎儿监护仪监护胎儿宫内情况。

注意：禁止阴道检查及肛查，密切观察阴道出血量，一般不采用阴道B超检查。

（二）终止妊娠

1. 终止妊娠的指征

①孕妇反复多量出血致贫血甚至休克者，无论胎儿成熟与否，为了母亲的安全应终止妊娠；②胎龄达36周以上；③胎儿成熟度检查提示胎儿肺成熟者；④胎龄在孕34～36周，但出现胎儿窘迫征象，或胎儿电子监护发现胎心异常者；⑤胎儿已死亡或出现难以存活的畸形，如无脑儿。

2. 终止妊娠的方法

①剖宫产术　剖宫产是处理前置胎盘最安全最有效的方法，也是处理前置胎盘严重出血的急救手段。

②阴道分娩仅适用于边缘性前置胎盘、枕先露、阴道流血不多、估计在短时间内能结束分娩者。行人工破膜，胎头下降压迫胎盘达到止血目的。破膜后先露下降不理想，仍有出血，应立即剖宫产。

第九节 双胎妊娠

课堂讲义

一、概念

一次妊娠同时有两个胎儿时称双胎妊娠。

二、分类

分为双卵双胎和单卵双胎两类。

1. 双卵双胎 由两个卵子分别受精形成的双胎妊娠称为双卵双胎，约占双胎妊娠的70%。两个胎囊之间的中隔由两层羊膜及两层绒毛膜组成。两胎儿基因不同，故性别与血型可以相同也可以不同，容貌同一般的兄弟姐妹相似。

2. 单卵双胎 由一个受精卵分裂而成的双胎妊娠称单卵双胎，约占双胎妊娠的30%。两胎儿的基因相同，因此性别相同，容貌极相似。

单卵双胎根据受精卵分裂的时间不同，形成4种类型。

表 1-33 单卵双胎的 4 种类型

羊膜囊绒毛膜	分裂时间在受精后	胎盘	在单卵双胎中所占比例
双-双	3 日内"桑葚期"	两个	30%
双-单	第 4～8 日	一个	68%
单-单	第 9～13 日	一个	1%～2%
联体	第 13 日后	一个	极罕见

注意：单绒毛膜——即：一个胎盘——有可能发生双胎输血综合征

[经典例题 1]

属于单卵双胎特点的项目，错误的是

A. 发生率低于双卵双胎　　　　　　　B. 两个胎儿基因一致

C. 有发生双胎输血综合征的可能　　　D. 胎儿性别一致

E. 两胎囊间的中隔均由两层羊膜和两层绒毛膜组成

[参考答案] 1. E

三、并发症

1. 孕妇的并发症 包括妊娠期高血压疾病、胎盘早剥、产后出血、宫缩乏力、妊娠期肝内胆汁淤积症、贫血、羊水过多、胎膜早破、流产等。

2. 围生儿并发症 有早产、脐带异常、胎头交锁及胎头碰撞、胎儿畸形等。

3. 单绒毛膜双胎特有并发症 包括双胎输血综合征、选择性胎儿生长受限、一胎无胎心。

四、诊断

1. 病史及临床表现 双卵双胎多有家族史，孕前曾用促排卵药或体外受精多个胚胎移植。早孕反应重。中期妊娠后体重增加迅速，腹部增大明显，下肢水肿、静脉曲张等压迫症状出现早且明显，妊娠晚期常有呼吸困难，活动不便。

2. 产科检查 子宫大于停经周数，妊娠中晚期腹部可触及多个小肢体或3个以上胎极；胎头较小，与子宫大小不成比例；不同部位可听到两个胎心，或同时听诊 1 分钟，两个胎心率相差 10 次以上。

3. B 型超声检查 妊娠 35 日时宫腔内两个妊娠囊，妊娠 6 周时两个原始心管搏动。

五、处理

1. 妊娠期 定期行产前检查，争取及早确诊双胎妊娠。增加营养，补充铁剂、钙剂，预防贫血和妊娠期高血压疾病。监护胎儿生长发育情况及胎位变化，减少早产发生率和围生儿死亡率。

2. 终止妊娠的指征 ①合并急性羊水过多，压迫症状明显；②胎儿畸形；③母亲有严重并发症，不能再继续妊娠，如：重度子痫前期或子痫；④已到预产期尚未临产，胎盘功能减退者。

3. 分娩期处理

(1)经阴道分娩：多数双胎妊娠能经阴道分娩。

(2)剖宫产指征：①第一胎儿为肩先露、臀先露；②宫缩乏力致产程延长，经保守治疗效果不佳；③胎儿窘迫，短时间内不能经阴道结束分娩；④联体双胎孕周>26 周；⑤严重妊娠并发症需尽快终止妊娠。

第十节 巨大胎儿

课堂讲义

一、概念

胎儿体重达到或超过 4000g 者称巨大胎儿。

二、诊断

1. 病史 有巨大儿分娩史、糖尿病史及过期妊娠史，孕妇多肥胖或身材高大。

2. 临床表现 妊娠晚期出现呼吸困难、腹部沉重及两肋胀痛等症状，孕期体重增加迅速。

3. 腹部检查 腹部明显膨隆，宫高>35cm，胎体大，先露部高浮，听诊胎心正常有力但位置稍高，若为头先露胎头跨耻征阳性。

4. B 型超声检查 胎体大，测胎头双顶径>10cm，此时需进一步测量胎儿肩径及胸径，当肩径及胸径大于头径者，发生肩难产的几率增高。

三、对母儿的影响

1. 对母体的影响

①难产：头盆不称发生率明显增高，临产后迟迟不入盆，致第一产程延长。胎头下降缓慢，易致第二产程延长，易发生肩难产，发生率与胎儿体重成正比，肩难产处理不当可发生严重的软产道损伤甚至子宫破裂；产后因盆底组织过度伸长或裂伤，发生子宫脱垂、阴道前后壁膨出。亦可因滞产发生尿瘘、粪瘘。

②产后出血及感染：子宫过度膨胀，子宫收缩乏力、产程延长、易致产后出血及感染。

2. 对胎儿的影响 因胎儿大，常需手术助产，可引起颅内出血、锁骨骨折、臂丛神经损伤、新生儿窒息甚至死产。

[经典例题 1]

巨大儿经阴道分娩的常见并发症不包括

A. 产程延长　　　　　　　　　　　　B. 产后出血

C. 肩难产　　　　　　　　　　　　　D. 头盆不称

E. 羊水栓塞

[参考答案] 1. E

四、处理

1. 妊娠期　孕期发现胎儿巨大或有分娩巨大儿史者，应检查孕妇有无糖尿病，若为糖尿病应积极治疗；并于妊娠 36 周后，根据胎儿成熟度、胎盘功能及糖尿病控制情况，择期终止妊娠。

2. 分娩期

（1）剖宫产　估计非糖尿病孕妇胎儿体重 ≥4000g，或糖尿病孕妇胎儿体重 ≥4000g，即使骨盆正常，但为防止母儿产时损伤，应行剖宫产。

（2）阴道分娩　应严密观察产程，认真进行产时监护，填写产程图。做好处理肩难产的准备工作，必要时产钳助产。

3. 新生儿处理　预防新生儿低血糖，于生后 1~2 小时开始喂糖水，及早开奶。预防新生儿低血钙，应补充钙剂，多用 10% 葡萄糖酸钙 1ml/kg 加入葡萄糖液中静脉滴注。

> 敲黑板
>
> 巨大胎儿常作为妊娠合并糖尿病的并发症，整合起来进行考查。

第十一节　胎儿生长受限

课堂讲义

一、概念

1. 小于孕龄儿（SGA）　是指出生体重低于同胎龄应有体重第 10 百分位数以下或低于其平均体重 2 个标准差的新生儿。但并非所有的小于孕龄儿（SGA）均为病理性的，其中有一部分是因种族、产次或父母身高体重等因素造成的"健康小样儿"。SGA 分类：

①正常的 SGA　胎儿结构及多普勒血流评估均未发现异常。

②异常的 SGA　存在结构异常或者遗传性疾病的胎儿。

③胎儿生长受限（FGR）　指无法达到其应有生长潜力的 SGA。严重的 FGR 是指胎儿体重小于第 3 百分位，同时伴有多普勒血流的异常。

2. 低出生体重儿　是指足月胎儿出生体重 <2500g 的新生儿。

二、病因

胎儿生长受限的病因多而复杂，约 40% 的患者病因尚不明确。主要的危险因素有：

1. 孕妇因素　最常见，占 50%~60%

（1）营养因素　胎儿出生体重与母体血糖水平呈正相关。

（2）妊娠并发症与合并症　妊娠期高血压最常见，还包括多胎妊娠、过期妊娠等；妊娠合并症如心脏病、肾炎、贫血、抗磷脂抗体综合征等，均可使胎盘血流量减少。

（3）其他　孕妇年龄、身高体重、经济状况、子宫畸形、吸烟吸毒酗酒、宫内感染等。

2. 胎儿因素　胎儿内分泌和代谢因素，胎儿基因或染色体异常时也常伴有胎儿生长受限。

3. 胎盘因素　胎盘的各种病变导致子宫胎盘血流量减少、胎儿血供不足。

4. 脐带因素　脐带过长、脐带过细、脐带扭转、打结等。

[经典例题1]

导致胎儿生长受限最常见的病因是

A. 胎盘早剥　　　　　　　　　　　　　B. 臀先露

C. 前置胎盘　　　　　　　　　　　　　D. 重度子痫前期

E. 高龄初产

[参考答案] 1. D

三、临床表现

胎儿生长受限根据其发生时间、胎儿体重及病因，分为3类。

表 1-34　胎儿生长受限的分类

	内因性均称型	外因性不均称型	外因性均称型
别称	原发性	继发性	混合型
致病因素作用时间	在胎儿开始发育时，抑制生长因素即发生作用	胚胎早期发育正常，孕晚期受有害因素影响	在整个妊娠期间均受影响
常见病因	基因或染色体异常、病毒感染、接触放射性物质及其他有毒物质	子痫前期所致慢性胎盘功能不全	有母、儿双方因素
病理特点	体重、身长、头径相称，均小于该孕龄正常值。外表无营养不良表现，器官分化或成熟度与孕龄相符	新生儿外表呈营养不良或过熟儿状态，发育不均称，身长、头径与孕龄相符而体重偏低	新生儿身长、体重、头径均小于该孕龄正常值，外表有营养不良表现
器官发育	组织无异常	各器官细胞数量正常，但细胞体积缩小，以肝脏为著	各器官细胞数目减少，导致器官体积均缩小，肝脾严重受累
脑发育	脑细胞数量少，重量轻	脑细胞数量不少，但因胎儿宫内缺氧，导致脑神经受损	脑细胞数量明显减少
胎盘	胎盘小，但组织无异常	胎盘体积正常，但功能下降	胎盘小，外观正常
预后	胎儿无缺氧表现，预后不良	胎儿宫内缺氧，导致新生儿脑神经受损。但出生后发育正常，预后取决于干预的早晚。能早期去除致病因素，则预后良好	无宫内缺氧，但存在代谢不良

四、诊断

1. 病史　有引起 FGR 的高危因素。曾有出生缺陷儿、FGR、死胎等不良分娩史，有吸烟、吸毒及酗酒等不良嗜好，有孕期子宫增长较慢的病史。诊断 FGR 时确定胎龄必须准确。

2. 临床指标　测量宫高、腹围、体重，推测胎儿大小。

（1）宫高、腹围值　连续3周测量均在第10百分位数以下者为筛选 FGR 的指标。

（2）计算胎儿发育指数　胎儿发育指数=宫高(cm)-3×(月份+1)，指数在-3 和+3 之间为正常，小于-3 提示有 FGR 的可能。

（3）孕妇体重　孕晚期每周增加体重 0.5kg，若体重增长停滞或增长缓慢时可能为 FGR。

3. 辅助检查

（1）B 型超声测量：

①测头围与腹围比值：小于正常同孕周平均值的第10百分位数，有助于估算不均称型。

②测量胎儿双顶径：发现每周增长<2.0mm，或每3周增长<4.0mm，或每4周增长<6.0mm，或于妊娠晚期双顶径每周增长<1.7mm，均应考虑胎儿生长受限的可能。

③羊水量与胎盘成熟度：多出现羊水过少、胎盘老化的超声图像。

（2）彩色多普勒超声检查：妊娠晚期脐动脉 S/D 比值≤3 为正常值，升高考虑本病可能。

(3)抗心磷脂抗体(ACA)测定：研究表明，该抗体与 FGR 的发生有关。

五、处理

治疗越早，效果越好，早于孕 32 周前开始疗效佳，孕 36 周后疗效差。

(一)孕期治疗

1. 一般治疗　卧床休息，均衡膳食，吸氧、左侧卧位改善子宫胎盘血液循环。

2. 补充营养物质

3. 药物治疗　β-肾上腺素激动剂能舒张血管、松弛子宫，改善子宫胎盘血流，促进胎儿生长发育；硫酸镁能恢复胎盘正常的血流灌注；丹参能促进细胞代谢、改善微循环、降低毛细血管通透性，利于维持胎盘功能；低分子肝素、阿司匹林用于抗磷脂抗体综合征对 FGR 有效。

(二)继续妊娠指征

①宫内监护情况良好；②胎盘功能正常；③妊娠未足月，孕妇无合并症及并发症者。可以在密切监护下妊娠至足月，但不应超过预产期。

(三)终止妊娠指征

①治疗后 FGR 毫无改善，胎儿停止生长 3 周以上；②胎盘提前老化，伴有羊水过少等胎盘功能低下表现；③NST、胎儿生物物理评分及脐动脉 S/D 比值测定等，提示胎儿缺氧；④妊娠合并症、并发症病情加重，妊娠继续将危害母婴健康或生命者，均应尽快终止妊娠。

如孕周未达 34 周者，应促胎肺成熟后再终止妊娠。

(四)分娩方式选择

FGR 的胎儿对缺氧的耐受力差，胎儿胎盘贮备不足，难以耐受分娩过程中子宫收缩时的缺氧状态，应适当放宽剖宫产指征。

第十二节　死　胎

课堂讲义

一、定义

妊娠 20 周后的胎儿在子宫内死亡，称死胎。胎儿在分娩过程中死亡，称为死产，是死胎的一种。

二、常见病因

1. 胎盘及脐带因素　如前置胎盘、胎盘早剥、脐带脱垂。

2. 胎儿因素　如畸胎、多胎、胎儿宫内发育迟缓。

3. 孕妇因素　如妊娠期高血压疾病、过期妊娠、糖尿病、慢性肾炎、子宫破裂等。

三、诊断

1. 临床表现　自觉胎动停止；腹部检查：胎心消失、子宫停止增长。

2. B 型超声　胎心胎动消失是诊断死胎的可靠证据。胎儿死亡过久可见颅板塌陷、呈袋状变形。

四、处理

1. 原则　一经确诊，尽早引产。引产方法可根据患者情况选择：包括向羊膜腔内注入依沙吖啶引产；阴道放置米索前列醇；静脉滴入高浓度缩宫素等。

2. 预防并发症　胎儿死亡 4 周以上未娩出，即可引起母体凝血功能障碍、DIC 及分娩时严重出血。应检查凝血功能、备新鲜血，注意预防产后出血和感染。

第十三节　胎膜早破

课堂讲义

在临产前胎膜破裂，称为胎膜早破。如发生在妊娠满 37 周后，称足月胎膜早破；而发生在孕 37 周前的胎膜破裂，称为未足月胎膜早破。胎膜早破时孕周越小，围生儿预后越差，常引起早产、脐带脱垂及母儿感染。

一、病因

导致胎膜早破是多因素相互作用的结果。

1. 生殖道病原微生物上行感染　上行感染引起胎膜炎，使局部胎膜抗张能力下降，而致胎膜早破。

2. 羊膜腔压力增高　见于双胎妊娠、羊水过多、巨大胎儿，增加的压力作用于胎膜而致早破。

3. 胎膜受力不均　胎位异常、头盆不称等可使胎儿先露部不能与骨盆入口衔接，致使前羊水囊受力不均，引起胎膜早破。

4. 宫颈内口松弛　宫颈内口松弛，前羊水囊易于楔入，该处羊水囊易于破裂。

5. 营养素缺乏　VitC、锌、铜等的缺乏，使胎膜韧性下降，易引起胎膜早破。

[经典例题 1]

导致胎膜早破的因素错误的是

A. 生殖道病原微生物上行性感染　　　B. 双胎妊娠

C. 头盆不称　　　D. 高龄初产

E. 宫颈内口松弛

[参考答案] 1. D

二、诊断

(一)临床表现

1. 典型症状　孕妇突感较多温热液体从阴道流出，可混有胎脂及胎粪；以后是少量、间断、咳嗽或加腹压时出现流水，无腹痛等其他产兆。

注意：患者在流液后，常很快出现宫缩及宫口扩张，即很快将临产。

2. 肛诊　将胎先露部上推，见阴道流液量增加。

3. 并发羊膜腔感染时　阴道流出液有臭味，并伴母儿心率增快，子宫压痛等急性感染表现。隐匿性羊膜腔感染时，虽无明显发热，但常出现母儿心率增快。

(二)辅助检查

1. 阴道窥器检查　见液体自宫口流出或阴道后穹隆有较多混有胎脂和胎粪的液体。

2. 阴道酸碱度检查　正常阴道 pH 为 4.5～5.5，羊水 pH 为 7.0～7.5。若阴道液 pH≥6.5 提示胎膜早破，准确率 90%。

3. 阴道液涂片检查　阴道液置于载玻片上，干燥后镜检可见羊齿植物叶状结晶为羊水，准确率 95%；罗丹蓝染色镜下见橘黄色胎儿上皮细胞；苏丹Ⅲ染色见黄色脂肪小粒，均可确定为羊水。

4. 羊膜镜检查　可直视胎先露部，看不到前羊膜囊即可诊断胎膜早破。

5. 羊膜腔感染检测　①羊水细菌培养；②羊水涂片革兰染色检查细菌；③羊水 IL-6≥7.9ng/ml、血 C 反应蛋白>8mg/L、降钙素原轻度升高：≥0.5～2ng/ml；明显升高：≥10ng/ml，轻度升高即表示感染存在。

6. 胰岛素样生长因子结合蛋白-1(IGFBP-1)　用羊水中 IGFBP-1 检测试纸，特异性强。

7. 胎儿纤连蛋白(fFN)测定宫颈及阴道分泌物内含量>0.05mg/L 时，提示易发生胎膜早破——预测早破、预测早产。

(三)绒毛膜羊膜炎的诊断

出现下述任何一项表现应考虑有绒毛膜羊膜炎:

1. 母体心动过速≥100 次/分。

2. 胎儿心动过速≥160 次/分。

3. 母体发热≥38℃。

4. 子宫激惹、羊水恶臭。

5. 母体白细胞计数≥15×10^9/L、中性粒细胞≥90%。

三、对母儿影响

1. 对母体影响　①突然破膜时，羊水流出，子宫突然缩小，有时可引起胎盘早剥;②阴道内的病原微生物易上行感染;③羊膜腔感染易发生产后出血。

2. 对胎儿影响　①常诱发早产，早产儿易发生呼吸窘迫综合征;②胎儿出生后易发生新生儿肺炎，严重者可导致败血症;③脐带受压、脐带脱垂可致胎儿窘迫;④破膜潜伏期长于 4 周，羊水过少程度重，出现胎儿铲形手、弓形腿、扁平鼻。

四、治疗

处理原则:①妊娠<24 周的孕妇应终止妊娠;②妊娠 24～33^{+6}周的胎膜早破孕妇，若无母胎禁忌证，可给予促胎肺成熟治疗，期待至 34 周以后;③妊娠>34 周的孕妇，继续期待增加母儿感染的风险，应考虑终止妊娠。

1. 足月胎膜早破的处理　足月胎膜早破常是即将临产的征兆，如检查宫颈已成熟，可以进行观察，一般在破膜后 12 小时内自然临产。若 12 小时内未临产，可予以药物引产。

2. 未足月胎膜早破的处理

(1)期待疗法:适用于妊娠 24～33^{+6}周胎膜早破，不伴感染，羊水池深度≥3cm。

1)一般处理:绝对卧床，保持外阴清洁，避免不必要的肛门及阴道检查，密切观察产妇体温、心率、宫缩、阴道流液性状和血白细胞计数。

2)预防感染:破膜超过 12 小时，应给予抗生素预防感染。

3)抑制宫缩:可应用 β-肾上腺素能受体激动剂、硫酸镁、阿托西班、钙通道阻滞剂、前列腺素合成酶抑制剂等。

4)促胎肺成熟:妊娠<34 周，1 周内有可能分娩的孕妇，应使用糖皮质激素促胎儿肺成熟。

(2)终止妊娠

1)经阴道分娩:适用于妊娠 35 周后，胎肺成熟，宫颈成熟，无禁忌证可引产。

2)剖宫产:适用于胎头高浮，胎位异常，宫颈不成熟，胎肺成熟，明显羊膜腔感染，伴有胎儿窘迫。抗感染同时行剖宫产术终止妊娠，并做好新生儿复苏工作。

敲黑板

足月胎膜早破——是临产的征兆——入院待产

◇观察 12～24h，80% 可自然临产;

◇若破膜 12h 仍未临产，无头盆不称，则引产。

足月前胎膜早破——可诱发早产——促胎肺成熟

◇期待疗法(24～33^{+6}周，不伴感染)

◇终止妊娠(34 周以上)

第十四节　胎儿窘迫

课堂讲义

胎儿窘迫是指胎儿在子宫内因急性或慢性缺氧危及其健康和生命的综合症状。

一、病因

1. 胎儿急性缺氧　常发生在分娩期，系母胎间血氧运输障碍或脐带血循环障碍所致。

①胎盘异常：前置胎盘、胎盘早剥；

②脐带异常：脐带脱垂、脐带绕颈、脐带真结；

③缩宫素使用不当：造成过强宫缩、不协调宫缩，影响子宫血供，导致胎儿急性窘迫；

④孕妇异常：孕妇休克、应用麻醉药及镇静剂过量抑制呼吸。

2. 胎儿慢性缺氧　常发生在妊娠晚期，随孕周增加逐渐加重。

①母体血液含氧量不足：如心力衰竭、重度贫血、哮喘等；

②子宫胎盘血液灌注不足：如重度子痫前期、过期妊娠等；

③胎儿严重的心血管疾病、呼吸系统疾病、胎儿畸形、母儿血型不合、宫内感染等。

二、临床表现及诊断

表 1-35　急、慢胎儿窘迫的临床表现和诊断

		急性胎儿窘迫	慢性胎儿窘迫
诊断	病因	子宫胎盘血循环或脐带血循环突然中断	母、儿、胎盘(妊娠期高血压疾病、过期妊娠)
	胎儿电子监测	①特点：先快→后慢 ②频繁变异减速和晚期减速 ③若胎心率<100、基线变异≤5次可随时胎死宫内	①NST无反应型(Ⅲ类) ②OCT阳性(Ⅲ类) ③胎心率异常(<110次/分或>160次/分) ④基线变异≤5次
	胎动	特点：频繁→减少→消失	<6次/2h
	特有诊断技术	胎儿头皮血： pH<7.20 $PO_2<10mmHg$ $PCO_2>60mmHg$	◆脐动脉多普勒超声：S/D>3 ◆胎儿生物物理评分(Manning评分)4~6分→提示胎儿有急或慢性缺氧 2~4分→为胎儿有急性缺氧伴慢性缺氧 0分→为急慢性缺氧

[经典例题1]

初孕妇，25岁。妊娠37周，诊断：子痫前期重度。积极控制24h后，计划终止妊娠，以下胎儿宫内状况的监测，提示胎儿宫内窘迫的是

A. OCT早期减速　　　　　　　B. 胎动9次/2h

C. 胎心112次/分，变异6次/分　D. 脐动脉多普勒超声S/D值=4

E. Manning评分7分

[参考答案] 1. D

敲黑板

羊水污染与胎儿窘迫的关系
胎儿窘迫——可导致——羊水污染
羊水污染——不一定——胎儿窘迫。但当胎儿宫内缺氧时，可引起胎粪吸入综合征，导致胎儿不良结局。

三、处理

（一）急性胎儿窘迫

应采取果断措施，改善胎儿缺氧状态。

1. 一般处理　左侧卧位，给氧，纠正脱水、酸中毒及电解质紊乱。

2. 病因治疗　但病因往往很难改善。

3. 尽快终止妊娠

（1）宫口未开全，应立即行剖宫产，指征有：

①胎心基线变异消失伴胎心基线<110bpm，或伴频繁晚期减速，或伴重度变异减速；②正弦波；③胎儿头皮血 pH<7.20。

（2）宫口开全：

①骨盆各径线正常，胎头双顶径已达坐骨棘平面以下——应尽快经阴道助娩；

②胎头双顶径未达坐骨棘水平——应尽快剖宫产终止妊娠。

以上均需做好新生儿窒息抢救准备。胎粪污染者需在胎头娩出后立即清理呼吸道。

（二）慢性胎儿窘迫　应针对病因，视孕周、胎儿成熟度及胎儿窘迫程度决定处理。

1. 一般处理　左侧卧位，吸氧，积极治疗妊娠合并症及并发症，加强胎儿监护。

2. 期待疗法　孕周小，胎儿娩出后存活可能性小，尽量保守治疗以期延长胎龄，同时促胎儿成熟，等待胎儿成熟后终止妊娠。

3. 终止妊娠　妊娠近足月，胎动减少，OCT出现频繁的晚期减速或重度变异减速，胎儿生物物理评分<4分者，均应以剖宫产终止妊娠为宜。

敲黑板

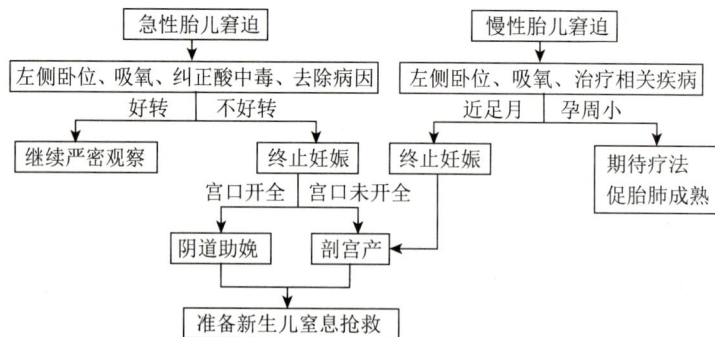

图1-42　胎儿窘迫的处理

胎儿窘迫的产科处理：

▶急性胎儿窘迫——立即终止妊娠——怎么快，怎么来！

宫口已开全，胎头已下来(S+3/4)→产钳助产；

宫口未开全，胎头没下来(S+1以上)→剖。

▶慢性胎儿窘迫——经治疗无法改善——剖宫产终止妊娠。

[经典例题 2]

26 岁，G_1P_0，孕 41 周，宫口开大 4～5cm 时，胎心 110 次/分，胎心监测示"晚期减速"，胎儿头皮血 pH 值 7.16，最恰当的处理为

A. 产妇左侧卧位，观察产程，等待自然分娩

B. 面罩吸氧提高胎儿血氧供能

C. 静推葡萄糖+维生素 C+可拉明，加强胎儿对缺氧的耐受力

D. 立即剖宫产

E. 待宫口开全，阴道助产缩短第二产程

[参考答案] 2. D

第九章　妊娠合并症

第一节　妊娠合并心脏病

课堂讲义

　　妊娠合并心脏病是围生期严重的妊娠合并症。妊娠、分娩及产褥期心脏的血流动力学改变，均可加重心脏疾病病人的心脏负担而诱发心力衰竭，在我国孕产妇死因顺位中高居第二位，为非直接产科死亡原因的首位。

一、妊娠、分娩对心脏的影响
心衰风险增加、剖宫产机会多。

二、心脏病对妊娠、胎儿的影响
1. 对妊娠的影响

表 1-36　心脏病对妊娠的影响

可以妊娠		不能妊娠	
左向右	房间隔缺损：缺损面积<1cm²	右向左	艾森曼格综合征
	室间隔缺损：缺损面积<1.25cm²		法洛四联症
	动脉导管未闭：无并发症		无分流型先天性心脏病
		各种危急重症	严重瓣膜病
			肺动脉高压
			围产期心肌病
			风湿热活动期
			严重心律失常
			心肌炎

2. 对胎儿的影响

(1)流产、早产、死胎、胎儿生长受限、胎儿窘迫及新生儿窒息的发生率均明显增高。

(2)某些治疗心脏病的药物对胎儿存在潜在的毒性反应。

(3)胎儿患先心病及其他畸形的机会增加，如室间隔缺损、肥厚型心肌病、马方综合征等均有较高的遗传性。

三、临床表现与诊断
(一)临床表现　有以下几项时应诊断：

①妊娠前有心脏病的病史及风湿热的病史；

②出现心功能异常的有关症状，如劳力性呼吸困难、经常性夜间端坐呼吸、咯血、经常性胸闷胸

痛等；

③紫绀、杵状指，持续颈静脉怒张；

④心脏听诊有舒张期杂音或粗糙的全收缩期杂音；

⑤心电图有严重的心律失常，如心房颤动、心房扑动、三度房室传导阻滞、ST 段及 T 波异常改变等；

⑥X 线胸片或二维超声心动图检查显示显著的心界扩大及心脏结构异常。

(二)心功能分级：

Ⅰ级：一般体力活动不受限制。

Ⅱ级：一般体力活动稍受限制，活动后心悸、轻度气短，休息时无症状。

Ⅲ级：一般体力活动明显受限制，休息时无不适，轻微日常工作即感不适、心悸、呼吸困难，或既往有心力衰竭史者。

Ⅳ级：一般体力活动严重受限制，不能进行任何体力活动，休息时有心悸、呼吸困难等心力衰竭表现。

心功能分级应动态进行，每月一次。它与决定可否妊娠、分娩时机、分娩方式及判断预后有关系。

(三)能否妊娠的判断

1. 可以妊娠　心脏病变较轻，心功能Ⅰ～Ⅱ级，既往无心衰史，也无其他并发症。

2. 不宜妊娠心功能Ⅲ级或Ⅲ级以上、既往有心衰史、有并发症，如：肺动脉高压、发绀型先心病、严重心律失常、风湿热活动期、心脏病并发细菌性心内膜炎、急性心肌炎等，孕期极易发生心衰，不宜妊娠。年龄>35 岁者，心脏病病程较长者，发生心力衰竭的可能性也极大，不宜妊娠。若已妊娠，应在妊娠早期行治疗性人工流产。

敲黑板

心脏病妇女能否妊娠主要取决于——心功能分级。

四、常见并发症

1. 心力衰竭　最容易发生在 32～34 周、分娩期及产褥早期。早期心力衰竭诊断要点：①轻微活动后即出现胸闷、心悸、气短；②休息时心率超过 110 次/分，呼吸超过 20 次/分；③夜间常因胸闷而坐起呼吸，或到窗口呼吸新鲜空气；④肺底部出现少量持续性湿啰音，咳嗽后不消失。

2. 亚急性感染性心内膜炎　若不及时控制，可诱发心力衰竭。

3. 静脉栓塞和肺栓塞　妊娠时血液呈高凝状态。心脏病伴静脉压增高及静脉淤滞，有时可发生深部静脉栓塞，栓子脱落可诱发肺栓塞，是孕产妇重要死因。

4. 缺氧与发绀。

五、处理

心脏病孕产妇的主要死亡原因是心力衰竭和严重感染。

(一)妊娠期

1. 妊娠期凡不宜妊娠的心脏病孕妇，应在孕 12 周前行人工流产。妊娠超过 12 周时，应密切监护，积极防治心力衰竭。

2. 防治心力衰竭

(1)定期产前检查，及早发现心衰的早期征象——在妊娠 20 周以前，应每 2 周行产前检查 1 次。20 周后，尤其是 32 周以后，发生心衰的机会增加，产前检查应每周 1 次。发现早期心衰征象应住院治疗。

(2)保证有充分的休息——每天至少保证 10 小时睡眠，应避免过劳及情绪激动。

(3)限制体重过度增长——整个孕期体重增加不宜超过 12kg，以免加重心脏负担。每天食盐量不超过 4～5g。

(4)积极预防和及早纠正各种妨碍心功能的因素——如贫血、维生素B族缺乏、心律失常、妊娠期高血压疾病等。预防各种感染，尤其是上呼吸道感染。

(5)不主张预防性应用洋地黄——对有早期心衰表现的孕妇，常选用作用和排泄较快的地高辛，不要求达到饱和量，以备病情加重时能有加大剂量的余地。不主张长期应用维持剂量，病情好转后停药。

3. 急性心力衰竭的紧急处理　妊娠晚期心衰的患者，原则是待心衰控制后再行产科处理，应放宽剖宫产指征。

> **敲黑板**
>
> 妊娠期妇女心衰处理原则——先控制心衰，再终止妊娠(剖宫产)。

(二)分娩期

应于妊娠晚期提前选好适宜的分娩方式。

1. 阴道分娩　心功能Ⅰ～Ⅱ级，胎儿不大，胎位正常，宫颈条件良好者，可考虑在严密监护下经阴道分娩。

(1)第一产程：适当应用地西泮、哌替啶等镇静剂。有心力衰竭征象，取半卧位，吸氧，去乙酰毛花苷缓慢静脉注射，必要时4～6小时重复给药一次。产程开始后即应给予抗生素预防感染。

(2)第二产程：嘱产妇避免用力屏气加腹压；行会阴侧切术、胎头吸引术或产钳助产术，尽可能缩短第二产程。

(3)第三产程：胎儿娩出后，产妇腹部放置沙袋，以防腹压骤降而诱发心力衰竭。静脉注射或肌内注射缩宫素10～20U以防产后出血，禁用麦角新碱。

2. 剖宫产　对有产科指征及心功能Ⅲ～Ⅳ级者，均应择期剖宫产。主张对心脏病产妇放宽剖宫产术指征。麻醉剂中不应加用肾上腺素，麻醉平面不宜过高。术中、术后应严格限制输液量。不宜再妊娠者，可同时行输卵管结扎术。

(三)产褥期

产后3日内，尤其24h内仍是发生心衰的危险时期，产妇须充分休息并密切监护。心功能在Ⅲ级以上者，不宜哺乳。不宜再妊娠者，可在产后1周行绝育术。

> **敲黑板**
>
> 心脏病孕妇分娩方式的选择：心功能Ⅰ～Ⅱ级→阴道分娩；心功能Ⅲ～Ⅳ级者→剖宫产。

[经典例题1]

26岁风湿性心脏病患者，现妊娠45天出现心力衰竭，其处理原则应是

A. 立即行负压吸宫术终止妊娠

B. 控制心力衰竭后继续妊娠

C. 边控制心力衰竭边终止妊娠

D. 控制心力衰竭后行负压吸宫术

E. 控制心力衰竭后行钳刮术

[参考答案] 1. D

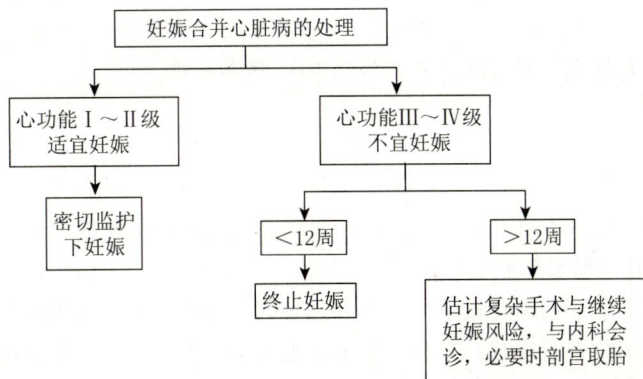

图 1-43　妊娠合并心脏病的处理

第二节　妊娠合并急性病毒性肝炎

课堂讲义

病毒性肝炎是由多种肝炎病毒引起，分为甲型、乙型、丙型、丁型、戊型、庚型及输血传播型肝炎 7 个类型，以乙型肝炎最常见。病毒性肝炎是孕妇肝病和黄疸的最常见原因。

一、妊娠期肝脏的生理变化

妊娠期雌激素与孕激素水平升高，部分孕妇出现"肝掌"、"蜘蛛痣"。多种凝血因子合成明显增加，纤维蛋白原增加 50%。孕晚期约半数孕妇血清总蛋白、白蛋白降低，球蛋白略增加，白/球蛋白比值下降。少数孕妇血清丙氨酸转氨酶和门冬氨酸转氨酶在妊娠晚期略升高，碱性磷酸酶升高。

二、妊娠对病毒性肝炎的影响

妊娠使肝脏抗病能力降低及肝脏负担增加，可使病毒性肝炎病情加重，重症肝炎及肝昏迷发生率较非妊娠期高数十倍。另，妊娠并发症引起的肝损害，极易与急性病毒性肝炎混淆。

三、病毒性肝炎对母儿的影响

1. 对母体的影响　妊娠早期可使早孕反应加重。妊娠晚期易患妊娠期高血压疾病。分娩时，因肝功能受损、凝血因子合成功能减退，产后出血率增高。若为重症肝炎，常并发 DIC，出现全身出血倾向，直接威胁母婴生命。与非妊娠相比，妊娠合并肝炎易发展为重型肝炎，妊娠合并重型肝炎病死率高达 80%。

2. 对胎儿的影响　妊娠早期患病毒性肝炎，胎儿畸形发病率约高 2 倍。流产、早产、死胎、死产和新生儿死亡率明显增高。围生期感染的婴儿转为慢性病毒携带状态，以后容易发展为肝硬化或原发性肝炎。

3. 母婴垂直传播　甲型肝炎病毒不能通过胎盘传给胎儿。乙型、丙型、丁型肝炎病毒母婴传播是传播的主要途径。其方式有：

(1)宫内传播：可能由于胎盘屏障受损或通透性增强引起母血渗漏造成。

(2)产时传播：是母婴传播的主要途径，占 40%～60%。胎儿通过软产道时传播。

(3)产后传播：与接触母乳及母亲唾液有关。

[经典例题1]

重症肝炎产妇产后出血的常见原因是

A. 胎盘残留

B. 凝血功能障碍

C. 子宫收缩乏力

D. 胎盘粘连

E. 软产道裂伤

[参考答案] 1. B

四、临床表现及诊断

妊娠期病毒性肝炎诊断比非孕期困难，尤其在妊娠晚期，因可伴有其他因素引起的肝功能异常，不能仅凭血清氨基转移酶升高作出肝炎诊断。

1. 病史　有与病毒性肝炎患者密切接触史，半年内曾接受输血、注射血制品史。

2. 临床症状　常出现消化系统症状，如食欲减退、恶心、呕吐、腹胀、肝区痛等，不能用妊娠反应或其他原因加以解释；继而出现乏力、畏寒、发热，部分患者有皮肤巩膜黄染、尿色深黄；可触及肝肿大，肝区有叩击痛。妊娠晚期受增大子宫影响肝脏极少被触及，如能触及应想到异常。

3. 辅助检查　血清 ALT 增高；病原学检查阳性(如：乙肝大三阳)；血清总胆红素升高，尿胆红素阳性。

4. 急性重症肝炎临床表现

(1)肝炎症状明显加重：出现食欲极度减退等症状。

(2)黄疸迅速加深：出现肝臭气味，肝脏进行性缩小。

(3)肝功能明显异常：酶胆分离，白/球蛋白倒置，血清总胆红素值>171μmol/L。

(4)DIC：是妊娠期重症肝炎的主要死因。

五、鉴别诊断

应该与妊娠剧吐、妊娠期高血压疾病等引起的肝损害、妊娠期肝内胆汁淤积症(ICP)、妊娠急性脂肪肝、妊娠期药物性肝损害相鉴别。

六、处理

(一)妊娠前咨询

1. 育龄期　乙型肝炎疫苗接种。

2. 感染 HBV 者　应在妊娠前做相关检查，最佳妊娠时机是肝功能正常、血清 HBV DNA 低水平、肝脏B 超无特殊改变。

3. 抗病毒治疗干扰素停药半年后方可考虑妊娠。口服抗病毒药需长期治疗，最好采用替比夫定、替诺福韦，可在妊娠期使用。

(二)妊娠期处理

1. 非重型肝炎

(1)一般治疗　护肝、对症、支持疗法。

(2)产科处理患者经治疗病情好转，可继续妊娠。治疗效果不好、肝功能和凝血功能指标继续恶化，应考虑终止妊娠。

2. 重型肝炎

(1)病情的控制　包括护肝治疗；支持治疗；对症治疗；防治并发症；防治感染。

(2)产科处理　①早期识别、及时转送；②适时终止妊娠：凝血功能、白蛋白、胆红素、转氨酶等重要指标改善并稳定 24 小时，应行剖宫产终止妊娠。③若发生产后大出血可同时行子宫次全切除。

(三)产褥期　不宜哺乳者应及早回奶，回奶不能用雌激素制剂。

[经典例题2]

处理重症肝炎，哪项是不恰当的

A．分娩方式以剖宫产为宜　　　　　B．准备新鲜血浆

C．一经诊断立即终止妊娠　　　　　D．预防感染

E．限制蛋白质入量

[参考答案] 2. C

敲黑板

易错点：重症肝炎处理——先控制病情，稳定 24h 后——再剖宫产。

七、预防 HBV 母婴垂直传播

(一)宫内传播阻断(孕期阻断)　积极抗病毒治疗。

(二)新生儿传播阻断　联合免疫(乙肝疫苗主动免疫+乙肝病毒免疫球蛋白被动免疫)。

第三节　妊娠合并糖尿病

课堂讲义

一、类型

1. 糖尿病合并妊娠　在原有糖尿病的基础上合并妊娠或妊娠前为糖耐量受损，妊娠后发展为糖尿病。病情较重，多需要胰岛素控制病情。

2. 妊娠期糖尿病　妊娠期首次发现或发生的糖代谢异常，一般病情较轻。

二、妊娠期糖代谢的特点

1. 胎儿葡萄糖的供应　胎儿通过胎盘从母体获取葡萄糖是胎儿能量的主要来源。胰岛素及胰高血糖素不能通过胎盘，胎儿葡萄糖的利用取决于胎儿自身产生的胰岛素水平。

2. 妊娠早中期孕妇血浆葡萄糖随妊娠进展而降低，因此孕妇长时间空腹易发生低血糖及酮症酸中毒。孕妇空腹血糖约降低10%，系因：①胎儿从母体摄取葡萄糖增加；②孕期肾血流量及肾小球滤过率均增加，但肾小管对糖的再吸收率不能相应增加，导致部分孕妇排糖量增加；③雌激素和孕激素增加母体对葡萄糖的利用。

3. 妊娠中晚期　妊娠期孕妇体内胎盘生乳素、雌激素等抗胰岛素物质增多，形成胰岛素抵抗；妊娠期血容量增加，血液稀释，造成胰岛素相对不足。为了维持正常糖代谢水平，胰岛素分泌量就必须相应增加。对于胰岛素分泌受限的孕妇，妊娠期不能维持这一生理代偿变化而导致胰岛素相对缺乏，血糖升高，使原有糖尿病加重或出现妊娠期糖尿病。

三、糖尿病对妊娠的影响

1. 对孕妇的影响　自然流产率增加、妊娠期高血压疾病的发病率增加、感染、羊水过多、手术产率增加、易发生糖尿病酮症酸中毒。

2. 对胎儿的影响　巨大胎儿发生率增高、流产和早产、胎儿畸形。

3. 对新生儿的影响　容易发生胎儿生长受限、新生儿呼吸窘迫综合征、新生儿低血糖、低血钙、低血钾。

敲黑板

妊娠期高血压孕妇的胎儿——"穷人家的孩子早当家"——长得小，但成熟早。

糖尿病孕妇的胎儿——"富二代"——长得大，但成熟晚。

四、临床表现及诊断

1. 病史　有糖尿病高危因素(糖尿病家族史、年龄>30岁、肥胖、巨大儿分娩史、无原因反复流产、死胎、死产、足月新生儿呼吸窘迫综合征分娩史、胎儿畸形史等)。

2. 临床表现　妊娠期有三多症状(多饮、多食、多尿)，或外阴阴道假丝酵母菌感染反复发作，孕妇体重>90kg，本次妊娠并发羊水过多或巨大胎儿者，应警惕合并糖尿病的可能。

3. 糖尿病合并妊娠的诊断

(1)妊娠前已确诊为糖尿病患者。

(2)妊娠前未进行过血糖检查，但有糖尿病高危因素(肥胖、一级亲属患2型糖尿病、有GDM史或大于胎龄儿分娩史、患多囊卵巢综合征及妊娠早期空腹尿糖反复阳性)，当出现下列情况中任何一项，应诊断为糖尿病合并妊娠：

①空腹血糖≥7.0mmol/L(126mg/dl)；

②糖化血红蛋白(GHbA1c)≥6.5%；

③伴有典型的高血糖或高血糖危象症状，同时任意血糖≥11.1mmol/L；

④如果没有明确的高血糖症状，任意血糖≥11.1mmol/L，次日复测①或②阳性。

(3)不建议孕早期常规葡萄糖耐量试验(OGTT)检查。

4. 妊娠期糖尿病(GDM)的诊断

(1)妊娠24~28周常规检测空腹血糖：

空腹血糖≥5.1mmol/L者，可以直接诊断GDM；

空腹血糖4.4~5.1mmol/L者，应尽早行OGTT检查；

空腹血糖≤4.4mmol/L者，可暂不行OGTT检查。

(2)葡萄糖耐量试验(OGTT)诊断GDM标准：空腹、服糖后1h、服糖后2h的血糖正常值分别为≤5.1mmol/L、≤10.0mmol/L、≤8.5mmol/L。任何一点血糖值达到或超过上述标准即诊断为GDM。

(3)具有GDM高危因素的孕妇，首次OGTT正常者，在妊娠晚期可重复OGTT。

(4)妊娠28周后首次孕检者，建议初诊查空腹血糖或75g OGTT。

5. 妊娠合并糖尿病分期

A级：妊娠期诊断的糖尿病。

A1级：经控制饮食，空腹血糖<5.3mmol/L，餐后2小时血糖<6.7mmol/L。

A2级：经控制饮食，空腹血糖≥5.3mmol/L，餐后2小时血糖≥6.7mmol/L。

B级：显性糖尿病，20岁以后发病，病程<10年。

C级：发病年龄10~19岁，或病程达10~19年。

D级：10岁前发病，或病程≥20年，或合并单纯性视网膜病。

F级：糖尿病性肾病。

R级：眼底有增生性视网膜病变或玻璃体积血。

H级：冠状动脉粥样硬化性心脏病。

T级：有肾移植史。

[经典例题1]

38岁，初次妊娠，过度肥胖，24周查空腹血糖：4.5mmol/L，病人需要进行

A. 尿糖检测　　　　　　　　　　　　B. 空腹血糖

C. OGTT　　　　　　　　　　　　　D. 尿酮体

E. 1 个月后可重复进行糖筛查

[参考答案] 1. C

五、处理

1. 糖尿病患者可否妊娠的指标

(1) 未经治疗的 D、F、R 级糖尿病不宜妊娠。

(2) 器质性病变较轻、血糖控制良好者，在确保受孕前、妊娠期及分娩期血糖在正常范围内可妊娠。

2. 孕妇血糖监控

(1) 妊娠期血糖控制满意标准：孕妇无明显饥饿感；空腹和餐前 30 分钟血糖在 3.3～5.3mmol/L；餐后 2 小时以及夜间血糖在 4.4～6.7mmol/L。

(2) 医学营养治疗（饮食治疗）：理想的饮食控制既能提供妊娠期间热量和营养需要，保证胎儿正常生长发育，又能避免餐后高血糖或饥饿性酮症出现。糖尿病孕妇妊娠早期（前 3 个月）热量需要同孕前。妊娠中期及晚期每日增加热量 200kcal。

(3) 药物治疗：饮食控制不能达标的患者首选应用胰岛素控制血糖，因为口服降糖药的安全性未得到足够证实。胰岛素的用量：①妊娠前应用胰岛素控制血糖的患者，妊娠早期需要根据血糖监测情况调整胰岛素用量；②妊娠中、晚期的胰岛素需要量常有不同程度增加，妊娠 32～36 周达最高峰，妊娠 36 周后胰岛素用量稍下降。

3. 妊娠期糖尿病酮症酸中毒的处理　应用小剂量胰岛素 0.1U/(kg·h) 加入生理盐水中静脉滴注。每 1～2 小时监测血糖 1 次。血糖≤13.9mmol/L 后，将胰岛素加入 5% 葡萄糖氯化钠注射液中静脉滴注，酮体转阴后可改为皮下注射。

4. 终止妊娠

(1) 分娩时机选择：①孕期正常、非胰岛素治疗的 GDM 孕妇，到预产期立刻终止妊娠。②妊娠前糖尿病及血糖控制良好的胰岛素治疗 GDM 者，妊娠 38～39 周终止妊娠；血糖控制不满意者及时收入院。③有母儿合并症者，严密监护下，促胎儿肺成熟后，适时终止妊娠。

(2) 分娩方式：

剖宫产：糖尿病本身不是剖宫产的指征，但有下列情况应行剖宫产：①糖尿病伴微血管病变、巨大胎儿、胎盘功能不良、胎位异常、其他产科指征者应行剖宫产；②妊娠期血糖控制不好，胎儿偏大或者既往有死胎、死产史者，应适当放宽剖宫产手术指征。

阴道分娩：无上述指征者，应阴道试产。

(3) 分娩过程中、剖宫产术中的胰岛素控制

停止皮下注射胰岛素，换为静脉输注胰岛素生理盐水，根据测得的血糖值调整静脉输液速度。

5. 产后处理　胎盘娩出后，体内抗胰岛素物质迅速减少，大部分妊娠期糖尿病患者在分娩后即不再需要胰岛素，仍需胰岛素治疗的患者，其用量应减少至分娩前的 1/3～1/2。在产后 1～2 周胰岛素用量逐渐恢复至孕前水平。

6. 新生儿处理　无论出生时状况如何，均应视为高危新生儿，尤其要给予监护，注意保暖和吸氧，重点防止新生儿低血糖，早喂糖水、早开奶。

第十章　遗传咨询、产前筛查、产前诊断

课堂讲义

出生缺陷是指出生前已经存在(在出生前或生后数年内可以发现)的结构或功能异常。出生缺陷的预防可分3级：

一级预防——防止出生缺陷的发生——遗传咨询；

二级预防——防止出生缺陷儿的出生——产前筛查、产前诊断；

三级预防——适当治疗，防止致残——见儿科(苯丙酮尿症、先天性甲减)。

一、遗传咨询

(一)遗传咨询的目的

及时确定遗传性疾病患者和携带者，并对其生育患病后代的发生风险进行预测，商讨应采取的预防措施，从而减少遗传病儿的出生，降低遗传性疾病的发生率。

(二)遗传咨询的对象

1. 夫妇双方或家系成员患有某些遗传病或先天畸形者，或曾生育过遗传病患儿的夫妇。

2. 不明原因智力低下或先天畸形儿的父母。

3. 不明原因的反复流产或有死胎、死产等情况的夫妇。

4. 孕期接触不良环境因素以及患有某些慢性病的孕妇。

5. 常规检查或常见遗传病筛查发现异常者。

6. 其他需要咨询者，婚后多年不育的夫妇及35岁以上的高龄孕妇。

(三)遗传咨询的程序

1. 明确诊断　首先应通过其家系调查、家谱分析、临床表现和实验室检查等方法，明确是否是遗传性疾病。若咨询者为近亲结婚，对其遗传性疾病的影响应作出正确估计。

2. 确定遗传方式　预测子代再发风险率，可以根据遗传性疾病类型和遗传方式作出估计。

3. 近亲结婚对遗传性疾病的影响　近亲结婚所生的子女中常染色体隐性遗传病发生率将会明显升高。

4. 提出医学建议　必须确信咨询者充分理解提出的各种选择。面临较高风险时，通常有如下选择：

(1)不能结婚。

(2)暂缓结婚。

(3)可以结婚，但禁止生育。

(4)可以结婚，但限制生育。

[经典例题1]

以下不是遗传咨询目的的是

A. 及时确定遗传性疾病患者　　　　　　　B. 减少遗传病儿出生

C. 控制人口数量　　　　　　　　　　　　D. 降低遗传性疾病发生率

E. 及时确定遗传性疾病携带者

[参考答案] 1. C

二、产前筛查常用方法

产前筛查的方法经济、简便、无创、安全。先对高危孕妇进行初步筛查，筛查出的高风险人群，再通过各种产前诊断方法进行确诊，这样可达到事半功倍效果。

1. 胎儿非整倍体染色体异常的产前筛查

胎儿非整倍体染色体异常产前筛查的重点是 21 三体综合征(唐氏综合征)。包括孕早期筛查、孕中期筛查。

注意：筛查结果只是一个风险值，并不能确诊。高风险值的孕妇需进行产前诊断以确诊。

2. 胎儿结构畸形筛查

在妊娠 18~24 周，可通过 B 型超声对胎儿各器官进行系统筛查。

三、产前诊断适应证、方法

产前诊断又称宫内诊断或出生前诊断，是指在胎儿出生之前应用各种先进的检测手段，了解胎儿在宫内发育情况，对先天性或遗传性疾病作出诊断，为胎儿宫内治疗及流产提供选择依据。

(一)产前诊断适应证

1. 羊水过多或过少。

2. 胎儿发育异常或者胎儿有可疑畸形。

3. 孕早期时接触过可能导致胎儿先天缺陷的物质。

4. 夫妇一方患有先天性疾病或遗传性疾病，或有遗传病家族史。

5. 曾经分娩过先天性严重缺陷婴儿。

6. 年龄≥35 周岁。

(二)产前诊断常用方法

1. 观察胎儿结构　利用 B 型超声、X 线检查、胎儿镜、MRI 等。观察胎儿有无畸形。

2. 染色体核型分析　利用羊水、绒毛细胞、胎儿血细胞培养，检测染色体疾病。

3. 基因检测　利用 DNA 分子杂交、限制性内切酶、聚合酶链反应、原位荧光杂交等技术，检测胎儿 DNA，诊断基因疾病。

4. 检测基因产物　利用羊水、羊水细胞、绒毛细胞、血液，进行蛋白质、酶和代谢产物检测，诊断胎儿神经管缺陷、先天性代谢疾病等。

第十一章　异常分娩(难产)

课堂讲义

异常分娩又称难产，引起异常分娩的因素包括产力、产道、胎儿及产妇精神心理因素。主要特征为产程进展缓慢或延长，产程延长会增加分娩期母儿并发症，严重者可直接危及母儿生命。

第一节　产程延长

无论是产力异常、产道异常、胎儿异常，均可导致产程延长，表现为产程图上产程曲线的异常。

表 1-37　产程曲线异常的分类

类型	定义及正常时限	异常产程诊断标准
潜伏期延长	从规律宫缩至宫口扩张 3cm 称潜伏期 初产妇约需 8h，最大时限 16h	>16h 为潜伏期延长
活跃期延长	从宫口扩张 3cm 至宫口开全(10cm)称活跃期 初产妇约需 4h，最大时限 8h	>8h 为活跃期延长
活跃期停滞		进入活跃期后，宫口不再扩张达 4h 以上
第二产程延长	从宫口开全到胎儿娩出为第二产程 初产妇约需 1~2h 经产妇 1h 以内	初产妇超过 2h，经产妇超过 1h 尚未分娩
胎头下降延缓	活跃晚期及第二产程胎头下降速度	初产妇<1cm/h 经产妇<2cm/h
胎头下降停滞		胎头停留在原处不下降，达 1h 以上
滞产	总产程是指从规律宫缩开始到胎儿胎盘娩出	总产程>24h

[经典例题 1]

(共用选项题)

A. 胎头下降停滞　　　　　　　　　　B. 第二产程延长

C. 潜伏期延长　　　　　　　　　　　D. 活跃期延长

E. 活跃期停滞

(1)26 岁初产妇，妊娠 40 周，于晨 4 时临产，21 时宫口开大 2cm，应诊断为

(2)28 岁初产妇，妊娠 39 周，于晨 4 时临产，10 时宫口开大 3cm，20 时查宫口开大 7cm，应诊断为

[参考答案] 1. C、D

第二节 产力异常

课堂讲义

一、产力异常的分类

子宫收缩力是分娩过程中最主要的产力。产力异常分为：子宫收缩乏力和子宫收缩过强两类。依据宫缩特点每类又分为协调性和不协调性。根据产力异常所发生的时期有原发性和继发性之分。

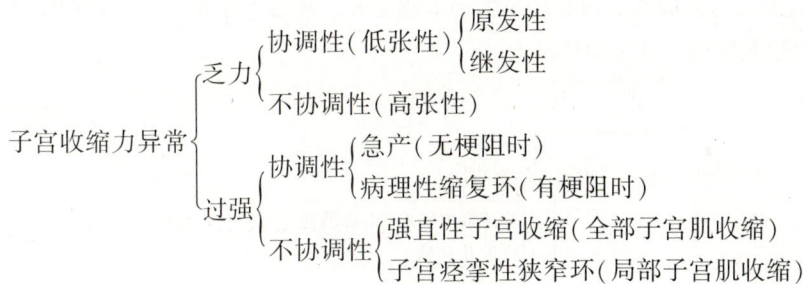

$$
子宫收缩力异常
\begin{cases}
乏力 \begin{cases} 协调性(低张性) \begin{cases} 原发性 \\ 继发性 \end{cases} \\ 不协调性(高张性) \end{cases} \\
过强 \begin{cases} 协调性 \begin{cases} 急产(无梗阻时) \\ 病理性缩复环(有梗阻时) \end{cases} \\ 不协调性 \begin{cases} 强直性子宫收缩(全部子宫肌收缩) \\ 子宫痉挛性狭窄环(局部子宫肌收缩) \end{cases} \end{cases}
\end{cases}
$$

图 1-44 产力异常的分类

二、子宫收缩乏力的原因、临床特点和诊断

(一)原因

1. 头盆不称或胎位异常　胎儿先露部下降受阻，不能紧贴子宫下段及宫颈口，不能引起反射性子宫收缩，常导致继发性子宫收缩乏力。

2. 子宫因素　子宫壁过度膨胀(如双胎、羊水过多、巨大胎儿等)、经产妇子宫肌纤维变性或子宫肌瘤、子宫发育不良、子宫畸形(如双角子宫等)，均能引起子宫收缩乏力。

3. 精神因素　产妇精神紧张、恐惧等，均可导致原发性宫缩乏力。

4. 内分泌失调　妊娠晚期和临产后，参与分娩过程的主要激素分泌不足或功能不协调，如雌激素、缩宫素、前列腺素分泌不足，孕激素下降缓慢，雌/孕激素比例失调，子宫对乙酰胆碱的敏感性降低，致使子宫收缩乏力。

5. 药物影响　临产后不适当使用镇静剂、镇痛剂及麻醉剂，如吗啡、苯巴比妥、哌替啶等，使子宫收缩受到抑制。

(二)临床特点与诊断

协调性宫缩乏力与不协调性宫缩乏力

表 1-38 协调性宫缩乏力与不协调性宫缩乏力的鉴别

	协调性宫缩乏力(低张性)	不协调性宫缩乏力(高张性)
原因	头盆不称、胎位异常→多为继发性	初产妇年龄过大、过小→多为原发性
宫缩特点	宫缩持续时间短、间歇时间长	极性倒置，子宫下段持续性收缩，宫缩间歇子宫不能完全松弛
临床表现	宫缩高峰时手压宫底有凹陷	持续性下腹痛，拒按，胎位不清，产妇烦躁、呼叫
对母儿的影响	宫腔内压力低，主要导致产程延长	宫腔内压力高，但属于无效宫缩，更易导致胎儿窘迫
对产程的影响	活跃期和第二产程延长	潜伏期延长

续表

	协调性宫缩乏力(低张性)	不协调性宫缩乏力(高张性)
处理	无梗阻的前提下,增强子宫收缩: ①人工破膜:宫口≥3cm ②缩宫素静滴:宫口≥3cm ③地西泮静推适用于:宫颈有水肿,宫口扩张慢	协调宫缩,恢复正常极性: ①哌替啶:100mg ②吗啡:10～15mg ③地西泮 若未纠正→剖宫产

三、子宫收缩乏力对母儿的影响

1. 对产妇的影响 由于产程长,产妇精神与体力消耗,出现肠胀气、尿潴留,严重时脱水、酸中毒、低钾血症。第二产程延长,膀胱受压可致缺血、水肿、坏死,甚至形成膀胱阴道瘘。因宫缩乏力影响胎盘剥出和子宫血窦关闭,易引起产后出血,使产褥感染率增加。

2. 对胎儿的影响 协调性宫缩乏力造成胎头内旋转异常使产程延长,手术产率增高;不协调性宫缩乏力不能使宫壁完全放松,易发生胎儿窘迫,甚至胎死宫内。

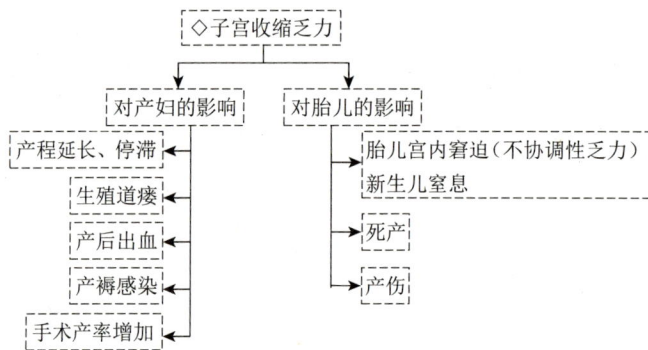

图 1-45 子宫收缩乏力对母儿的影响

四、子宫收缩乏力的预防与处理

(一)预防

加强妊娠期保健,积极治疗营养不良及慢性疾病。对孕妇进行产前教育,消除产妇思想顾虑和恐惧心理。加强产时监护,避免过多使用镇静药物,及时发现胎位异常、头盆不称。

(二)处理

1. 协调性宫缩乏力

首先要积极寻找病因,若有头盆不称、无法纠正的胎位异常,应及时行剖宫产;若无头盆不称和胎位异常,估计能经阴道分娩者,应加强宫缩。

(1)第一产程:

1)一般处理:消除精神紧张,鼓励多进食,注意营养和水分的补充。

2)加强子宫收缩:

①人工破膜:适用于宫颈扩张≥3cm,无头盆不称、胎头已衔接者;

②缩宫素静脉滴注:

适用于:胎位正常、胎心良好、头盆相称,宫口扩张≥3cm者。

禁用于:梗阻性难产、瘢痕子宫。

③地西泮静脉推注:适用于宫颈扩张缓慢、有宫颈水肿者。

(2)第二产程:出现宫缩乏力时,可静脉滴注缩宫素加强产力,同时指导产妇配合宫缩屏气用力,争取经阴道自然分娩。若出现胎儿窘迫征象应尽快结束分娩,此时胎头双顶径已过坐骨棘平面,可行产钳术、胎头吸引术助产分娩;若胎头仍不衔接或伴胎儿窘迫征象,应行剖宫产。

(3)第三产程:当胎儿前肩娩出后,可立即使用缩宫素,预防产后出血。对产程长、胎膜早破及手术助产者，应给予抗生素预防感染。

2. 不协调性子宫收缩乏力

处理原则：调节宫缩，使其恢复为正常节律性及极性。

处理措施：给予强镇静剂哌替啶100mg或吗啡10mg肌内注射，产妇充分休息后（醒后）多能恢复为协调性宫缩。

注意事项：对伴有胎儿窘迫及头盆不称者禁用强镇静剂，应尽早剖宫产；经上述处理，不协调性宫缩未能纠正，也应剖宫产；在子宫收缩恢复为协调性之前，严禁应用缩宫素。

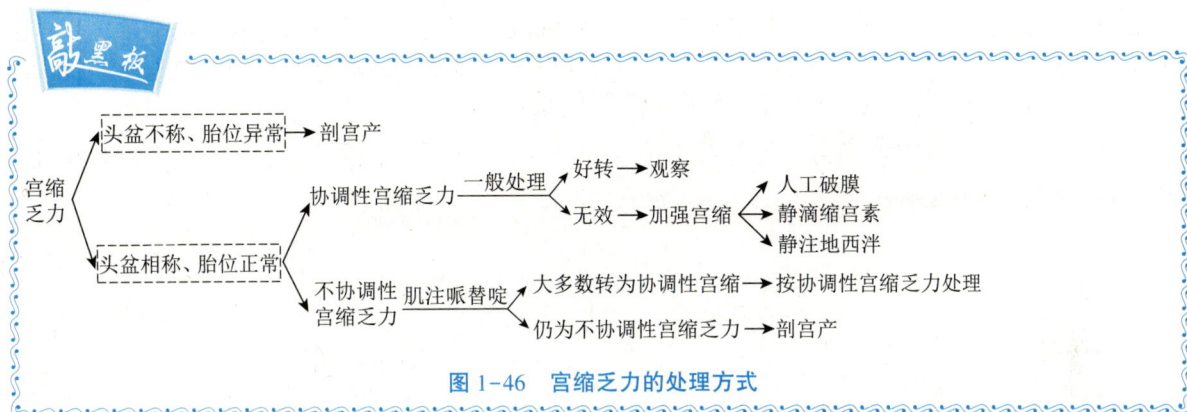

图1-46 宫缩乏力的处理方式

[经典例题1]

不协调性子宫收缩乏力，为使其恢复极性，应给予

A. 剖宫产　　　　　　　　　　　B. 静脉滴注催产素

C. 肌内注射杜冷丁　　　　　　　D. 手术破膜

E. 以上都不是

[参考答案] 1. C

五、子宫收缩过强的分类、诊断、处理

（一）子宫收缩过强的分类

分为协调性子宫收缩过强和不协调性子宫收缩过强。协调性子宫收缩过强又分为无阻力时的急产和有阻力时的病理缩复环。不协调性子宫收缩过强又分为全部子宫肌收缩的强直性子宫收缩和局部子宫肌收缩的子宫痉挛性狭窄环。

（二）子宫收缩过强的诊断

1. 协调性子宫收缩过强

（1）急产：宫缩的节律性、对称性和极性均正常，仅子宫收缩力过强、过频。宫口扩张速度>5cm/h（初产妇）或10cm/h（经产妇），若产道无阻力，宫口迅速开全，分娩在短时间内结束。总产程<3小时，称急产，经产妇多见。

（2）病理缩复环：宫缩过强时，若存在产道梗阻（如头盆不称、胎位异常）或瘢痕子宫，会导致病理性缩复环和子宫破裂。

病理性缩复环的形成机制：梗阻性难产时，宫缩导致子宫体部平滑肌变短变厚、而子宫下段被拉薄拉长，两者之间形成的环形凹陷，称为病理性缩复环，为子宫破裂的征兆。

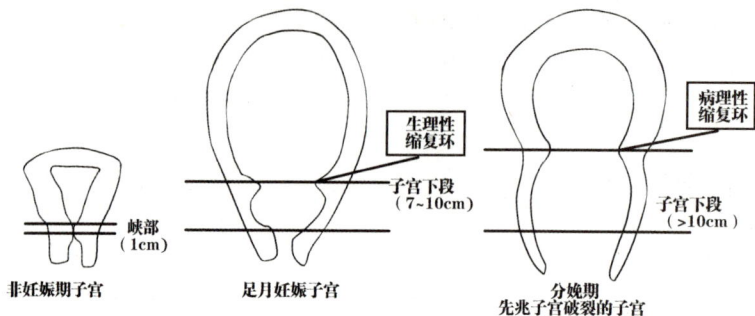

生理性缩复环

病理性缩复环

子宫下段（7~10cm）

子宫下段（>10cm）

峡部（1cm）

非妊娠期子宫   足月妊娠子宫   分娩期先兆子宫破裂的子宫

图1-47   病理性缩复环的形成机制

2. 不协调性子宫收缩过强

（1）强直性子宫收缩：常见于缩宫素使用不当。子宫强力收缩，宫缩间歇期短或无间歇。产妇烦躁不安，持续性腹痛，拒按。胎位触不清，胎心听不清。有时可出现病理缩复环、肉眼血尿等先兆子宫破裂征象。

（2）子宫痉挛性狭窄环：系因子宫壁局部肌肉呈痉挛性不协调性收缩形成的环状狭窄，持续不放松，称为子宫痉挛性狭窄环。狭窄环常见于子宫上下段交界处及胎体狭窄处，如胎儿颈部。产妇出现持续性腹痛，烦躁不安，宫颈扩张缓慢、胎先露部下降停滞。腹部检查很难发现此环，与病理性缩复环的区别是环的位置不随宫缩而上升，也不是子宫破裂的先兆。

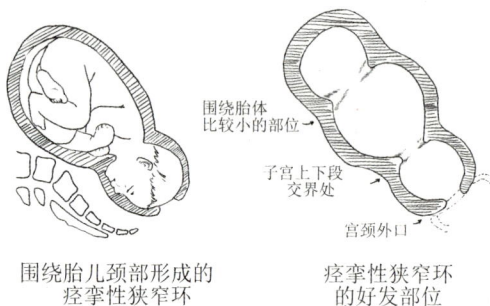

围绕胎体比较小的部位

子宫上下段交界处

宫颈外口

围绕胎儿颈部形成的痉挛性狭窄环   痉挛性狭窄环的好发部位

图1-48   子宫痉挛性狭窄环

（三）子宫收缩过强的处理

1. 协调性子宫收缩过强   有急产史的孕妇，在预产期前1~2周应提前住院待产。临产后不应灌肠。提前做好接产及抢救新生儿窒息的准备。胎儿娩出时，勿使产妇向下屏气。产后仔细检查宫颈、阴道、外阴，有撕裂应及时缝合。若急产未来得及消毒接产者，给予抗生素预防感染。

2. 不协调性子宫收缩过强

（1）强直性子宫收缩应及时给予宫缩抑制剂，仍不能缓解强直性宫缩，应行剖宫产术。

（2）子宫痉挛性狭窄环应停止阴道内操作及停用缩宫素，给予镇静剂。狭窄环仍不能缓解，宫口未开全，胎先露部高，或出现胎儿窘迫征象，均应立即剖宫产。

第三节　产道异常

课堂讲义

一、骨产道异常

骨盆径线过短或形态异常，致使骨盆腔小于胎先露部可通过的限度，阻碍胎先露部下降，影响产程顺利进展，称狭窄骨盆。

(一)狭窄骨盆的分类

1. 骨盆入口平面狭窄　入口平面狭窄常见于扁平型骨盆，扁平型骨盆包括单纯扁平骨盆和佝偻病性扁平骨盆。

以骨盆入口平面前后径狭窄为主。骨盆入口平面狭窄的程度可分为3级。

表 1-39　骨盆入口平面狭窄程度的分级

分级	定义	骶耻外径	对角径	入口前后径	诊断
Ⅰ级	临界性狭窄	≤18cm	≤11.5cm	≤10cm	轻度头盆不称
Ⅱ级	相对性狭窄	16.5～17.5cm	10.0～11.0cm	8.5～9.5cm	
Ⅲ级	绝对性狭窄	≤16cm	≤9.5cm	≤8.0cm	明显头盆不称

2. 中骨盆平面狭窄　中骨盆平面狭窄较入口平面狭窄更常见，主要见于男型骨盆及类人猿型骨盆(漏斗骨盆)，以坐骨棘间径及中骨盆后矢状径狭窄为主。

中骨盆平面狭窄的程度可分为3级。

表 1-40　中骨盆平面狭窄程度的分级

级别	坐骨棘间径	坐骨棘间径加中骨盆后矢状径
Ⅰ级(临界性狭窄)	10cm	13.5cm
Ⅱ级(相对性狭窄)	8.5～9.5cm	12.0～13.0cm
Ⅲ级(绝对性狭窄)	≤8.0cm	≤11.5cm

3. 骨盆出口平面狭窄　常与中骨盆平面狭窄相伴行，主要见于男型骨盆(漏斗骨盆)，以坐骨结节间径及骨盆出口后矢状径狭窄为主。

骨盆出口狭窄的程度可分为3级。

表 1-41　骨盆出口狭窄程度的分级

级别	坐骨结节间径	坐骨结节间径加出口后矢状径
Ⅰ级(临界性狭窄)	7.5cm	15.0cm
Ⅱ级(相对性狭窄)	6.0～7.0cm	12.0～14.0cm
Ⅲ级(绝对性狭窄)	≤5.5cm	≤11.0cm

4. 骨盆三个平面狭窄　骨盆外形属正常女型骨盆，但骨盆三个平面各径线均比正常值小2cm或更多，称为均小骨盆，多见于身材矮小、体形匀称的妇女。

5. 畸形骨盆　指骨盆失去正常形态及对称性，包括跛行及脊柱侧突所致的偏斜骨盆和骨盆骨折所致的畸形骨盆。

（二）狭窄骨盆的临床表现

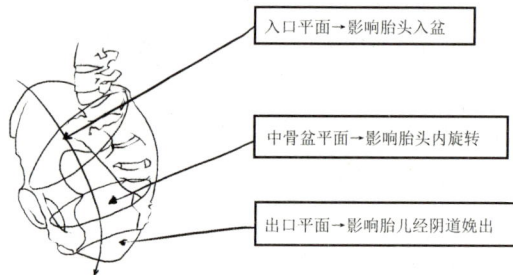

图 1-49　骨盆各平面对分娩的影响

1. 入口平面狭窄的临床表现

①胎头衔接受阻的表现：头盆不称时，可见胎头高于耻骨联合前表面，称跨耻征阳性；胎头不能入盆衔接，胎儿漂在羊水中不固定，可导致胎位异常，如臀先露、肩先露；外观腹型：初产妇尖腹、经产妇悬垂腹。

②产程异常：第一个平面都过不去，故表现为潜伏期及活跃早期延长。

③其他：胎头高浮不能压迫子宫下段可致宫缩乏力；子宫收缩力直接作用于胎膜，可致胎膜早破；脐带可低于胎先露先进入骨盆腔，导致脐带先露、脐带脱垂。

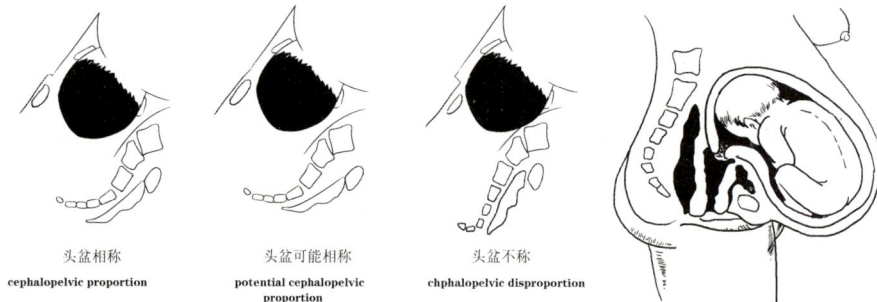

图 1-50　头盆关系的类型

2. 中骨盆平面狭窄的临床表现

①胎方位异常：当胎头下降至中骨盆平面时，由于中骨盆横径狭窄致使胎头内旋转受阻，易出现持续性枕后（横）位。

②产程异常：活跃期（减速期）和第二产程延长、胎头下降延缓和停滞。

③其他：易发生继发宫缩乏力；

胎头滞留产道过久，压迫尿道与直肠，严重者可发生尿瘘、粪瘘；

产道长时间挤压胎头及手术助产，可导致胎儿颅内出血、头皮血肿、产瘤；

中骨盆严重狭窄，宫缩又强，不及时处理可导致先兆子宫破裂、子宫破裂。

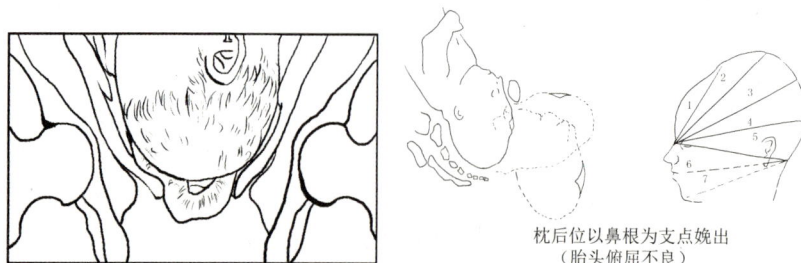

图 1-51　脐带先露与持续性枕后位

3. 骨盆出口平面狭窄的临床表现

骨盆出口平面狭窄常与中骨盆平面狭窄并存。若为单纯骨盆出口平面狭窄，第一产程进展顺利，而胎头达骨盆底后受阻，导致继发性宫缩乏力及第二产程停滞，胎头双顶径不能通过骨盆出口。

(三)狭窄骨盆的诊断

1. 病史　询问孕妇幼年有无佝偻病、脊髓灰质炎、脊柱和髋关节结核以及外伤史。

2. 一般检查　测量身高，孕妇身高<145cm应警惕均小骨盆。观察孕妇体型、步态等。

3. 腹部检查

(1)腹部形态：观察腹型，尺测子宫长度及腹围，B型超声观察胎先露部与骨盆关系，还应测量胎头双顶径、胸径、腹径、股骨长，预测胎儿体重，判断能否通过骨产道。

(2)胎位异常：骨盆入口狭窄往往因头盆不称、胎头不易入盆导致胎位异常，如臀先露、肩先露。中骨盆狭窄影响已入盆的胎头内旋转，导致持续性枕横位、枕后位等。

(3)估计头盆关系：检查头盆是否相称的具体方法：孕妇排空膀胱，仰卧，两腿伸直。检查者将手放在耻骨联合上方，将浮动的胎头向骨盆腔方向推压。若胎头低于耻骨联合前表面，表示胎头可以入盆，头盆相称，称胎头跨耻征阴性；若胎头与耻骨联合前表面在同一平面，表示可疑头盆不称，称胎头跨耻征可疑阳性；若胎头高于耻骨联合前表面，表示头盆明显不称，称胎头跨耻征阳性。

4. 骨盆测量

(1)骨盆外测量：

骨盆外测量各径线<正常值2cm或以上——为均小骨盆。

骶耻外径<18cm——为扁平骨盆。

坐骨结节间径<8cm，坐骨切迹<2横指，耻骨弓角度<90°——为漏斗骨盆。

骨盆两侧斜径及同侧直径相差>1cm——为偏斜骨盆。

(2)骨盆内测量：骨盆外测量发现异常，应进行骨盆内测量。

对角径<11.5cm，骶岬突出为骨盆入口平面狭窄——属扁平骨盆。

坐骨棘间径<10cm，坐骨切迹宽度<3横指——为中骨盆平面狭窄。

坐骨结节间径<8cm，应测量出口后矢状径。若坐骨结节间径与出口后矢状径之和<15cm——为骨盆出口平面狭窄。

(四)处理

1. 骨盆入口平面狭窄的处理

(1)明显头盆不称(绝对性骨盆狭窄)：对角径≤9.5cm，骨盆入口前后径≤8.0cm，胎头跨耻征阳性者，足月活胎不能入盆，不能经阴道分娩，应在临产后行剖宫产术结束分娩。

(2)轻度头盆不称(相对性骨盆狭窄)：对角径10.0~11.0cm，骨盆入口前后径8.5~9.5cm，胎头跨耻征可疑阳性。足月活胎体重<3000g，胎心率正常，应在严密监护下试产。试产2~4小时，胎头仍迟迟不能入盆，宫口扩张缓慢，或伴有胎儿窘迫征象，应及时行剖宫产术结束分娩。

2. 中骨盆平面狭窄的处理

若宫口开全，胎头双顶径达坐骨棘水平或更低，可经阴道助产。若胎头双顶径未达坐骨棘水平，或出现胎儿窘迫征象，应行剖宫产术结束分娩。

3. 骨盆出口平面狭窄的处理　不应进行试产。

出口横径(坐骨结节间径)与出口后矢状径之和>15cm时，多数可经阴道分娩，有时需用胎头吸引术或产钳术助产，应做较大的会阴后侧切开，以免会阴严重撕裂。若两者之和<15cm，足月胎儿不易经阴道分娩，应行剖宫产术结束分娩。

4. 骨盆三个平面狭窄的处理　均小骨盆，若估计胎儿不大，胎位正常，头盆相称，宫缩好，可以阴道试产。若胎儿较大，有明显头盆不称，胎儿不能通过产道，应尽早行剖宫产术。

5. 畸形骨盆的处理　畸形严重、明显头盆不称者，应及时行剖宫产术。

(五)狭窄骨盆对母儿影响

1. 对产妇的影响　骨盆入口平面狭窄，影响胎先露衔接，易发生胎位异常，引起继发性宫缩乏力，产程延长或停滞。中骨盆平面狭窄影响胎头内旋转，易发生持续性枕横(后)位。胎头长时间嵌顿于产道内，于产后形成生殖道瘘；胎膜早破及手术助产增加感染机会。严重梗阻性难产不及时处理，可致子宫破裂。

2. 对胎儿及新生儿的影响　头盆不称易发生胎膜早破、脐带脱垂，导致胎儿窘迫，甚至胎儿死亡；产程延长，胎头受压，易发生颅内出血；产道狭窄，手术助产机会增多，易发生新生儿产伤及感染。

[经典例题 1]

胎头跨耻征阳性的初产妇于临产后检查，不可能出现的是

A. 胎膜早破　　　　　　　　　　　　B. 胎位异常

C. 子宫收缩力异常　　　　　　　　　D. 病理缩复环

E. 胎头衔接

[经典例题 2]

初产妇，26 岁。宫口开全 1 小时 40 分，先露+1，枕右后位，宫缩由强转弱 50 分钟，宫缩间隔由 2 分钟延长为 6～8 分钟。本例最可能的原因是

A. 骨盆出口狭窄　　　　　　　　　　B. 骨盆入口狭窄

C. 产妇乏力、肠胀气　　　　　　　　D. 原发性子宫收缩乏力

E. 中骨盆狭窄

[参考答案] 1. E；2. E

考点、重点、难点：见招拆招——骨盆三个平面狭窄的诊断与处理。

表 1-42　骨盆三个平面狭窄的诊断与处理

	诊断	诊断依据	处理
入口平面狭窄	明显头盆不称(绝对性骨盆狭窄)	对角径≤9.5cm，骶耻外径≤16cm，骨盆入口前后径≤8.0cm，胎头跨耻征阳性	剖宫产
	轻度头盆不称(相对性骨盆狭窄)	对角径 10.0～11.0cm，骶耻外径 16.5～17.5cm，骨盆入口前后径 8.5～9.5cm，胎头跨耻征可疑阳性	可试产 2～4h
中骨盆狭窄	胎头双顶径已达坐骨棘水平以下	胎头最低点：S+3/4	可行阴道助产(低位产钳)
	胎头双顶径未达坐骨棘以下；或出现胎儿窘迫	胎头最低点：不超过 S+1	剖宫产
出口平面狭窄	坐骨结节间径<8cm 可疑出口平面狭窄	坐骨结节间径 + 出口后矢状径 >15cm 时	可经阴道分娩
	坐骨结节间径<8cm 可疑出口平面狭窄	坐骨结节间径 + 出口后矢状径 ≤15cm 时	剖宫产

二、软产道异常分类

软产道包括子宫下段、宫颈、阴道及外阴。软产道异常所致的难产少见，容易被忽视。应于妊娠早期常规行双合诊检查，了解软产道有无异常。

1. 外阴异常　包括会阴坚韧、外阴瘢痕、外阴水肿。

2. 阴道异常　包括阴道横膈、阴道纵隔、阴道囊肿和肿瘤。

3. 宫颈异常　包括宫颈外口黏合、宫颈水肿、宫颈坚韧、宫颈瘢痕、宫颈癌、宫颈肌瘤子宫下段异常。

第四节　胎位异常

课堂讲义

一、临床分类

胎位异常是造成难产的常见因素之一。包括胎头位置异常、臀先露、肩先露等。

二、持续性枕后(横)位的诊断、处理

(一)概念

正常分娩时，胎头双顶径抵达中骨盆平面时完成内旋转动作，胎头得以最小径线通过骨盆最小平面顺利经阴道分娩。临产后，凡胎头以枕后位或枕横位衔接，经充分试产，胎头枕部仍位于母体骨盆后方或侧方，不能转向前方致使分娩发生困难者，称为持续性枕后位或持续性枕横位。

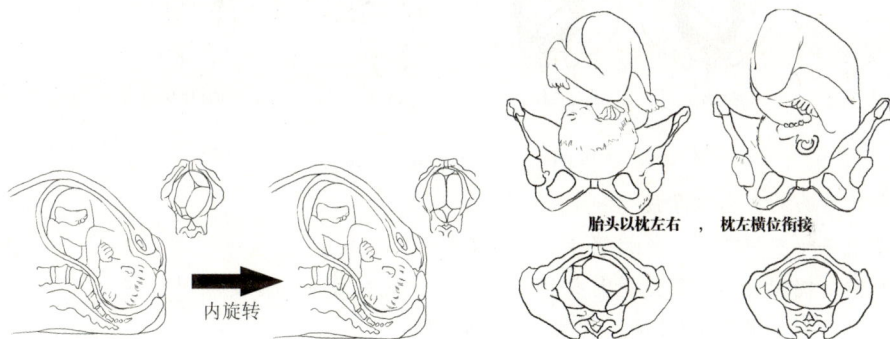

图 1-52　持续性枕后(横)位

(二)发生原因

骨盆异常，常发生于男型骨盆或类人猿型骨盆；胎头俯屈不良；宫缩乏力。

(三)诊断

1. 产程延长　临产后胎头衔接较晚及俯屈不良，常出现协调性宫缩乏力，致宫颈扩张缓慢或停滞。

2. 肛门坠胀及排便感　由于枕骨位于骨盆后方压迫直肠，产生肛门坠胀及排便感。

3. 腹部检查　胎背偏向母体后(侧)方，前腹壁可触及胎儿肢体，可在胎儿肢体侧耻骨联合上方扪到胎儿颏部。胎心在脐下偏外侧听得最响亮。

4. 肛门检查或阴道检查　若胎头矢状缝位于骨盆左斜径上，前囟在骨盆右前方，后囟(枕部)在骨盆左后方则为枕左后位，反之为枕右后位。查明胎头矢状缝位于骨盆横径上，后囟在骨盆左侧方，则为枕左横位，反之为枕右横位。

5. B型超声检查　根据胎头颜面及枕部位置，可准确查明胎头位置。

(四)处理

1. 第一产程　应保证产妇充分营养与休息，嘱产妇朝胎背对侧方向侧卧，以利胎头枕部转向前方。无头盆不称，宫缩欠佳尽早静脉滴注缩宫素。宫口开全前，不要过早屏气用力。产程无明显进展，胎头较高或出现胎儿窘迫征象，应剖宫产。

2. 第二产程初产妇已近 2 小时，经产妇已近 1 小时，应行阴道检查。胎头双顶径已达坐骨棘平面或更

低,徒手将胎头枕部转向前方(转为"正枕前位",胎头枕骨位于耻骨联合后下方,胎头矢状缝与中骨盆及骨盆出口前后径一致),自然分娩,或阴道助产(低位产钳术或胎头吸引术),枕后位分娩时,需做较大的会阴侧切。疑有头盆不称行剖宫产。

3. 第三产程　胎盘娩出后应立即静脉注射或肌内注射缩宫素,以防发生产后出血。有软产道裂伤应及时修补。手术助产及有软产道裂伤者,产后给予抗生素预防感染。

[经典例题 1]

初产妇,宫口开全1.5小时,胎头已达盆底,持续性枕左横位。处理应是

A. 等其自然回转　　　　　　　　B. 人工协助顺时针转90°

C. 行会阴后-斜切开术加胎头吸引术　　D. 催产素静脉滴注

E. 人工协助逆时针转90°

[参考答案] 1. E

敲黑板

阴道检查时,小囟门可以代表枕骨,小囟门在母体骨盆＊＊方向,就是枕＊＊位。

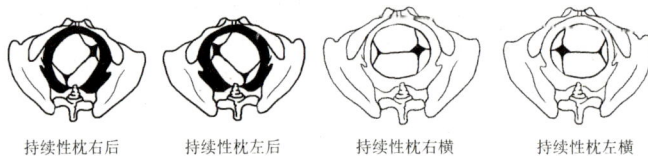

持续性枕右后　　持续性枕左后　　持续性枕右横　　持续性枕左横

图1-53　胎方位的判断

难点:手转胎头的方向和角度

◆转动方向——左逆右顺——记忆技巧:"右利手,右顺手"。

即:枕左横、枕左后——都是逆时针转;枕右横、枕右后——都是顺时针转。

◆转动角度——枕横位转90度;枕后位转135度。

三、臀先露的分类、诊断、处理

(一)临床分类

1. 单臀先露或腿直臀先露　胎儿双髋关节屈曲,双膝关节直伸,以胎臀为先露。此类最多见。

2. 完全臀先露或混合臀先露　胎儿双髋关节及双膝关节均屈曲,以胎臀和双足为先露。较多见。

3. 不完全臀先露　以一足或双足、一膝或双膝、一足一膝先露入盆。较少见。

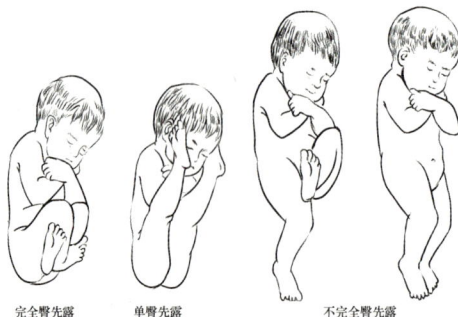

完全臀先露　　单臀先露　　不完全臀先露

图1-54　臀先露的分类

(二)诊断

1. 临床表现胎臀不能紧贴宫颈,易发生胎膜早破,脐带脱垂,严重造成胎儿死亡。也常发生宫缩乏

力，宫颈扩张缓慢，产程延长。

2. 腹部检查　子宫呈纵椭圆形。宫底触到圆而硬、按压有浮球感的胎头；耻骨联合上方触到不规则、软而宽的胎臀；胎心在脐左（或右）上方听得最清楚。

3. 肛查及阴道检查　肛查触及软而不规则的胎臀或胎足、胎膝。肛查不能确定需行阴道检查。阴道检查时，了解宫颈扩张程度及有无脐带脱垂。若胎膜已破，可直接触及胎臀、外生殖器及肛门。

4. B 型超声检查　能确定臀先露类型，协助临床决定分娩方式。

（三）妊娠期处理

臀先露于妊娠 30 周前多能自行转为头先露，不需处理。妊娠 30 周后仍为臀先露应予矫正。常用方法有：①胸膝卧位每天 2 次，每次 15 分钟，连续作 1 周后复查；②激光照射或艾灸至阴穴每天 1 次，每次 15～20 分钟，5 次为一疗程；③外倒转术：用上述矫正方法无效时，可于妊娠 32～34 周行外倒转术。

（四）分娩期处理

1. 剖宫产指征　高龄初产、有难产史、狭窄骨盆、软产道异常、胎儿体重>3500g、不完全臀先露、胎儿窘迫、妊娠合并症、B 型超声见胎头过度仰伸等。

2. 阴道分娩的处理

（1）第一产程：应侧卧，不宜站立走动。少做肛查，不灌肠，避免胎膜破裂。一旦破膜立即听胎心。若胎心变慢或变快应阴道检查，了解有无脐带脱垂。若有脐带脱垂，胎心尚好，宫口未开全，需立即剖宫产。若无脐带脱垂，严密观察胎心及产程进展。

宫口开大 4～5cm 时，胎足可脱出至阴道，此时可采用"堵"外阴方法，使胎儿屈膝屈髋促使其臀部下降，起到充分扩张宫颈和阴道的作用，有利于胎头的娩出。宫口开全后不宜再堵。

（2）第二产程：导尿排空膀胱。应作会阴后一侧切术。有 2 种分娩方式：

1）自然分娩：胎儿自然娩出，不作任何牵拉。极少见。

2）臀助产术：当胎臀自然娩出至脐部后，胎肩及后出胎头由接产者协助娩出。脐部娩出后，一般应在 2～3 分钟娩出胎头，最长不能超过 8cm。禁止使用臀牵引术。

（3）第三产程：产程延长易并发子宫乏力性出血。胎盘娩出后，肌内注射缩宫素防止产后出血。行手术操作及软产道损伤者，应及时检查和缝合，并给抗生素预防感染。

[经典例题 2]

臀先露孕妇于妊娠 26 周来院就诊，应采取的处理措施是

A. 内转胎位术　　　　　　　　B. 暂不需处理
C. 左侧卧位　　　　　　　　　D. 外转胎位术
E. 胸膝卧位

[参考答案] 2. B

高频命题点：臀先露易合并脐带脱垂，发生脐带脱垂后的处理。

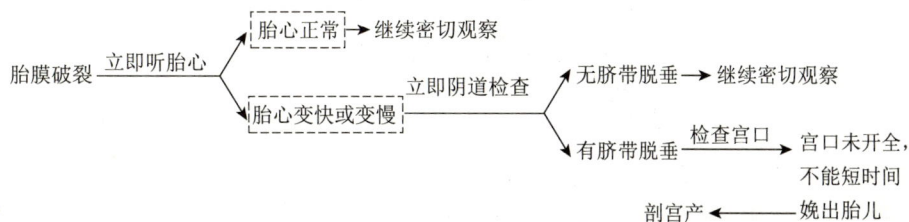

图 1-55　脐带脱垂的处理

四、肩先露的诊断、处理

(一)概念

胎体纵轴与母体纵轴相垂直,胎儿横卧在骨盆入口之上,称为肩先露,是对母儿最不利的胎位,除较小死胎及早产儿胎体折叠娩出外,足月活胎不能经阴道娩出。若不及时处理,易造成子宫破裂。

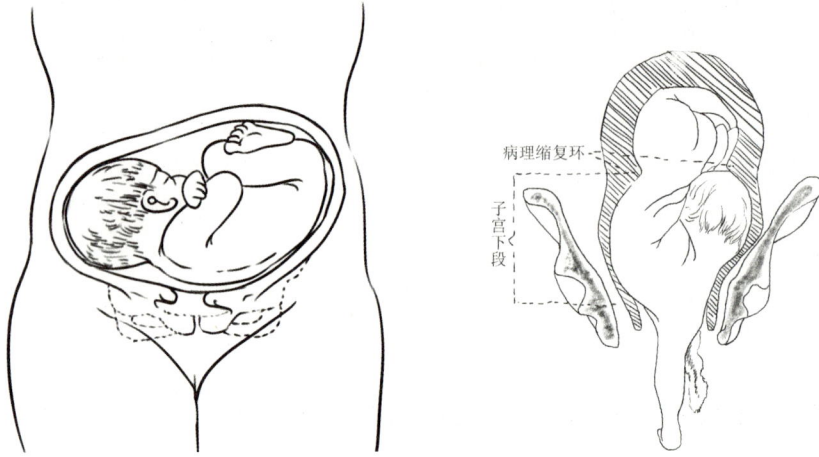

图 1-56　肩先露、嵌顿性肩先露

(二)诊断

1. 临床表现　先露部胎肩不能紧贴子宫下段及宫颈,易发生宫缩乏力;胎肩对宫颈压力不均,易发生胎膜早破。破膜后羊水外流,胎儿上肢或脐带容易脱出,导致胎儿窘迫甚至死亡。随着宫缩加强,胎肩及胸廓一部分挤入盆腔内,胎体折叠弯曲,胎颈拉长,上肢脱出于阴道口外,胎头和胎臀仍被阻于骨盆入口上方,形成嵌顿性(或称忽略性)肩先露。宫缩继续加强,形成病理缩复环,是子宫破裂先兆,若不及时处理,将发生子宫破裂。

2. 腹部检查　一侧触到胎头,另一侧触到胎臀。胎心在脐周两侧最清楚。肩前位时,胎背朝向母体腹壁;肩后位时胎儿肢体朝向母体腹壁。

3. 肛门检查及阴道检查　胎膜未破者,胎儿先露部高,肛查不易触及胎先露部。胎膜已破、宫口已扩张者,阴道检查可触到肩胛骨或肩峰、肋骨及腋窝。腋窝尖端指向胎儿头端,据此决定胎头在母体左(右)侧。肩胛骨朝向母体前(后)方决定肩前(后)位。胎手若脱出阴道口外,可用握手法鉴别是胎儿左手或右手,因为检查者只能与胎儿同侧手相握,从而判断肩方位。

4. B型超声检查　能确定肩先露具体胎位。

(三)妊娠期处理

妊娠后期发现肩先露应及时矫正。可采用胸膝卧位、激光照射至阴穴。上述矫正方法无效,试行外倒转术,若外倒转术失败,应提前住院决定分娩方式。

(四)分娩期处理

1. 足月活胎,应于临产前剖宫产。

2. 经产妇、足月活胎,若宫口开大5cm以上,破膜不久,羊水未流尽,可在乙醚深麻醉下行内倒转术,待宫口开全助产娩出。现已很少应用。

3. 出现先兆子宫破裂或子宫破裂征象,无论胎儿死活,均应立即剖宫产。

4. 胎儿已死,无先兆子宫破裂征象,宫口近开全,在全麻下行断头术或碎胎术。术后应常规检查子宫下段、宫颈及阴道有无裂伤。有裂伤应及时缝合。

5. 双胎妊娠、足月活胎、第二胎儿肩先露,行内转胎位术。

第十二章　分娩期并发症

第一节　子宫破裂

课堂讲义

子宫破裂是指在分娩期或妊娠晚期子宫体部或子宫下段发生破裂。是产科严重并发症。

一、病因

1. 梗阻性难产　包括骨盆狭窄、头盆不称、软产道阻塞、胎位异常、巨大胎儿、胎儿畸形等，胎先露下降受阻，子宫强烈收缩，易发生子宫破裂。

2. 瘢痕子宫　是近年来子宫破裂的常见原因，如剖宫产、子宫肌瘤剔除术等。

3. 子宫收缩药物使用不当　分娩前肌内注射缩宫素、静脉滴注缩宫素过量或前列腺素类制剂药物使用不当导致宫缩过强，造成子宫破裂。

4. 手术损伤　宫颈口未开全时行产钳或臀牵引术，中高位产钳牵引、动作粗暴等，均可引起子宫破裂。

敲黑板

　　无梗阻、不破裂——梗阻性难产是导致子宫破裂最常见的原因。

二、分类

按发生原因，分为自然破裂和损伤性破裂；按破裂部位，分为子宫体部破裂和子宫下段破裂；按破裂程度，分为完全性破裂和不完全性破裂。

三、临床表现

子宫破裂发生在分娩遇到困难时，分为先兆子宫破裂和子宫破裂两个阶段。

（一）先兆子宫破裂

见于产程长、有梗阻性难产因素的产妇。子宫病理缩复环形成、下腹部压痛、胎心率异常和血尿，是先兆子宫破裂四大主要表现。

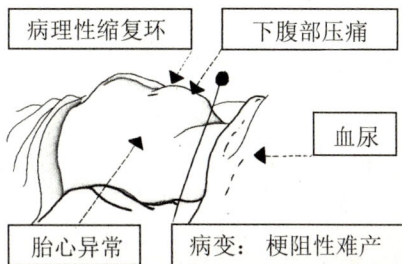

图 1-57　先兆子宫破裂

(二) 子宫破裂

1. 不完全性子宫破裂　指子宫肌层全部或部分破裂，浆膜层尚未穿破。宫腔与腹腔未相通，胎儿及其附属物仍在宫腔内。腹部检查，在子宫破裂处有压痛，若破裂发生在子宫侧壁或阔韧带两叶之间，可形成阔韧带内血肿，此时在宫体一侧可触及逐渐增大且有压痛的包块，胎心音多不规则。

2. 完全性子宫破裂　是指子宫肌壁全层破裂，宫腔与腹腔相通。破裂瞬间，产妇突感撕裂状剧烈疼痛，随之宫缩消失，疼痛缓解，很快又感到全腹痛，脉搏加快微弱，呼吸急促，血压下降，阴道有鲜血流出。检查全腹压痛及反跳痛，腹壁下清楚扪及胎体，子宫缩小位于胎儿侧方，胎心消失，宫口回缩。先露部随即上升。子宫瘢痕破裂可发生在妊娠后期，但更多发生在分娩过程。子宫切口瘢痕部位有压痛。

[经典例题 1]

初孕妇 30 岁，妊娠 40 周，规律性宫缩 4 小时入院。因产程进展不佳，给予缩宫素静脉滴注，加强宫缩。2 小时后下腹疼痛难忍，孕妇烦躁不安，呼吸急促，心率 110 次/分，胎心率 100 次/分，子宫下段有明显压痛，导尿见血尿。本例最可能的诊断是

A. 羊水栓塞　　　　　　　　　　　B. 胎盘早期剥离

C. 先兆子宫破裂　　　　　　　　　D. 子宫破裂

E. 强直性宫缩

[参考答案] 1. C

四、诊断与鉴别诊断

根据典型子宫破裂病史、症状、体征，诊断完全性子宫破裂无困难，不完全性子宫破裂只有严密观察方能发现。尤其注意先兆子宫破裂阶段。

子宫破裂主要与胎盘早剥、难产并发腹腔感染和妊娠期急性胰腺炎临产时相鉴别。

表 1-43　胎盘早剥和先兆子宫破裂的鉴别点

	胎盘早剥	先兆子宫破裂
病因病史	伴发重度子痫前期；或有外伤史	有头盆不称、梗阻性难产或剖宫产史

五、处理

1. 先兆子宫破裂　需立即抑制子宫收缩，肌内注射派替啶 100mg，静脉全身麻醉，尽快行剖宫产。

2. 子宫破裂　胎儿未娩出，即使死胎也应在输血、输液、抗休克的同时迅速剖腹取出。术中视裂伤部位情况、感染程度和患者是否已有子女决定修补还是切除子宫。

六、预防

1. 健全三级保健网，宣传孕妇保健知识。

2. 有剖宫产史或子宫切开手术史者，应提前住院待产，若无阻塞性难产存在，严密观察经阴道试产。

3. 加强产前检查，严格掌握阴道试产的指征，密切观察产程，避免忽略性难产发生。

4. 严格掌握缩宫素、前列腺素等子宫收缩剂的使用指征和方法，避免滥用。

5. 掌握阴道助产的适应证、方法，动作忌粗暴。

第二节　产后出血

课堂讲义

一、概念

胎儿娩出后 24 小时内失血量超过 500ml（剖宫产术中失血量超过 1000ml）称产后出血，产后出血是分娩期严重的并发症，是我国产妇首位死亡原因。

二、病因

产后出血四大病因为：宫缩乏力、软产道裂伤、胎盘因素和凝血功能障碍 4 类。

1. 子宫收缩乏力是产后出血最常见原因。

2. 胎盘因素　也是产后出血常见原因，如胎盘滞留、粘连、植入和胎膜残留等。

3. 软产道裂伤　宫缩过强，产程进展过快，胎儿过大，宫颈、阴道扩张不充分，可致会阴、阴道、宫颈裂伤。

4. 凝血功能障碍　妊娠合并重症肝炎、宫内死胎滞留过久、重型胎盘早剥、重度子痫前期和羊水栓塞等，可引起 DIC；孕妇合并血液系统疾病，均可引起凝血障碍，子宫出血不凝。

[经典例题 1]

产后出血最常见的原因是

A. 胎盘滞留　　　　　　　　　　B. 软产道裂伤

C. 子宫收缩乏力　　　　　　　　D. 凝血功能障碍

E. 产妇精神过度紧张

[参考答案] 1. C

三、诊断要点及处理

1. 宫缩乏力

(1)出血时间：出血发生在胎盘剥离后。

(2)出血特点：出血呈间歇性，流出的血液能凝固。

(3)体征：检查腹部子宫轮廓不清，摸不到宫底。宫腔积血时宫底可升高。

(4)处理：增强子宫收缩

①按摩子宫；

②应用子宫收缩药物：肌内注射或静脉滴注缩宫素 10U 或缩宫素无效时，尽早使用前列腺素；

③宫腔填塞纱条同时应用子宫收缩药物；

④手术止血：以上措施无效可结扎子宫动脉或髂内动脉、子宫动脉或髂内动脉栓塞、子宫切除、子宫压缩缝合术（B-Lynch 术）。

2. 胎盘因素

(1)出血时间：胎盘娩出之前。

(2)出血原因：

胎盘剥离不全——胎盘部分剥离血窦开放，部分粘连于宫壁致无法娩出，影响子宫收缩，导致血窦无法关闭而出血。

胎盘植入——徒手剥离胎盘时，发现胎盘全部或部分与宫壁连成一体，剥离困难而确诊。

胎盘残留——是在胎盘娩出后例行检查胎盘胎膜是否完整时，发现胎盘母体面有缺损或胎膜有缺损或边缘有断裂的血管，表示有胎盘组织或副胎盘遗留。

胎盘嵌顿——缩宫素使用不当致使子宫下段出现狭窄环，使已剥离的胎盘未能及时娩出，嵌顿于宫腔内，影响子宫收缩导致出血。

（3）处理：

①胎盘部分剥离、胎盘粘连——手取胎盘，帮助胎盘娩出，促进宫缩；

②残留、副胎盘——清宫；

③植入——根据植入情况决定保守治疗或手术切除。

3. 软产道裂伤

（1）出血时间：胎儿娩出后立即出血。

（2）出血特点：活动性、持续性出血，血色鲜红能自凝。

（3）出血部位：宫颈裂伤多在两侧，出血量多，个别可裂至子宫下段。阴道裂伤多在阴道侧壁、后壁和会阴部，多呈不规则裂伤。若阴道裂伤波及深层组织，可引起严重出血。

阴道及会阴裂伤按撕裂程度分4度：

Ⅰ度指会阴皮肤及阴道入口黏膜撕裂。

Ⅱ度指裂伤已达会阴体肌层筋膜，累及阴道后壁黏膜，甚至阴道后壁两侧沟向上撕裂，出血较多。

Ⅲ度指裂伤向下扩展，肛门外括约肌已断裂。

Ⅳ度指裂伤累及阴道直肠隔、直肠前壁及黏膜，直肠肠腔暴露，出血量不一定多。为最严重的阴道会阴撕伤。

（4）处理：止血的有效措施是及时准确修补缝合。宫颈裂伤用肠线缝合，缝时第一针应超过裂口上缘0.5cm，常间断缝合，避免留死腔，避免缝线穿过直肠。

4. 凝血功能障碍

（1）病史：在孕前或妊娠期已有出血倾向。

（2）出血特点：出血不凝及不易止血，同时伴有全身多部位出血。

（3）诊断：病史+实验室检查。

（4）处理：去除病因，控制病情发展，输新鲜血液或血浆，补充血小板及凝血因子，改善凝血功能。

5. 休克表现　产妇因失血量多出现烦躁、脉搏细数、血压下降等休克症状。

敲黑板

产后出血诊断技巧：

◆胎儿娩出后立即出现阴道出血——考虑为软产道损伤。

◆胎儿娩出几分钟后开始流血——色较暗，应考虑胎盘因素。

◆胎盘娩出后出现流血——主要原因是子宫收缩乏力或胎盘、胎膜残留。

◆阴道持续性出血，血不凝——考虑为凝血功能障碍。

四、预防

重视产前保健、正确处理产程和加强产后观察，能有效降低产后出血发病率。

第三节　羊水栓塞

课堂讲义

一、概念

在分娩过程中，羊水进入母体血循环引起肺栓塞、休克、DIC、肾功能衰竭等一系列严重症状的综合征称羊水栓塞。是极严重的分娩期并发症，发生在足月分娩的死亡率高达60%以上，也可发生在早、中期妊娠流产中。

二、病因

羊水主要经宫颈黏膜静脉、胎盘附着处的静脉窦进入母体血循环。

三、发病相关因素

1. 羊膜腔内压力过高　宫缩过强、强直性宫缩，致使羊膜腔压力明显超过静脉压，羊水有可能被挤入破损的微循环而进入母体血循环。

2. 血窦开放　宫颈裂伤、前置胎盘、胎盘早剥、胎盘边缘血窦破裂时，羊水可通过破损的血管和胎盘后血窦进入母体血循环。剖宫产、大月份钳刮术时，羊水也可进入母体血循环。

3. 胎膜破裂　大部分羊水栓塞发生在胎膜破裂以后。

四、病理生理

羊水进入母体血液循环，可通过阻塞肺小血管，引起机体的变态反应和凝血机制异常而引起机体的一系列病理生理变化。

1. 肺动脉高压　羊水内有形成分如胎脂、胎粪、角化上皮细胞等，经肺动脉进入肺循环阻塞小血管引起肺动脉高压；羊水内含有大量激活凝血系统的物质，启动凝血过程，使小血管内形成广泛的血栓阻塞肺小血管，反射性引起迷走神经兴奋，使肺小血管痉挛加重。

2. 弥散性血管内凝血　羊水存在激活纤溶系统的物质，并且血液凝固产生的纤维蛋白代谢产物也可激活纤溶系统，因而发生纤溶亢进，大量凝血物质消耗，最终导致全身性出血。

3. 过敏性休克　羊水有形物质引起Ⅰ型变态反应导致的过敏性休克，出现血压骤降。

4. 急性肾衰竭　由于休克、DIC和肾急性缺血导致肾功能障碍和衰竭。

五、临床表现

(一)羊水栓塞的典型临床经过可分3个阶段。

1. 休克期　由肺动脉高压引起的心力衰竭、急性循环呼吸衰竭及变态反应引起的休克，分娩过程中一般发生在第一产程末、第二产程宫缩较强时，有时也发生在胎儿娩出后短时间内。发病急骤，甚至没有先兆症状，仅惊叫一声或打一哈欠，血压迅速下降或消失，产妇多于数分钟内迅速死亡。

2. 出血期　患者度过第一阶段，继之发生难以控制的大量阴道流血、切口渗血、全身皮肤黏膜出血、甚至出现消化道大出血。

3. 肾衰期　羊水栓塞后期患者出现少尿或无尿和尿毒症的表现。这主要由于循环功能衰竭引起的肾缺血及DIC前期形成的血栓堵塞肾内小血管，引起肾脏缺血、缺氧，肾脏器质性损害，最终发展为急性肾功能衰竭。

(二)不典型羊水栓塞　病情发展缓慢，症状隐匿，缺乏急性呼吸循环系统症状或症状较轻。有些患者表现为突然一阵呛咳，之后缓解；或仅表现为一次寒战，几小时后才出现大量阴道出血，无血凝块，伤口渗血，并出现休克症状。

六、诊断

1. 临床表现　根据分娩及钳刮时出现的上述临床表现，可初步诊断，并立即进行抢救。

2. 确诊依据　在抢救同时应抽取下腔静脉血，镜检见到羊水有形成分可确诊。

3. 辅助检查　抢救同时可做如下检查，以帮助诊断及观察病情的进展情况：

①床边胸部 X 线平片：见双肺有弥散性点片状浸润影，沿肺门周围分布，伴有右心扩大；

②床边心电图或心脏彩色多普勒检查：提示右心房、右心室扩大，而左心缩小；

③DIC 有关的实验室检查：D-二聚体升高、鱼精蛋白副凝试验(3P)阳性等。

[经典例题 1]

羊水栓塞的确诊依据是

A. 出血不止

B. 腔静脉中查到胎脂、胎粪

C. 突发呼吸困难

D. 查到胎儿有核红细胞

E. 休克及昏迷

[参考答案] 1. B

七、处理

一旦出现羊水栓塞的临床表现，应立即给予紧急处理。

1. 吸氧　气管插管，正压供氧，必要时气管切开。保证供氧可减轻肺水肿，改善脑缺氧。

2. 抗过敏　氢化可的松 100～200mg 快速静脉滴注。

3. 解除肺动脉高压

(1)罂粟碱：首选，30～90mg 加于 25%葡萄糖液 20ml 缓慢静脉推注，能解除平滑肌张力，扩张肺、脑血管及冠状动脉。

(2)阿托品：1mg 加于 25%葡萄糖液 10ml，每 15～30 分钟静脉推注 1 次，直至面色潮红、症状缓解为止。阿托品能阻断迷走神经反射所致的肺血管和支气管痉挛。

(3)氨茶碱：250mg 加于 25%葡萄糖液 20ml 缓慢静脉推注。松弛支气管平滑肌，解除肺血管痉挛。

(4)酚妥拉明：5～10mg 加于 10%葡萄糖液 100ml 静脉滴注，能解除肺血管痉挛，降低肺动脉阻力。

4. 抗休克　在用低分子右旋糖酐补足血容量后血压仍不回升，可用多巴胺 10～20mg 加于 10%葡萄糖液 250ml 中静脉滴注。

5. 纠正心衰　毛花苷 C 0.2mg 加入 10%葡萄糖液 20ml 中静脉推注。

6. 利尿剂的应用　呋塞米 20～40mg 静推，有利于消除肺水肿，并防治急性肾功能衰竭。

7. 纠正酸中毒　早期及时应用，常用 5%碳酸氢钠 250ml 静脉滴注。

8. 肝素、抗纤溶药物的应用及凝血因子的补充　羊水栓塞发生 10 分钟内，DIC 高凝阶段应用肝素效果佳；在 DIC 纤溶亢进期可给予抗纤溶药物、补充凝血因子合并应用。

9. 抗生素的应用　应选用对肾脏毒性较小的广谱抗生素，剂量要大。

10. 产科处理　羊水栓塞发生后要立即积极抢救产妇生命。在第一产程发病，应待产妇病情稳定后行剖宫产终止妊娠；在第二产程发病，应在抢救产妇的同时，可及时阴道助产结束分娩；对无法控制的产后出血，即使在休克状态下亦应在抢救休克的同时行子宫全切术。

八、预防

1. 人工破膜应在宫缩间隙进行，让羊水缓慢流出。

2. 慎用缩宫素，静脉滴注缩宫素应避免宫缩过强，不可在强宫缩时进行人工破膜。

第四节　脐带先露与脐带脱垂

课堂讲义

脐带先露又称隐性脐带脱垂,指胎膜未破时脐带位于胎先露部前方或一侧。当胎膜破裂,脐带进一步脱出于宫颈口外,降至阴道内,甚至显露于外阴部,称脐带脱垂。

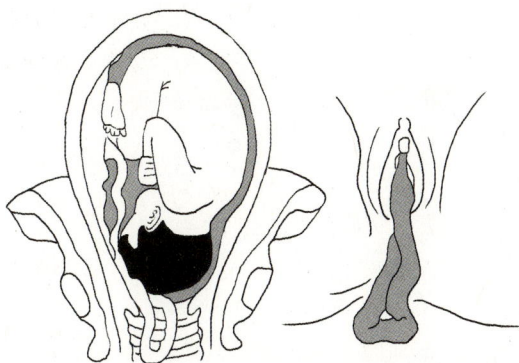

图 1-58　脐带先露

一、病因

易发生在胎先露部不能衔接时:①胎头入盆困难如骨盆狭窄、头盆不称等;②胎位异常如臀先露、肩先露、枕后位等;③脐带过长;④羊水过多;⑤胎儿过小;⑥脐带附着异常及低置胎盘等。

二、母儿的影响

1. 对胎儿影响　因脐带受压于胎先露部与骨盆之间,引起胎儿缺氧,若脐带血循环阻断超过 7~8 分钟,则可胎死宫内。以头先露最严重(压得最紧),肩先露最轻(压不住)。

2. 对产妇影响　增加剖宫产率。

三、诊断

1. 胎膜未破者　于胎动、宫缩后胎心率突然变慢,改变体位、上推胎先露部及抬高臀部后迅速恢复者,应考虑有脐带先露的可能,临产后应行胎心监护。B 型超声检查判定脐带位置,脐血流图及彩色多普勒等均有助于诊断。

2. 胎膜已破者　破膜后一旦胎心率出现异常,应行阴道检查,了解有无脐带脱垂和脐带血管有无搏动。在胎先露部一旁或胎先露部下方以及阴道内触及脐带者,或脐带脱出于外阴者,即可确诊。

四、处理

(一)脐带先露

1. 经产妇、胎膜未破、宫缩良好者——取头低臀高位,密切观察胎心率,等待胎头衔接。宫口逐渐扩张,胎心仍保持良好者,可经阴道分娩。

2. 初产妇、足先露、肩先露者——应行剖宫产术。

(二)脐带脱垂

一旦发现脐带脱垂,胎心尚好,胎儿存活者,应争取尽快娩出胎儿。

1. 宫口开全胎头已入盆——应立即行产钳术或胎头吸引术。

2. 宫口未开全——产妇立即取头低臀高位,将胎先露部上推,应用抑制收缩的药物,以缓解和减轻脐带受压；严密监测胎心同时，尽快行剖宫产术。

五、预防

1. 妊娠晚期及临产后 B 型超声检查有助于尽早诊断脐带先露。

2. 对临产后胎先露部未入盆者，尽量不做或少做肛查或阴道检查。

3. 必须行人工破膜者，应采取高位破膜，以避免脐带随羊水流出时脱出。

[经典例题 1]

初产妇，30 岁。孕 37 周，规律宫缩 3 小时。产科检查：宫口开大 2cm，臀先露，S-2。2 分钟前胎膜自然破膜，胎心监护显示胎心率 90 次/分，阴道内诊触及搏动条索状物，最恰当的处理措施是

A. 采取头低臀高位，立即行剖宫产术

B. 吸氧，胎心恢复后立即行剖宫术

C. 行外转胎位术后待自然分娩

D. 静脉滴注缩宫素，宫口开全行臀牵引

E. 行内转胎位术后待自然分娩

[参考答案] 1. A

第十三章　异常产褥

第一节　产褥感染

课堂讲义

一、产褥感染及产褥病率的概念

1. 产褥感染　分娩及产褥期生殖道受病原体侵袭，引起局部和全身的炎症变化。产褥感染是产妇四大死亡原因之一。

2. 产褥病率　是指分娩 24 小时以后的 10 日内用口表每天测量体温 4 次，间隔时间 4 小时，体温有 2 次达到或超过 38℃。

两个概念之间的关系：造成产褥病率的原因以产褥感染为主，但也包括生殖道以外的其他感染，如泌尿系统感染、急性乳腺炎、上呼吸道感染等。

二、病因

（一）诱因

产褥感染的诱因包括以下因素：产妇体质虚弱、营养不良、孕期贫血、妊娠晚期性生活、胎膜早破、羊膜腔感染、慢性疾病、产科手术操作、产程延长、产前产后出血过多等。

（二）常见病原体

需氧性链球菌（外源性感染的主要致病菌）、大肠埃希菌（内源性感染的主要致病菌，也是感染性休克最常见病原菌）、葡萄球菌、厌氧菌（有臭味）、支原体和衣原体等。

（三）感染来源

1. 外源性感染　被污染的衣物、用具，所用器械、敷料及产时无菌操作不严，如接产者的双手将病原体带入产妇生殖道。

2. 内源性感染即自体感染。正常孕妇生殖道寄生的病原体多数并不致病，当出现感染诱因时可致病。

三、病理及临床表现

发热、疼痛、异常恶露为产褥感染三大主要症状。按感染部位分为下表的类型。

表 1-44　产褥感染的病理类型及临床表现

病理类型	病因或诱因	临床表现
急性外阴炎	会阴裂伤、侧切	会阴部灼热、疼痛，坐位困难 可有低热、局部伤口裂开压痛、脓性分泌物
急性阴道炎	阴道擦伤、裂伤	阴道黏膜充血、溃疡，脓性分泌物增多
急性宫颈炎	宫颈裂伤	宫颈充血、水肿、流脓

病理类型	病因或诱因	临床表现
急性子宫内膜炎	病原体经胎盘剥离面侵入	低热、恶露增多、有臭味
急性子宫肌炎		下腹疼痛及压痛、子宫复旧不良 重者出现寒战、高热、头痛、白细胞计数增多
急性输卵管炎	病原体沿子宫淋巴或血行达宫旁组织	附件区压痛明显，可触及条索样肿物
急性盆腔结缔组织炎		寒战、高热、腹胀、下腹痛 宫旁结缔组织增厚、压痛、可触及炎性包块 严重者侵及整个盆腔形成"冰冻骨盆"
急性盆腔腹膜炎	炎症继续发展，扩散至子宫浆膜	下腹部明显压痛、反跳痛。盆腔脓肿形成，波及肠管与膀胱可出现腹泻、里急后重与排尿困难
弥漫性腹膜炎		出现全身中毒症状，如高热、恶心、呕吐、腹胀
盆腔血栓性静脉炎	血栓性静脉炎	累及卵巢静脉、子宫静脉、髂内静脉等 多于产后1~2周，继宫内膜炎之后出现寒战、高热，持续数周或反复发作，局部检查不易与急性盆腔结缔组织炎鉴别
下肢血栓性静脉炎		病变多在股静脉、腘静脉及大隐静脉； 出现弛张热，下肢持续疼痛，局部静脉压痛或触及硬索状，静脉回流受阻，引起下肢水肿，皮肤发白，习称"股白肿"
脓毒血症	病原菌入血	感染性休克，出现肺、脑、肾脓肿或肺栓塞，可致死
败血症		细菌大量进入血循环并繁殖，形成败血症

做题技巧：
　　症状、体征在什么部位——就是对应的病理类型。

[经典例题1]

　　初产妇，32岁，剖宫产一男活婴，产后1周，寒战，高热，左下肢持续性疼痛1日，恶露量多，头晕，乏力，体温39.5℃，脉搏120次/分，血压110/70mmHg，此病人最可能的诊断是

　　A. 子宫肌炎　　　　　　　　　　　　　B. 盆腔结缔组织炎

　　C. 血栓性静脉炎　　　　　　　　　　　D. 盆腔腹膜炎

　　E. 败血症

　　[参考答案] 1. C

四、诊断及鉴别诊断

　　1. 详细询问病史及分娩经过　对产后发热者，首先考虑为产褥感染。

　　2. 全身及局部体检　可基本确定感染的部位和严重程度。

　　3. 辅助检查　检测血清C-反应蛋白>8mg/L，有助于早期诊断感染。B超、CT、MRI能够对感染部位及是否形成脓肿进行定位定性诊断；彩色多普勒超声有助于诊断血栓性静脉炎。

　　4. 确定病原体　病原体的鉴定对治疗非常重要。方法有：分泌物涂片检查；病原体培养；病原体抗原和特异抗体检测可以快速确定病原体。

　　5. 鉴别诊断　主要与上呼吸道感染、急性乳腺炎、泌尿系统感染、血栓静脉炎相鉴别。

五、处理

　　1. 支持疗法　加强营养，纠正贫血与电解质紊乱，增强免疫力，可多次少量输血或血浆。

2. 清除感染源　脓肿切开引流，清除宫腔残留物，取半卧位以利于引流。

3. 应用高效抗生素　必要时可短期加用肾上腺皮质激素，提高机体的应激能力。

4. 血栓性静脉炎　应用抗生素同时，加用肝素。也可用活血化瘀中药及溶栓类药物治疗。

5. 严重病例　引起中毒性休克、肾功能衰竭，应积极抢救，治疗争分夺秒。

6. 手术治疗　适用于药物治疗无效的子宫严重感染，出现不能控制的子宫出血、败血症或脓毒血症时，应及时行子宫切除术，清除感染源。

第二节　晚期产后出血

课堂讲义

分娩 24 小时后，在产褥期内发生的子宫大量出血，称晚期产后出血。以产后 1～2 周发病最常见，亦有迟至产后 2 月余发病者。阴道流血可为少量或中等量，持续或间断，亦可表现为急骤大量流血，同时有血凝块排出。产妇多伴有寒战、低热，且常因失血过多导致严重贫血或失血性休克。

敲黑板

产后出血与晚期产后出血的鉴别：出血时间不一样、出血原因不一样。

产后出血——是指胎儿娩出后 24h 以内失血量>500ml，剖宫产>1000ml。

晚期产后出血——分娩 24 小时后，在产褥期内(6 周内)发生的子宫大量出血。

一、病因与临床表现

(一)胎盘、胎膜残留

病理生理：最常见，黏附在宫腔内的小块胎盘组织发生变性、坏死、机化，可形成胎盘息肉。当坏死组织脱落时，基底部血管开放，引起大量出血。

临床表现：多发生于产后 10 日左右，血性恶露持续时间延长，以后反复出血或突然大量流血。检查发现子宫复旧不全，宫口松弛，有时可触及残留组织。

(二)蜕膜残留

病理生理：产后 1 周内正常蜕膜脱落并随恶露排出，若蜕膜剥离不全或剥离后长时间残留在宫腔内诱发子宫内膜炎，影响子宫复旧，可引起晚期产后出血。

临床表现：与胎盘残留不易鉴别，宫腔刮出物病理检查可见坏死蜕膜，但不见绒毛。

(三)子宫胎盘附着面感染或复旧不全

病理生理：胎盘娩出后，子宫胎盘附着部位即刻缩小，可有血栓形成，继而血栓机化，出现玻璃样变，血管上皮增厚，管腔变窄、堵塞，周围内膜向内生长，内膜逐渐修复，此过程需 6～8 周。若胎盘附着面感染、复旧不全，可使血栓脱落，血窦重新开放，导致出血。

临床表现：多发生在产后 2 周左右，表现为突然大量阴道流血，检查发现子宫大而软，宫口松弛，阴道及宫口有血块堵塞。

(四)剖宫产术后子宫伤口裂开

临床表现：多发生在术后 2～3 周，多见于子宫下段剖宫产横切口两侧端。因切口未能愈合，故在肠线溶解脱落后，血窦重新开放而出现大量阴道流血，甚至引起休克。

（五）其他

产后子宫滋养细胞肿瘤、子宫黏膜下肌瘤等，也可以引起晚期产后出血。

[经典例题 1]

下列哪项不是晚期产后出血的原因

A. 胎盘附着面复旧不全   B. 继发性子宫收缩乏力

C. 产后子宫滋养细胞肿瘤   D. 子宫黏膜下肌瘤

E. 宫腔异物

[参考答案] 1. B

二、诊断

1. 病史　若为阴道分娩，应注意产程进展及产后恶露变化；若为剖宫产，询问剖宫产指征和术式，术后恢复是否顺利。同时应排除全身出血性疾病。

2. 症状和体征　除阴道流血外，一般可有腹痛和发热。双合诊检查可见子宫大、软、宫口松。

3. 辅助检查　血、尿常规，了解感染与贫血情况。B 型超声检查了解宫腔内有无残留物、子宫切口愈合状况等。若有宫腔刮出物或切除子宫标本，应送病理检查。

三、处理

1. 少量或中等量阴道流血　应给予广谱抗生素、子宫收缩剂及支持疗法。

2. 疑有胎盘、胎膜、蜕膜残留或胎盘附着部位复旧不全者　刮宫多能奏效，操作应轻柔。刮出物应送病理检查以明确诊断。术后给予抗生素及子宫收缩剂。

3. 疑有剖宫产术子宫切口裂开　仅少量阴道流血应住院，给予广谱抗生素及支持疗法，密切观察病情变化；若多量阴道流血，可行剖腹探查。若切口周围组织坏死范围小，炎症反应轻微，可行清创缝合及髂内动脉、子宫动脉结扎止血或行髂内动脉栓塞术。若组织坏死范围大，酌情行低位子宫次全切除术或子宫全切除术。

4. 若系肿瘤，应给予相应处理。

[经典例题 2]

产妇，26 岁。剖宫产术后 16 天，突然阴道大量流血 3 小时来院。入院时 BP 84/60mmHg，心率 122 次/分，Hb 84g/L。

(1)该患者应立即采取的处理措施不包括

A. 行 B 超检查   B. 建立静脉通道，补液、输血

C. 行清宫术后止血   D. 静滴缩宫素

E. 静滴广谱抗生素预防感染

(2)该患者最可能的出血原因是

A. 胎盘附着面复旧不全   B. 胎盘胎膜残留

C. 胎盘附着面血栓脱落   D. 继发性子宫收缩乏力

E. 子宫切口裂开出血

(3)该患者最有效的处理措施是

A. 宫腔镜检查并止血   B. 剖腹探查、清创缝合

C. 剖腹探查、行子宫次全切除术   D. 剖腹探查、行子宫全切除术

E. 清宫术

[参考答案] 2. C、E、C

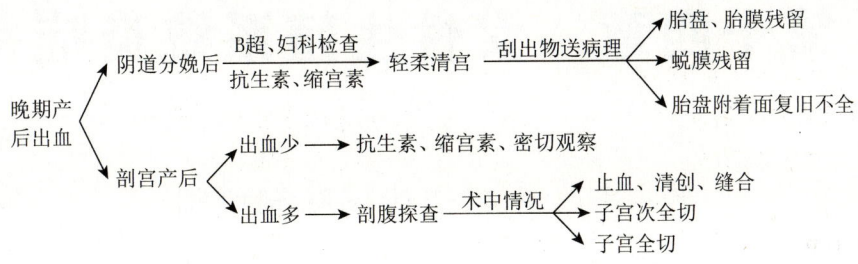

图 1-60　晚期产后出血的处理

第十四章 女性生殖系统炎症

第一节 生殖道生理防御机制

课堂讲义

外阴及阴道的解剖结构和生理特点形成生殖道自然的防御功能。只有当生理防御机制被破坏、机体免疫功能降低、内分泌改变、内源性菌群失调或外源性致病菌侵入时，才会导致炎症发生。

一、解剖学机制

1. 两侧大阴唇自然合拢，掩盖阴道口。

2. 阴道前、后壁紧贴，防止外界污染。

3. 宫颈阴道部表面为复层鳞状上皮，抗感染能力强；宫颈内口紧闭，宫颈管有黏液栓。

4. 育龄妇女子宫内膜周期性剥脱，子宫内膜分泌液含乳铁蛋白、溶菌酶等，有助于消除宫腔感染。

5. 输卵管黏膜上皮细胞的纤毛向宫腔方向摆动及输卵管蠕动，有助于阻止病原体逆行性侵入。

二、阴道生态平衡

正常阴道内虽有多种细菌存在，但由于阴道与这些菌群之间形成生态平衡并不致病。在维持阴道生态平衡中，乳杆菌、雌激素及阴道 pH 起重要作用。生理情况下，雌激素使阴道上皮增殖变厚，并增加细胞内糖原含量，阴道上皮细胞分解糖原为单糖，阴道乳杆菌将单糖转化为乳酸，维持阴道正常的酸性环境（pH≤4.5，多为 3.8～4.4），抑制其他病原体生长，称为阴道自净作用。乳杆菌是阴道内的优势菌，除维持阴道的酸性环境外，其产生的 H_2O_2 及其他抗微生物因子可抑制或杀灭其他细菌。阴道生态平衡一旦被打破或外源性病原体侵入，即可导致炎症发生。

> 敲黑板
>
> 阴道的自净作用（pH 3.8～4.4）＝雌激素＋乳酸杆菌
>
> 老年性阴道炎——雌激素水平下降，阴道自净能力下降，致病菌繁殖。
>
> 细菌性阴道病——乳酸杆菌减少，厌氧菌大量繁殖，菌群紊乱。

三、生殖道免疫系统

生殖道黏膜聚集有不同数量的淋巴组织及淋巴细胞，具有重要的免疫功能，发挥抗感染作用。

第二节　细菌性阴道病

课堂讲义

细菌性阴道病是阴道内正常菌群失调所致的一种混合感染，由乳酸杆菌减少，加德纳菌、各种厌氧菌及支原体等引起，但临床及病理均无炎症改变。

一、诊断

以下 4 条中有 3 条阳性即可临床诊断为细菌性阴道病：

1. 均匀、稀薄、灰白色、鱼腥臭味阴道分泌物。

2. 阴道 pH>4.5。

3. 胺臭味试验阳性　取阴道分泌物于玻片上，滴入 1～2 滴 10%KOH 溶液，产生烂鱼肉样的腥臭气味。

4. 线索细胞阳性　取阴道分泌物于玻片上，加 1 滴生理盐水，于高倍镜下见到>20%的线索细胞。

二、鉴别诊断

表 1-45　细菌性阴道病与其他阴道炎的鉴别诊断

	细菌性阴道病	外阴阴道假丝酵母菌病	滴虫性阴道炎
症状	一般无症状	极痒、烧灼感	轻度瘙痒
分泌物特点	灰白、稀薄、腥臭味	白色，豆腐渣样	脓性、泡沫状
阴道黏膜	正常	充血	散在出血点
阴道 pH	>4.5	<4.5	>4.5
胺臭味试验	阳性	阴性	可为阳性
显微镜检查	线索细胞	芽孢、假菌丝	阴道毛滴虫

三、处理

1. 口服用药　首选甲硝唑。①甲硝唑每次 400mg，每天 2 次，共 7 日；②克林霉素 300mg，每天 2 次，连服 7 日。

2. 阴道用药　甲硝唑栓剂塞入阴道，每晚用药，7～10 日。

3. 性伴侣的治疗　不需常规治疗。

第三节　外阴阴道假丝酵母菌病

课堂讲义

一、病因

病原体主要为白色念珠菌，属真菌。白色念珠菌为条件致病菌，当阴道内糖原增加、酸度增高、局部细胞免疫力下降，适合念珠菌的繁殖引起炎症。

二、传染方式

念珠菌感染主要为内源性感染。寄生于人的口腔、肠道、阴道的念珠菌可互相传染。部分患者可通过性交直接传染和接触污染的衣物间接传染。

三、临床特征

主要表现：外阴瘙痒、灼痛，严重时坐卧不宁。还可伴有尿频、尿痛及性交痛。急性期白带增多，白带特征是白色稠厚呈凝乳或豆渣样。

检查见：小阴唇内侧及阴道黏膜附有白色膜状物，擦后露出红肿黏膜面，还可能出现糜烂及浅表溃疡。

四、分类

分为单纯性外阴阴道假丝酵母菌病和复杂性外阴阴道假丝酵母菌病。

表 1-46　单纯性与复杂性外阴阴道假丝酵母菌病的鉴别

	单纯性外阴阴道假丝酵母菌	复杂性外阴阴道假丝酵母菌病
病原菌	白色念珠菌	非白色念珠菌
发作频率	散发的	反复发作
临床表现	轻、中度，治疗效果好	重度，治疗效果差
宿主情况	正常非孕宿主	多为孕妇、糖尿病患者或免疫功能低下者

五、诊断依据

阴道分泌物镜检找到芽孢或假菌丝即可确诊。

六、治疗

1. 消除诱因　积极治疗糖尿病，停用广谱抗生素、雌激素和糖皮质激素。

2. 单纯性 VVC 的治疗

（1）局部用药：首选。①咪康唑栓剂，每晚 1 粒，连用 7 日；②克霉唑栓剂或片剂，每晚 1 粒，连用 7 日；③制霉菌素栓剂或片剂，每晚 1 粒或 1 片，连用 10～14 日。

（2）全身用药：对不能耐受局部用药者和未婚妇女可口服用药，常用氟康唑 150mg，顿服。

3. 复杂性 VVC 的治疗

（1）重度 VVC：治疗应以全身用药为主。

（2）复发性 VVC：治疗原则包括强化治疗和巩固治疗，强化治疗达到病原学治愈后，巩固治疗 6 个月。

（3）妊娠期 VVC：以局部治疗为主，以 7 日疗法效果为佳，禁用口服唑类抗真菌药。

4. 性伴侣治疗　无需对性伴侣进行常规治疗。

5. 治愈标准　若症状持续存在或诊断后 2 个月内复发者，需复诊。RVVC 治疗结束后 7～14 日、1 个月、3 个月和 6 个月应各随访 1 次。

[经典例题 1]

女，46 岁，糖尿病史 6 年，外阴痒 2 月余，白带无异味，妇检：阴道黏膜充血，白带多，呈凝乳块状。本例最可能的诊断是

A. 非特异性外阴炎　　　　　　　　　　B. 念珠菌阴道炎

C. 细菌性阴道病　　　　　　　　　　　D. 老年性阴道炎

E. 外阴硬化性苔癣

[参考答案] 1. B

第四节 滴虫阴道炎

课堂讲义

一、病因

是由阴道毛滴虫引起的常见阴道炎，也是常见的性传播疾病。

二、传染方式

1. 直接传播 该病可经性交直接传播，男方通常无症状，但可作为携带者传播给女性。

2. 间接传播 公共浴池、浴盆、游泳池、衣物、污染的器械及敷料等均可传播。

三、临床表现

潜伏期为4～28日。主要症状是阴道分泌物增多及外阴瘙痒，分泌物典型特点为稀薄脓性、黄绿色、泡沫状、有臭味。若有其他细菌混合感染则分泌物呈黄绿脓性，可有阴道灼热感、疼痛、性交痛等。

检查时见阴道黏膜充血，严重者有散在出血斑点，后穹隆有多量白带，呈黄白色稀薄液体或黄绿色脓性分泌物，常呈泡沫状。带虫者可无炎性症状，阴道黏膜无异常改变。

四、诊断

典型病例容易诊断，在阴道分泌物中找到滴虫即可确诊。最简便的方法是悬滴法。

五、治疗

1. 常规治疗 甲硝唑400mg，每天2～3次，7日为一疗程，性伴侣应同时治疗。

2. 特殊情况治疗

(1)哺乳期禁全身用药，可局部应用甲硝唑。

(2)顽固病例 可用甲硝唑2g，每日1次，5日。

第五节 萎缩性阴道炎

课堂讲义

一、病因

常见于绝经后的老年妇女，因卵巢功能衰退，雌激素水平降低，阴道壁萎缩，黏膜变薄，局部抵抗力降低，致病菌容易入侵繁殖引起炎症。

二、临床表现

主要症状为阴道分泌物增多及外阴瘙痒、灼热感。阴道分泌物稀薄，呈淡黄色，严重者呈血样脓性白带。

检查见阴道呈老年性改变，阴道黏膜充血，有小出血点，有时见浅表溃疡。溃疡可与对侧粘连，粘连严重时可造成阴道狭窄甚至闭锁，炎症分泌物引流不畅可形成阴道积脓或宫腔积脓。

三、诊断

根据年龄和临床表现一般能作出诊断。但应排除其他类型的阴道炎和生殖道恶性肿瘤。

四、处理

治疗原则为抑制细菌生长，补充雌激素，增加阴道黏膜的抵抗力。

1. 增加阴道抵抗力　针对病因应用雌激素制剂，可以给予雌三醇软膏局部涂抹，也可全身给药。
2. 抑制细菌生长　阴道局部给予抗生素，如诺氟沙星栓剂、保妇康栓剂。

敲黑板

表 1-47　几种阴道炎的鉴别

鉴别要点	滴虫阴道炎	假丝酵母菌病	细菌性阴道病	萎缩性阴道炎
病因	阴道毛滴虫	假丝酵母菌	阴道内菌群失调，乳杆菌减少，厌氧菌繁殖	雌激素下降，阴道防御力降低，致病菌入侵繁殖
阴道内环境	pH 5.0~6.5	pH 4.0~4.7	pH 6.0~6.5	pH 增高
传播途径	直接和间接传染	直接和间接传染	自身感染	自身感染
临床表现	白带量多，稀薄泡沫状及外阴瘙痒	外阴瘙痒灼痛，白带呈白色凝乳块状或豆渣样	白带增多伴轻微瘙痒，白带灰白、均质、稀薄、鱼腥臭味	外阴瘙痒、淡黄色稀薄白带或血样脓性
阴道黏膜	红肿、出血点、草莓状外观	有白色膜状物擦除后见黏膜红肿糜烂或溃疡	阴道黏膜无充血	阴道萎缩状，黏膜充血、出血点
实验室检查	悬滴法可见滴虫	分泌物镜检芽孢、假菌丝	胺臭味试验阳性、线索细胞	分泌物镜检
鉴别要点	滴虫阴道炎	假丝酵母菌病	细菌性阴道病	萎缩性阴道炎
防治	酸性溶液清洗 甲硝唑全身局部同时用药 夫妻同治	碱性溶液冲洗 去除易感因素 抗真菌药	酸性溶液清洗 甲硝唑全身局部同时用药	酸性溶液冲洗 小剂量雌激素 甲硝唑、氧氟沙星阴道给药

第六节　子宫颈炎

课堂讲义

宫颈炎主要指宫颈阴道部和宫颈管黏膜受各种病原体感染而导致的一系列病理改变，是妇科最常见的疾病之一。宫颈炎分为急性和慢性两种。

一、急性宫颈炎

（一）病因　常由淋球菌、沙眼衣原体、单纯疱疹病毒引起，主要见于性传播疾病的高危人群。

（二）病理

大体：宫颈红肿，宫颈管黏膜充血、水肿，有脓性分泌物自子宫颈外口流出。

组织学：表现为血管充血，子宫颈黏膜及黏膜下组织、腺体周围可见大量中性粒细胞浸润，腺腔内可见脓性分泌物。

（三）临床表现和诊断

阴道分泌物增多，呈脓性或黏液脓性，伴有腰酸及下腹坠痛。合并泌尿系感染时，可有尿急、尿频、尿痛等症状。妇科检查见子宫颈充血、水肿、黏膜外翻，有脓性分泌物流出，子宫颈触痛，触之易出血。

出现两个特征性体征之一，结合镜检宫颈或阴道分泌物白细胞增多，可作出诊断。

1. 两个特征性体征　①于宫颈管或宫颈管棉拭子标本上，肉眼见到脓性或黏液脓性分泌物；②用棉拭子擦拭宫颈时，容易诱发宫颈管内出血。

2. 白细胞检测　①宫颈管脓性分泌物涂片作革兰染色，中性粒细胞>30/高倍视野；②阴道分泌物湿片检测白细胞>10/高倍视野。

3. 病原体检测　应作淋病奈瑟菌和衣原体的检测。

(四)治疗

主要为抗生素治疗。

1. 未获得病原体检测结果前经验性治疗　阿奇霉素 1g 单次顿服；或多西环素 100mg，每日 2 次，连服 7 日。

2. 针对病原体选择抗生素　①单纯急性淋球菌性宫颈炎：常用药物有第三代头孢菌素，如头孢曲松 250mg，单次肌注；或头孢克肟 400mg，单次口服；或大观霉素 4g 单次肌注。②沙眼衣原体感染所致宫颈炎：治疗药物主要有阿奇霉素、多西环素、左氧氟沙星。

注意：若为淋球菌性宫颈炎，治疗时除选用抗淋球菌药物之外，同时应选用抗衣原体感染的药物。

二、慢性子宫颈炎

(一)病因：宫颈间质内有大量淋巴细胞、浆细胞等慢性炎细胞浸润。由急性子宫颈炎迁延而来。

(二)病理类型：①"宫颈糜烂"最常见；②宫颈管黏膜炎；③子宫颈息肉；④子宫颈肥大。注意：所谓"子宫颈糜烂"是柱状上皮异位所致，临床上描述为"糜烂状改变"为宜。

(三)临床表现与诊断：症状不明显，妇科检查可见子宫颈息肉、子宫颈肥大、子宫颈糜烂状改变或有黄色分泌物覆盖等不同体征。慢性子宫颈炎的各种形态通过妇科检查和病理学检查可以确诊，需与子宫颈上皮内瘤变(CIN)、早期子宫颈癌以及子宫颈结核等相鉴别。

(四)处理：根据不同情况进行不同处理。

1. 宫颈息肉　应行息肉摘除术，并送病理检查。

2. 慢性子宫颈管黏膜炎　应积极寻找病原体并行针对性治疗，病原体不清者可试用物理治疗或抗炎栓剂治疗。

3. 子宫颈肥大　单纯的子宫颈肥大一般不需处理。

[经典例题 1]

女，32 岁。白带多，外阴痒，查：宫颈、阴道充血。分泌物呈脓性，宫颈颗粒型糜烂，重度，下列哪项治疗方案最佳

A. 物理疗法

B. 局部活检+局部药物腐蚀+全身消炎

C. 局部药物消炎

D. 宫颈锥形切除术

E. 局部消炎后，局部活检，若为阴性，则物理疗法

[参考答案] 1. E

第七节 盆腔炎性疾病

课堂讲义

一、发病诱因

1. 性活动与年龄　盆腔炎多发生在性活跃期妇女，尤其是初次性交年龄小、有多个性伴侣、性交过频及性伴侣有性传播疾病者。年轻者容易发生盆腔炎性疾病。

2. 下生殖道感染　如淋病奈瑟菌性宫颈炎、衣原体性宫颈炎以及细菌性阴道病与盆腔炎症的发生密切相关。

3. 宫腔内手术操作后感染。

4. 性卫生不良。

5. 邻近器官炎症直接蔓延。

6. 盆腔炎症再次急性发作。

二、病理

1. 急性子宫内膜炎及子宫肌炎。

2. 急性输卵管炎、输卵管积脓、输卵管卵巢脓肿。

3. 急性盆腔腹膜炎　盆腔内器官发生严重感染时，往往蔓延到盆腔腹膜，使腹膜充血、水肿，并有少量含纤维素的渗出液，可形成盆腔脏器粘连。

4. 急性盆腔结缔组织炎　以宫旁结缔组织炎最常见。

5. 败血症及脓毒血症。

6. 肝周围炎　是指肝包膜炎症而无肝实质损害。

三、临床表现及诊断

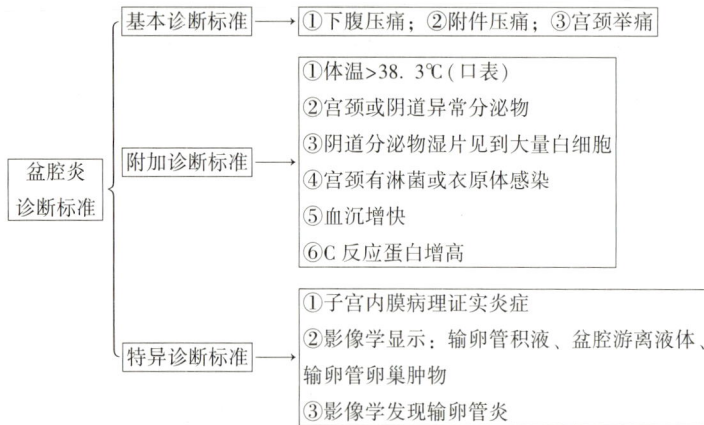

图 1-61　盆腔炎诊断标准

最低诊断标准——性活跃的年轻女性或者具有性传播疾病的高危人群，若出现下腹痛，并可排除其他引起下腹痛的原因，妇科检查符合最低诊断标准，即可给予经验性抗生素治疗。

附加诊断标准——可增加诊断的特异性。

特异诊断标准——可确诊急性盆腔炎。

在作出盆腔炎症的诊断后，需进一步明确病原体。并且需与急性阑尾炎、输卵管妊娠流产或破裂、卵

医学教育网 www.med66.com

巢囊肿蒂扭转或破裂等急腹症相鉴别。

[经典例题1]

女性，24岁，已婚，1年前第一胎行早孕吸宫术。术后反复下腹及腰骶部疼痛，每于经期及劳累后加重，且经量较以往增多，时有低热，1年中未避孕未再受孕。妇科检查：宫颈中度糜烂，子宫后屈，正常大，双侧附件增厚、压痛。最可能的诊断是

A. 生殖器结核　　　　　　　　　　　　B. 卵巢恶性肿瘤

C. 陈旧性宫外孕　　　　　　　　　　　D. 子宫内膜异位症

E. 慢性盆腔炎

[参考答案] 1. E

四、处理

盆腔炎性疾病主要以抗生素治疗为主，必要时手术治疗。

1. 支持疗法　半卧位有利于脓液积聚于直肠子宫凹陷而使炎症局限。增加营养，补充液体，注意纠正电解质紊乱及酸碱失衡，必要时少量输血。

2. 抗生素治疗　原则经验性、广谱、及时及个体化。常用药物包括：头孢曲松、头孢西丁、氧氟沙星、莫西沙星等。

3. 手术治疗　主要用于治疗抗生素控制不满意的输卵管卵巢脓肿或盆腔脓肿。

第十五章　女性生殖器官肿瘤

第一节　子宫颈癌

课堂讲义

一、病因

1. 感染因素

(1)人乳头瘤病毒(HPV)：高危型人乳头瘤病毒持续感染是宫颈癌的主要发病因素其中以 HPV16、18 等亚型最常见。

(2)单纯疱疹病毒(HSV)：目前尚无证据证实 HSV 可直接致癌，一般认为 HSV-2 是宫颈癌发生的协同因素。

(3)其他病原体：巨细胞病毒(CMV)、梅毒螺旋体、滴虫、衣原体、真菌等感染也可能与宫颈癌发生有关。

2. 相关危险因素　包括过早性生活、早婚；多个性伴侣、性生活活跃、性生活不洁；早生育、多产、密产；男性不洁性行为及有关因素；吸烟、经济状况、肿瘤家族史、饮食等因素有关。

> 最黑板
>
> 多生孩子——容易得宫颈癌；不生孩子——容易得内膜癌。

二、组织发生及病理

(一)组织发生

宫颈癌的发生、发展是由量变到质变，由渐变到突变的过程。好发部位为鳞-柱状上皮交接区，即移行带区。

1. CIN 的发生　在移行带形成过程中，宫颈上皮化生过度活跃，未成熟的化生鳞状细胞在一些致癌因素的刺激下，可发生细胞异常增生、分化不良、排列紊乱，细胞核异常、有丝分裂增加，最后形成宫颈上皮内瘤变(CIN)。

2. CIN 的分级　分为 3 级：

①CIN Ⅰ 级　即宫颈上皮轻度不典型增生，病变局限于上皮层的下 1/3；

②CIN Ⅱ 级　即宫颈上皮中度不典型增生，病变局限于上皮层的下 2/3；

③CIN Ⅲ 级　包括宫颈上皮重度不典型增生及原位癌。

　　　　重度不典型增生——病变累及上皮层 2/3 以上；

　　　　原位癌——病变累及上皮全层。

3. CIN 有三种转归

①消退（或逆转）；

②持续不变（或病情稳定）；

③进展（或癌变）。

宫颈癌的发生是一连续发展的过程，由 CIN 转变为浸润癌约需 5～10 年左右的时间。

（二）病理

表 1-48　宫颈癌的病理类型

	鳞状细胞癌	腺癌	鳞腺癌
发病率	占宫颈癌 75%～80%	占宫颈癌 20%～25%	占宫颈癌 3%～5%
巨检	外生型（乳头状、菜花状） 内生型（肥大变硬呈桶状） 溃疡型（空洞、火山口状） 颈管型（发生在宫颈管内）	自宫颈管内向周围浸润管壁 自宫颈管内向宫颈外口突出	既有鳞癌又有腺癌
显微镜检	镜下早期浸润癌 浸润癌（高、中、低分化）	黏液腺癌 恶性腺癌（微偏腺癌）	既有鳞癌又有腺癌

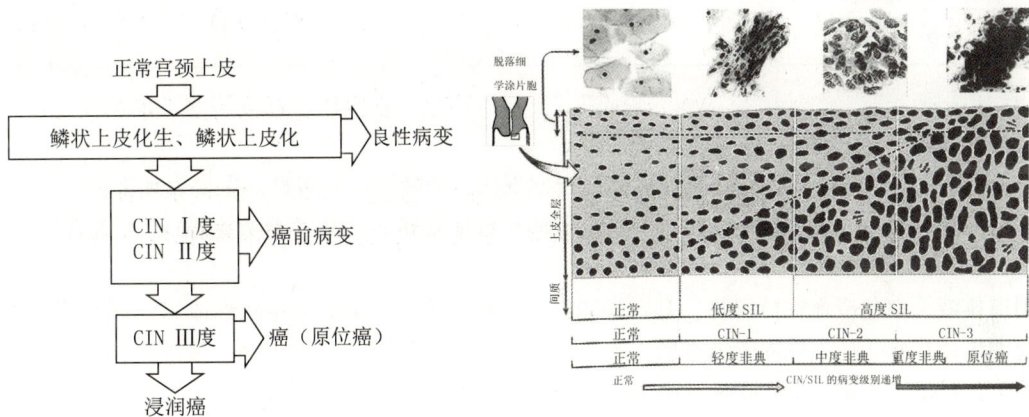

图 1-62　宫颈癌的组织发展过程

三、转移途径

1. 直接蔓延　最常见，癌组织向局部浸润，并向邻近器官及组织扩散。

向上——累及宫体；向下——累及阴道；向两侧——蔓延至主韧带、阴道旁组织，延伸到骨盆壁；向前——可侵犯膀胱、向后可侵犯直肠。

2. 淋巴转移　癌灶局部浸润后侵入淋巴管形成瘤栓，随淋巴液引流进入局部淋巴结，在淋巴管内扩散。淋巴转移一级组包括宫旁、宫颈旁、闭孔、髂内、髂外、骶前淋巴结；二级组包括髂总、腹股沟深浅、腹主动脉旁淋巴结。

3. 血行转移　少见，发生在晚期，转移至肝、肺、肾或脊柱等。

四、临床分期

采用国际妇产科联盟（FIGO，2009）修订的临床分期。

表 1-49　子宫颈癌的临床分期

Ⅰ期	肿瘤局限于子宫颈
Ⅰ$_A$期	仅在显微镜下见浸润癌，间质浸润深度<5mm，宽度≤7mm
	Ⅰ$_{A1}$期：间质浸润深度≤3mm，宽度≤7mm
	Ⅰ$_{A2}$期：间质浸润深度3mm～5mm，宽度≤7mm
Ⅰ$_B$期	临床可见癌灶局限于子宫颈，或显微镜下可见癌灶超过Ⅰ$_A$范围
	Ⅰ$_{B1}$期：临床见病灶最大直径≤4cm
	Ⅰ$_{B2}$期：临床见病灶最大直径>4cm
Ⅱ期	肿瘤已超出宫颈，但未达盆壁；癌累及阴道，但未达阴道下1/3
Ⅱ$_A$期	无宫旁浸润
	Ⅱ$_{A1}$期：可见癌灶最大直径≤4cm
	Ⅱ$_{A2}$期：可见癌灶最大直径>4cm
Ⅱ$_B$期	有宫旁浸润
Ⅲ期	肿瘤扩散至盆壁和（或）累及阴道下1/3，和（或）导致肾盂积水或无功能肾
Ⅲ$_A$期	肿瘤累及阴道下1/3
Ⅲ$_B$期	肿瘤扩散至盆壁和（或）导致肾盂积水或无功能肾
Ⅳ期	肿瘤播散超出真骨盆或癌浸润膀胱黏膜及直肠黏膜
Ⅳ$_A$期	肿瘤侵犯邻近的盆腔器官
Ⅳ$_B$期	远处转移

五、临床表现

（一）症状

早期宫颈癌常无特殊症状，而是通过防癌检查发现的；中晚期症状明显，主要表现为：

1. 阴道流血　早期为接触性出血、不规则出血或血性白带；晚期因病灶侵蚀较大血管可发生大量出血。

2. 阴道排液　白色或血性分泌物，有腥臭味，癌组织坏死，感染时大量脓性或米汤样恶臭白带。

3. 晚期癌的症状　压迫输尿管或直肠，严重时导致输尿管梗阻、肾盂积水，尿毒症；淋巴转移、淋巴管阻塞可发生下肢肿痛等；以及消瘦、发热、恶病质。

（二）体征

早期无明显病灶，可有轻度糜烂或宫颈炎表现。随着宫颈浸润癌的生长发展，根据不同的类型局部体征亦不同。如息肉状、乳头状、菜花状突起或赘生物；内生型则宫颈肥大或颈管膨大如桶状；两侧宫旁组织增厚，晚期浸润达盆壁，形成"冰冻骨盆"。

[经典例题 1]

子宫颈癌最早出现的症状是

A. 大量米汤样恶臭白带　　　　　　　　B. 接触性出血

C. 进行性下肢肿痛　　　　　　　　　　D. 尿频尿急

E. 绝经后长期阴道流血

[参考答案] 1. B

六、诊断及鉴别诊断

早期病例的诊断

1. 宫颈细胞学检查（宫颈刮片）　筛检 CIN 和宫颈癌的首选方法。凡婚后或性生活过早的青年都应该常规作宫颈刮片细胞学检查，并定期复查（每隔1～3年一次）。

2. HPV 检测　目前国内已将高危 HPV 检测作为宫颈癌筛查的一种手段，也用于意义未明的不典型鳞状细胞的分流。

3. 阴道镜检查　宫颈刮片细胞学检查，巴氏分级≥Ⅲ级，TBS 分级为鳞状上皮内瘤变（LSILs/HSILs），均应在阴道镜观察下选择可疑癌变区行宫颈活组织检查。

4. 宫颈和宫颈管活组织检查　是确诊宫颈癌及其癌前病变最重要的方法。取材方法有：

①肉眼可见病灶应做单点或多点活检；②若无明显肉眼可见病灶，可在转化区 3、6、9、12 点 4 处活检；③可在碘试验（Schille 试验）不染色区或涂抹醋酸后在变白的区域取材，可以提高确诊率；④若需了解宫颈管病变，应搔刮宫颈管，刮出物送病理检查。鉴别方面，活检是鉴别良恶性肿瘤的金标准。

5. 宫颈锥切术　适用于宫颈刮片多次检查为阳性，而宫颈活检为阴性者；或活检为原位癌，但不能排除浸润癌时；或可疑微小浸润癌需了解病灶的浸润深度和宽度者。

[经典例题 2]

普查宫颈癌时最有实用价值的检查方法是

A. 宫颈刮片细胞学检查　　　　　　B. 宫颈活组织检查

C. 阴道镜检查　　　　　　　　　　D. 妇科三合诊检查

E. 宫颈碘试验

[经典例题 3]

确诊宫颈癌的可靠方法是

A. 白带涂片检查　　　　　　　　　B. 宫颈活检

C. 宫颈刮片细胞学检查　　　　　　D. 阴道镜检查

E. 宫颈锥形切除

[参考答案] 2. A；3. B

敲黑板

宫颈癌诊断步骤：

接触性出血→宫颈细胞学检查（筛查）→阴道镜检查→活组织检查（确诊）

七、治疗

1. 宫颈上皮内瘤变（CIN）

（1）CIN Ⅰ：如 HPV（-），60% 会自然消退，可随访或先按炎症处理；

如 HPV（+），病变持续存在，可行物理治疗（冷冻或激光）。

（2）CIN Ⅱ：所有的 CIN Ⅱ均需治疗，可给予物理治疗或宫颈锥切术。

（2）CIN Ⅲ：应行宫颈锥切术。年龄大、无生育要求也可行全子宫切除术。

2. 宫颈浸润癌　以手术和放疗为主，化疗为辅。

（1）手术治疗

手术范围

表 1-50　宫颈癌的手术范围

分期	手术方式
Ⅰ_{A1}期	对无生育要求者——应选用筋膜外子宫切除术 对有生育要求者——宫颈锥形切除术 对脉管间隙浸润者——改良式广泛性子宫切除+盆腔淋巴结切除术

续表

分期	手术方式
I$_{A2}$期 I$_{B1}$期 II$_{A1}$期	宜采用广泛性子宫切除+盆腔淋巴结切除术 对要求保留生育功能的 I$_{A2}$期患者可采用宫颈冷刀大锥切或广泛性宫颈切除+盆腔淋巴结切除术 对要求保留生育功能而癌瘤<2cm 的 I$_{B1}$期鳞癌患者可行广泛性子宫切除+盆腔淋巴结切除术
I$_{B2}$期 II$_{A2}$期	可采用广泛性子宫切除+盆腔淋巴结切除术+术后辅助放疗 亦可采用根治性放化疗 可采用新辅助化疗+广泛性子宫切除+盆腔淋巴结切除术+术后辅助放疗或放化疗

（2）放射治疗　包括腔内照射和体外照射

①适用于≥II$_B$期；

②巨大肿瘤时用于术前缩小肿瘤，方便手术；

②全身情况不适宜手术的早期患者；

③手术后病理检查发现有高危因素的辅助治疗。

（3）化疗　主要用于晚期或复发转移的患者。常采用以铂类为主的联合化疗。

敲黑板

> I 期～ II$_A$期——首选手术； II$_B$期～ IV 期——首选化疗。

八、预后及随访

约半数的患者治疗后在 1 年内复发，75%～80%于 2 年内复发。因此，患者于治疗后 2 年内应每 3～4 个月复查 1 次；3～5 年内每 6 个月检查 1 次。第 6 年开始每年复查 1 次。

九、预防

宫颈癌病因明确、筛查方法完善，是一个可以预防的肿瘤。包括普及防癌知识；定期开展宫颈癌的普查普治；积极治疗中、重度宫颈糜烂及 CIN，以阻断宫颈癌的发生；注意高危因素，重视高危患者。

第二节　子宫肌瘤

课堂讲义

子宫肌瘤是女性生殖道最常见的一种良性肿瘤，由子宫平滑肌细胞增生而成，间有纤维结缔组织。多见于 30～50 岁妇女。尸检 30 岁以上妇女 20%有肌瘤。

一、分类

按肌瘤所在部位分为宫体和宫颈肌瘤，前者多见；按数量可以分为单发肌瘤和多发肌瘤；按其与子宫肌壁的关系分 3 类。

表 1-51　子宫肌瘤分类

肌壁间肌瘤	位于子宫肌壁间，占总数的 60%～70%
浆膜下肌瘤	肌瘤向子宫浆膜面生长，肌瘤表面仅有浆膜覆盖。约占总数的 20%
黏膜下肌瘤	向子宫黏膜方向生长，突出于宫腔，仅有黏膜层覆盖。占总数的 10%～15%

二、病理

1. 巨检　为实质性球形包块，表面光滑，质硬，压迫周围肌层纤维形成假包膜，肌瘤与假包膜之间有一层疏松网状间隙，故易于剥出。切面成灰白色，可见旋涡状或编织状结构。

2. 镜检　肿瘤主要由梭形平滑肌细胞和不等量纤维结缔组织构成。肌细胞大小均匀，排列成漩涡状或栅栏状，细胞核呈圆形或杆状。子宫肌瘤一般无核分裂象。

三、肌瘤变性

肌瘤变性是肌瘤失去了原有的典型结构，常见的变性有：

1. 玻璃样变　又称透明变性，最常见。

2. 囊性变　是玻璃样变继续发展，肌细胞坏死液化即可发生囊性变，此时子宫肌瘤变软，很难与妊娠子宫或卵巢囊肿相鉴别。

3. 红色变　可有急性腹痛、发热、肌瘤迅速增大等临床表现，切面呈暗红色，质软，漩涡状结构消失，多见于妊娠期。

4. 肉瘤变　多见于年龄较大妇女，在短期内迅速增大或伴不规则阴道流血者应考虑有恶变可能。

5. 钙化　多见于蒂部细小血供不足的浆膜下肌瘤以及绝经后妇女的肌瘤。

6. 脂肪变　多见于绝经后患者。

[经典例题1]

女性，26岁，足月产后4日，下腹疼痛4日，发热1日，阴道分泌物无异味，子宫增大，既往有子宫肌瘤史。本例首先考虑的诊断是

A. 肌瘤囊性变　　　　　　　　　　B. 肌瘤红色样变
C. 产褥感染　　　　　　　　　　　D. 肌瘤恶性变
E. 肌瘤玻璃样变
[参考答案] 1. B

四、临床表现

子宫肌瘤的临床表现主要与肌瘤的生长部位、有无变性等有关，而与肌瘤个数关系较小。肌瘤小时大部分患者可以无症状，查体时才发现。若有症状表现为：

1. 月经改变　可表现为经量增多、经期延长或不规则阴道流血，可导致继发性贫血。

2. 白带增多　黏膜下肌瘤发生坏死、溃疡、感染时，则有持续性或不规则阴道流血或脓血性排液。

3. 下腹包块　双合诊，子宫常增大，表面不规则、单个或多个结节状突起，质硬；黏膜下肌瘤子宫多为均匀性增大，有时可见肌瘤位于宫颈口或脱出在阴道内，表面光滑、色红、质硬。肌瘤变性时质地可以变软或迅速增大。

4. 压迫症状　下腹坠胀、腰酸、腹痛；尿频、排尿或排便困难。

5. 不孕　黏膜下肌瘤可影响受精卵着床而导致不孕。

敲黑板

经量增多——主要见于黏膜下肌瘤、肌壁间肌瘤
下腹包块——主要见于浆膜下肌瘤、肌壁间肌瘤

五、诊断及鉴别诊断

1. 诊断　根据病史、临床表现，诊断多无困难。B型超声是常用的辅助检查，能区分子宫肌瘤与其他盆腔肿块。MRI可准确判断肌瘤大小、数目和位置。必要时可借助宫腔镜、诊断性刮宫等检查。

2. 鉴别诊断　需与子宫腺肌病及腺肌瘤、妊娠子宫、卵巢肿瘤、盆腔炎性包块、畸形子宫相鉴别。

六、治疗

(一)随访观察

肌瘤小且无症状，无需治疗。特别是近绝经期妇女，绝经后肌瘤可自行萎缩和症状消失。

(二)药物治疗

适用于症状轻、近绝经年龄或全身情况不宜手术者。

1. 米非司酮　每日 12.5mg 口服，可作为术前用药或提前绝经用，不宜长期使用。

2. 促性腺激素释放激素激动剂(GnRH-a)　常用药物有戈舍瑞林、亮丙瑞林，每月皮下注射 1 次。可抑制 FSH 和 LH 分泌，降低雌激素水平，抑制肌瘤生长使其萎缩，缓解症状。应用指征：①缩小肌瘤以方便手术；②术前用于控制症状、纠正贫血；③对近绝经期妇女，可提前过渡到自然绝经，避免手术；④缩小肌瘤以利于妊娠。

(三)手术治疗

手术适应证：①重度继发性贫血经保守治疗无效，特别是黏膜下肌瘤致重度贫血者；②出现膀胱和(或)直肠压迫症状；③肌瘤生长迅速，疑恶变者；④肌瘤致反复流产和不孕；⑤肌瘤引起腹痛、性交痛或肌瘤蒂扭转引起急性腹痛者。

手术方式为：①肌瘤切除术：适用于年轻或有生育要求的患者。黏膜下肌瘤可经阴道切除，浆膜下肌瘤可作经腹切除术；②子宫切除术：凡肌瘤较大，症状明显，经药物治疗无效，不需保留生育功能，或疑有恶变者可行子宫切除术。

敲黑板

手术指征——不得不手术时，则为手术指征。

七、子宫肌瘤合并妊娠

肌瘤红色变性经保守治疗几乎均能缓解，无效者行手术治疗。妊娠合并子宫肌瘤多能经阴道分娩，若肌瘤阻碍胎儿下降可作剖宫产。肌瘤影响子宫收缩，应预防产后出血。

第三节　子宫内膜癌

课堂讲义

女性生殖道三大恶性肿瘤之一，平均发病年龄为 60 岁，占女性癌症总数的 7%，占女性生殖道总数的 20%～30%。

一、病因

病因尚不很清楚，可能与以下因素有关。

1. 雌激素刺激　子宫内膜长期受雌激素刺激而无孕激素拮抗。

(1)内源性雌激素增高：如无排卵性功血、多囊卵巢综合征、功能性卵巢肿瘤等，此外初潮早、绝经晚、不孕、少产也会增加子宫内膜癌的发病率。

(2)外源性雌激素长期刺激：如雌激素替代疗法，随着选用雌激素剂量及使用时间的延长，危险性增加。

2. 与子宫内膜增生有关。

3. 遗传因素　卵巢癌、乳癌、结肠癌等。

4. 体质因素　一般将肥胖、高血压、糖尿病称为子宫内膜癌三联征。

根据发病特点，将子宫内膜癌分为激素依赖型和非激素依赖型。

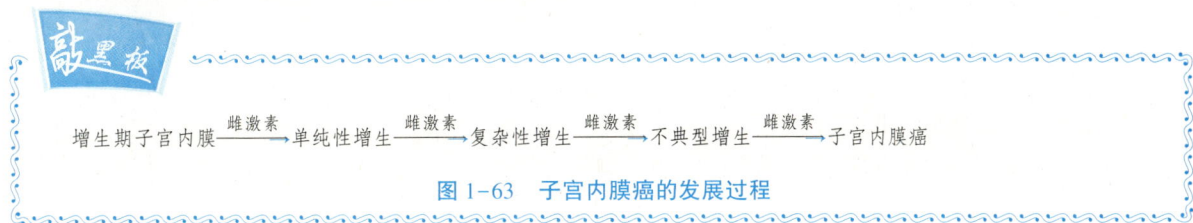

敲黑板

增生期子宫内膜 $\xrightarrow{\text{雌激素}}$ 单纯性增生 $\xrightarrow{\text{雌激素}}$ 复杂性增生 $\xrightarrow{\text{雌激素}}$ 不典型增生 $\xrightarrow{\text{雌激素}}$ 子宫内膜癌

图 1-63　子宫内膜癌的发展过程

二、病理

1. 巨检　按病变累及的范围可分为局限型和弥漫型。

2. 镜检　病理类型有以下 3 型：

①内膜样腺癌　发病率占 80%～90%，最常见；

②乳头状浆液性腺癌　占 1%～9%，恶性程度高，预后差；

③透明细胞癌　不到 5%，高度恶性，易早期转移。

[经典例题 1]

子宫内膜癌最多见的病理类型是

A. 腺角化癌　　　　　　　　　　　B. 内膜样腺癌

C. 透明细胞癌　　　　　　　　　　D. 鳞腺癌

E. 鳞癌

[参考答案] 1. B

三、转移途径

1. 直接蔓延　病灶沿子宫内膜蔓延生长，向上沿子宫角到输卵管，向下累及宫颈管及阴道，向肌层穿透子宫壁累及浆膜层蔓延至输卵管、卵巢，并可广泛种植于盆、腹腔腹膜，直肠子宫陷凹及大网膜。

2. 淋巴转移　为主要转移途径。宫底部癌灶向上至腹主动脉淋巴结；宫颈部与宫颈癌转移途径相同；子宫后壁可扩散到直肠淋巴结。

3. 血行转移　较少见。晚期可经血行转移至肺、肝、骨和脑等处。

四、分期

目前多采用 FIGO 制订的手术-病理分期。腹水细胞学阳性应单独报告，但不改变分期。

表 1-52　子宫内膜癌的手术-病理分期

I 期	癌局限于宫体
I_A	癌浸润深度<1/2 肌层
I_B	癌浸润深度≥1/2 肌层
II 期	肿瘤累及宫颈间质，未超出子宫
III 期	肿瘤局部播散
III_A	肿瘤累及子宫浆膜和(或)附件
III_B	阴道和(或)宫旁受累
III_C	盆腔淋巴结和(或)腹主动脉淋巴结转移 III_{C1} 盆腔淋巴结转移 III_{C2} 腹主动脉旁淋巴结转移
IV 期	膀胱和(或)直肠黏膜，和(或)远处转移
IV_A	膀胱和(或)直肠黏膜
IV_B	远处转移，包括腹腔内转移和(或)腹股沟淋巴结转移

记忆要点：Ⅰ宫体、Ⅱ宫颈

易错点：Ⅱ期——累及"宫颈间质"，"间质"二字不可缺。

五、临床表现

(一)症状

1. 阴道流血　绝大多数患者首发症状为异常阴道流血。绝经前月经期延长、周期紊乱、经量过多；围绝经期——以不规则阴道流血为主；绝经后阴道流血量一般不多，持续或间断性。

2. 阴道排液　可为白带增多、浆液性或浆液血性分泌物增多。合并感染者可有脓性或脓血性恶臭分泌物。

3. 疼痛　当浸润周围组织或压迫神经时可引起下腹及腰骶部疼痛。有宫腔积液、积脓时可刺激子宫收缩，出现下腹痛及痉挛性疼痛。

4. 恶病质　晚期可出现贫血、消瘦、发热、全身衰竭等。

(二)体征

早期可无明显体征，子宫可以正常大小或稍大。随疾病发展子宫增大变软、固定，在宫旁或盆腔内扪及不规则形结节状肿物。

子宫内膜癌诊断要点：老太太(平均发病年龄为60岁)

绝经后阴道流血(枯树又逢春，老树长新芽)

六、诊断

1. 病史和临床表现　围绝经期不规则阴道流血、绝经后阴道流血，有子宫内膜癌的高危因素，有长期应用雌激素病史，均应考虑子宫内膜癌的可能。

2. 分段诊刮　是确诊子宫内膜癌最可靠的方法。先刮宫颈管，再刮宫腔，刮取物分别送病理检查。

3. 宫腔镜　直接观察宫颈管和宫腔情况，并可取活检，提高早期内膜癌的诊断率。

4. B型超声　经阴道B超可了解子宫内膜厚度、宫腔形态、有无赘生物、肌层有无浸润及深度等，为临床诊断提供参考。典型子宫内膜癌的B超图像为宫腔内实质不均匀回声区，或宫腔线消失、肌层有不均匀回声区。彩色多普勒显像可显示丰富血流信号。

5. MRI、CT　可协助诊断浸润深度和宫外转移。

6. 血清CA125测定　血清CA125升高对进展期患者有一定价值，可作为疗效观察指标。

七、鉴别诊断

子宫内膜癌需与功能失调性子宫出血、老年性阴道炎、子宫黏膜下肌瘤、宫颈或子宫内膜息肉、子宫内膜炎、宫颈癌、原发性输卵管癌等鉴别。分段诊刮、宫腔镜及病理检查是主要的鉴别手段。

八、治疗

采用手术治疗为主，放疗、化疗和激素治疗为辅的综合治疗方法。

1. 手术治疗　为首选方法，手术切除范围依分期而定。

表 1-53 子宫内膜癌的手术治疗方式

Ⅰ期	行筋膜外全子宫切除+双附件切除
Ⅱ期	改良广泛性子宫切除+双附件切除+盆腔、腹主动脉旁淋巴结清扫
Ⅲ期、Ⅳ期	肿瘤细胞减灭术+化疗

2. 化疗　适用于：①ⅠB期及以上(深肌层浸润)；②透明细胞癌或浆液性乳头状腺癌(高度恶性)；③雌、孕激素受体阴性(激素治疗无效)；④术前 CA125 升高。

3. 放疗　单纯放疗仅适用于晚期或有严重的全身疾病、高龄和无法手术的病例。

4. 孕激素治疗　适用于晚期、复发病例、极早期要求保留生育能力的年轻患者。孕激素受体阳性者有效高，常用药物有醋酸甲羟孕酮、己酸孕酮等。

第四节　卵巢肿瘤

课堂讲义

卵巢肿瘤是常见的妇科肿瘤，其特点有"三多"、"三性"。"三多"是指：组织学类型多、好发人群多、死亡率高；"三性"是指：有良性、恶性、交界性。临床上因为缺乏早期诊断手段，卵巢恶性肿瘤死亡率居妇科恶性肿瘤首位。

一、组织学分类及分级

(一)组织学分类

1. 上皮性肿瘤　占原发性卵巢肿瘤的 50%～70%。其恶性类型占卵巢恶性肿瘤的 85%～90%。可分为浆液性、黏液性及子宫内膜样肿瘤等。根据组织学特性，分为良性、交界性和恶性。

2. 生殖细胞肿瘤　占卵巢肿瘤的 20%～40%。生殖细胞有发生多种组织的功能。未分化者为无性细胞瘤、胚胎癌；向胚胎结构分化为畸胎瘤，向胚外结构分化为内胚窦瘤、绒毛膜癌。

3. 性索-间质肿瘤　约占卵巢肿瘤的 5%。可向男女两性分化。肿瘤常有分泌功能，又称功能性卵巢肿瘤。常见的有颗粒细胞瘤、卵泡膜细胞瘤、支持细胞和间质细胞瘤。

4. 转移性肿瘤　占卵巢恶性肿瘤的 5%～10%，原发部位可为胃肠道、乳腺及生殖器官。如：库肯勃瘤。

1. 上皮性肿瘤
- 浆液性肿瘤
- 黏液性肿瘤
- 子宫内膜样肿瘤

3. 性索-间质肿瘤
- 颗粒细胞瘤
- 卵泡膜细胞瘤
- 间质细胞瘤
- 支持细胞

2. 生殖细胞肿瘤
- 无性细胞瘤
- 内胚窦瘤
- 胚胎癌
- 畸胎瘤
  - 未成熟型(恶性)
  - 成熟型(良性、又称皮样囊肿)
  - 单胚层和高度特异性(卵巢甲状腺癌和类癌)
- 非妊娠性绒毛膜癌

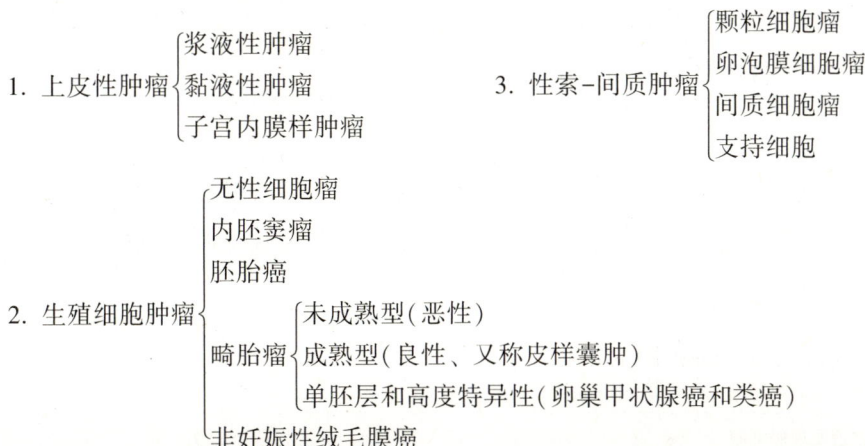

图 1-64 卵巢肿瘤的组织学分类

(二)组织学分级

Ⅰ级为高分化；Ⅱ级为中分化；Ⅲ级为低分化。

[经典例题 1]

好发于儿童及青少年的卵巢肿瘤是

A. 性索间质肿瘤   B. 生殖细胞肿瘤

C. 上皮性肿瘤   D. 转移性癌

E. 非特异性间质瘤

[经典例题 2]

(共用选项题)

A. 未成熟型畸胎瘤   B. 浆液性囊腺癌

C. 浆液性囊腺瘤   D. 颗粒细胞瘤

E. 原发性绒癌

(1)分泌雌激素的卵巢恶性肿瘤是

(2)最常见的卵巢肿瘤是

[参考答案] 1. B；2. D、B

敲黑板

高频命题点：

最常见的卵巢恶性肿瘤是——浆液性囊腺癌

最容易恶变的卵巢良性肿瘤是——浆液性囊腺瘤

分泌雌激素的卵巢肿瘤是——颗粒细胞瘤、卵泡膜细胞瘤

胃癌转移到卵巢——库肯勃瘤

最常见的生殖细胞肿瘤、最容易发生蒂扭转的卵巢肿瘤——成熟畸胎瘤

良性卵巢肿瘤伴右侧胸腔积液——纤维瘤

对放疗最敏感的卵巢肿瘤——无性细胞瘤

二、卵巢恶性肿瘤转移途径

直接蔓延或腹腔种植，淋巴转移是主要的转移途径。血行转移少见。

三、卵巢恶性肿瘤临床分期

表 1-54 原发性恶性肿瘤的手术-病理分期

期别	肿瘤范围
Ⅰ 期	病变局限于卵巢或输卵管
Ⅰ$_A$	肿瘤局限于一侧卵巢(包膜完整)或输卵管，卵巢和输卵管表面无肿瘤；腹水或腹腔冲洗液未找到癌细胞
Ⅰ$_B$	肿瘤局限于双侧卵巢(包膜完整)或输卵管，卵巢和输卵管表面无肿瘤；腹水或腹腔冲洗液未找到癌细胞
Ⅰ$_C$	肿瘤局限于单侧或双侧卵巢或输卵管，并伴有如下任何一项：
Ⅰ$_{C1}$	手术导致肿瘤破裂
Ⅰ$_{C2}$	手术前肿瘤包膜已破裂或卵巢、输卵管表面有肿瘤
Ⅰ$_{C3}$	腹水或腹腔冲洗液发现癌细胞
Ⅱ 期	肿瘤局限于一侧或双侧卵巢或输卵管，并有盆腔内扩散(在骨盆入口平面以下)或原发性腹膜癌

期别	肿瘤范围
II$_A$	肿瘤蔓延或种植到子宫和(或)输卵管和(或)卵巢
II$_B$	肿瘤蔓延至其他盆腔组织
III期	肿瘤累及单侧或双侧卵巢、输卵管或原发性腹膜癌，伴有细胞学或组织学证实的盆腔外腹膜转移或证实存在腹膜后淋巴结转移
III$_{A1}$	仅有腹膜后淋巴结阳性(细胞学或组织学证实)
III$_{A1}$(i)	淋巴结转移最大直径≤10mm
III$_{A1}$(ii)	淋巴结转移最大直径>10mm
III$_{A2}$	显微镜下盆腔外腹膜受累，伴或不伴腹膜后淋巴结转移
III$_B$	肉眼盆腔外腹膜转移，病灶最大直径≤2cm，伴或不伴腹膜后阳性淋巴结
III$_C$	肉眼盆腔外腹膜转移，病灶最大直径>2cm，伴或不伴腹膜后阳性淋巴结(包括肿瘤蔓延至肝包膜和脾，但未转移至脏器实质)
IV期	超出腹腔外的远处转移
IV$_A$	胸水中发现癌细胞
IV$_B$	腹腔外脏器官实质转移(包括肝实质转移及腹股沟淋巴结和腹腔外淋巴结转移)

四、临床表现

1. 卵巢良性肿瘤　肿瘤较小时多无症状。常在体检时发现子宫一侧或两侧扪及球形肿物，长大后可产生压迫症状，如尿频、排尿困难等。

2. 卵巢恶性肿瘤　早期常无症状，不易发现，偶行妇科查体时发现，约2/3的患者就诊时已为晚期。无特异性症状，主要表现为腹胀、腹部肿块及腹水，晚期可出现恶病质征象。妇科检查盆腔肿块多为双侧，实性或囊实性，表面凹凸不平，不活动。三合诊检查直肠子宫陷凹可触及质硬结节。

敲黑板

三大恶性肿瘤的典型临床特征：

接触性出血——宫颈癌

绝经后阴道流血——子宫内膜癌

腹胀、腹水、腹部包块——卵巢癌

五、诊断

卵巢深居盆腔，早期又无特异性症状，因此早期诊断困难。卵巢肿瘤的诊断常需要做以下辅助检查。

1. B超　是最常用的辅助检查，能显示肿瘤的部位、大小、形态、内部结构、与邻近器官的关系。经阴道彩色多普勒超声检查诊断准确性高，临床诊断符合率>90%；CT、MRI、PET检查可显示肿块与其周围脏器的关系，对发现有无淋巴结转移、肝和肺转移均有较大帮助。良性肿瘤多呈均质性包块，囊壁薄、光滑；恶性肿瘤轮廓不规则，向周围浸润或伴腹水。

2. 肿瘤标志物　CA125(上皮性卵巢癌)、AFP(内胚窦瘤)、hCG(原发性卵巢绒癌)、雌激素(颗粒细胞瘤、卵泡膜细胞瘤)、睾酮(睾丸母细胞瘤)升高对诊断及病情监测有价值。

3. 腹腔镜检查　能够了解患者盆、腹腔内病变的范围和程度。

4. 细胞学检查　腹水或腹腔冲洗液找癌细胞对I期患者确定分期有意义，若有胸水抽取胸水检查确定有无胸腔转移。

敲黑板

CA125升高见于：子宫内膜癌、子宫内膜异位症、卵巢上皮癌。

六、鉴别诊断

1. 良性卵巢肿瘤应与卵巢瘤样病变、子宫肌瘤、腹水等鉴别。

2. 恶性卵巢肿瘤应与子宫内膜异位症、盆腔炎性肿块、盆腔结核、生殖道以外的肿瘤、转移性卵巢肿瘤鉴别。

3. 良、恶性卵巢肿瘤的鉴别

表 1-55 良、恶性卵巢肿瘤的鉴别

鉴别内容	良性肿瘤	恶性肿瘤
病史	病程长，生长缓慢	病程短，迅速增大
一般情况	良好	可有消瘦、恶病质
包块部位及性质	多单侧、囊性、光滑、活动	多双侧、实性或囊实性、不规则、固定、后穹隆实性结节或包块
腹水征	多无	常有腹水，可查到恶性肿瘤细胞
B型超声	为液性暗区，边界清晰，可有间隔光带	液性暗区内有杂乱光团、光点、肿块界限不清
CA125（>50岁）	<35U/ml	>35U/ml

七、并发症

1. 蒂扭转 是妇科常见的急腹症。常发生于瘤蒂较长、活动度大、重心偏于一侧的肿瘤。发生扭转后，典型的症状为突然发生的一侧下腹剧痛，伴恶心、呕吐甚至休克。双合诊可触及压痛、张力较高的肿块，以蒂部最明显，伴有肌紧张。良性畸胎瘤最易发生蒂扭转。

2. 破裂 可自发或受外伤后破裂。肿瘤破裂后，内容物流入腹腔或肿瘤血管破裂造成腹腔内出血，可引起剧烈腹痛、恶心、呕吐、腹膜炎甚至休克。检查可发现腹肌紧张、压痛、反跳痛或有腹水征，原来存在的肿块缩小或消失。

3. 感染 多继发于肿瘤蒂扭转、破裂后，临床上除原有疾病的表现外，尚有发热、白细胞升高等表现。严重者可出现腹膜炎。

4. 恶变 肿瘤短期内迅速增大而固定，可伴有腹水等表现。确诊后应及早手术治疗，并按恶性肿瘤处理。

[经典例题 3]

卵巢肿瘤蒂扭转的主要症状是

A. 急性腹痛   B. 发热

C. 恶性、呕吐   D. 白细胞升高

E. 休克

[参考答案] 3. A

八、治疗

（一）良性肿瘤

一经确诊，应尽早手术。根据年龄、生育要求决定手术范围。年轻、有生育要求者应尽量保留正常卵巢；围绝经期妇女可行全子宫及附件切除术。

（二）交界性肿瘤

建议全面分期手术。年轻患者可行保留生育功能的手术治疗；除期别晚、广泛种植或有浸润性种植者

需化疗外，一般不主张化疗。

(三)恶性肿瘤

治疗原则是手术为主，加用化疗、放疗的综合治疗。

1. 手术

手术目的和范围应根据肿瘤的组织学类型、临床分期以及患者的具体情况而定。

(1)卵巢上皮性癌

卵巢癌早期(FIGO Ⅰ～Ⅱ期)——全面分期手术。包括留取腹水或腹腔冲洗液进行细胞学检查；全面探查盆、腹腔，对可疑病灶及易发生转移部位多点活检；全子宫和双附件切除；大网膜切除；盆腔及腹主动脉旁淋巴结切除。对于年轻有生育要求的患者，在全面分期的基础上，若肿瘤为限于单侧卵巢的患者，可行保留生育功能的手术，即保留子宫及对侧附件。

晚期卵巢癌——适用肿瘤细胞减灭术。术式与全面分期手术相同，手术目的是尽量切除原发灶和转移灶，残余病灶越小越好，残余肿瘤直径小于1～2cm为理想手术。

(2)恶性卵巢生殖细胞肿瘤：多发生于年轻妇女，常为单侧，对化疗敏感，因此，对渴望保留生育功能的年轻患者，只要子宫及对侧附件未受累，无论期别早晚，均应行保留生育功能的手术，即仅切除患侧附件，同时行全面分期手术。

(3)恶性卵巢性索间质肿瘤：Ⅰ期、有生育要求的年轻患者，可考虑行患侧附件切除术；无生育要求者应行全子宫及双附件切除术。晚期行肿瘤细胞减灭术。

2. 化学治疗

(1)卵巢上皮性癌　对化疗较敏感，常用于术后辅助治疗，复发性卵巢癌的治疗和暂无法施行手术的晚期患者。除Ⅰ$_A$期、高分化的低危类型上皮性癌以外，其他均应化疗。多采用以铂类药物为主的联合化疗：TC方案(紫杉醇+卡铂)、TP方案(紫杉醇+顺铂)、PC方案(顺铂+环磷酰胺)。

(2)恶性卵巢生殖细胞及性索间质肿瘤　常用化疗方案：BEP方案(博来霉素+依托泊苷+顺铂)、BVP方案(博来霉素+长春新碱+顺铂)、VAC方案(长春新碱+放线菌素D+环磷酰胺)。

3. 放射治疗　无性细胞瘤对放疗最敏感，颗粒细胞瘤中度敏感。但由于无性细胞瘤患者多年轻有生育要求，放疗已较少应用，仅作为手术和化疗的辅助治疗。放疗对于卵巢上皮癌的治疗价值尚有争议。

九、随防与监测

卵巢癌易复发，应长期随访和监测。

术后1年内每个月1次；第2年每3个月1次；第3～5年视病情每4～6个月1次；5年以后每年1次。

监测内容：详细复习病史，仔细体格检查，排除复发；定期检查肿瘤标记物；必要时可行盆腔B型超声检查、CT、MRI或PET等检查。

第十六章　妊娠滋养细胞疾病

课堂讲义

妊娠滋养细胞疾病(GTD)是一组来源于胎盘滋养细胞的疾病，包括葡萄胎、侵蚀性葡萄胎、绒毛膜癌（简称绒癌）、胎盘部位滋养细胞肿瘤和上皮样滋养细胞肿瘤。而侵蚀性葡萄胎、绒癌、胎盘部位滋养细胞肿瘤和上皮样滋养细胞肿瘤又统称为妊娠滋养细胞肿瘤。

第一节　葡萄胎

课堂讲义

妊娠后胎盘绒毛滋养细胞增生，间质水肿，形成大小不一的水泡，水泡间借蒂相连成串，形如葡萄得名，亦称水泡状胎块。葡萄胎分为完全性和部分性葡萄胎，多数为完全性葡萄胎。

一、发病相关因素

1. 完全性葡萄胎　可能与地域、种族、营养、社会经济因素及妊娠年龄等因素有关。完全性葡萄胎的染色体核型为二倍体，均来自父系，其中90%为46，XX，另有10%核型为46，XY。

2. 部分性葡萄胎　可能与使用口服避孕药及月经失调有关。部分性葡萄胎90%以上为三倍体，最常见的核型是69，XXY。

敲黑板

避重就轻：完全性葡萄胎——二倍体——46，XX（占90%）

部分性葡萄胎——三倍体——69，XXY（占90%）

二、病理

表 1-56　完全性葡萄胎与部分性葡萄胎的区别

病理	完全性葡萄胎	部分性葡萄胎
巨检	无胎儿痕迹 水泡状物占满整个宫腔	有胚胎或胎儿组织存在 仍保留部分正常绒毛
镜下	绒毛水肿"葡萄状"	绒毛大小及其水肿程度不一"扇贝状"
	弥漫性滋养细胞增生	局限性滋养细胞增生
	种植部位滋养细胞呈弥漫和显著的异型性（易恶变）	种植部位滋养细胞呈局限和轻度的异型性（不易恶变）

三、临床表现

1. **停经后阴道流血**　为最常见的症状。停经 8～12 周后不规则的阴道流血，量可多可少，时出时停，反复发生，也可发生大出血，甚至休克。

2. **子宫异常增大、变软**　多数大于停经月份。

3. 腹痛　因葡萄胎增长迅速引起子宫过度扩张所致，表现为阵发性下腹痛，一般不剧烈，能忍受，常发生于阴道流血之前。

4. 妊娠呕吐　较正常妊娠出现早，症状严重，持续时间长。

5. 子痫前期征象　多发生于子宫异常增大者，可在妊娠 24 周前出现高血压、蛋白尿及水肿，但子痫罕见。

6. **卵巢黄素化囊肿**　完全性葡萄胎患者滋养细胞分泌大量 hCG，刺激卵巢而形成黄素化囊肿。常为双侧，也可单侧，大小不等，囊性，壁薄，表面光滑。并发急性扭转可发生腹痛，清除葡萄胎后可自行消退。

7. 甲状腺功能亢进征象　约 7% 患者可出现轻度甲状腺功能亢进表现，如心动过速、皮肤潮湿和震颤。

四、诊断与鉴别诊断

(一)诊断

1. 病史及临床表现　凡停经后阴道流血、腹痛、严重的妊娠呕吐，子宫大于停经月份应疑为葡萄胎；若见到阴道排出葡萄样水泡组织，则基本可以确诊。

2. 辅助检查

(1)hCG 测定：葡萄胎滋养细胞产生大量 hCG，浓度明显高于正常妊娠相应月份值，血清 β-hCG 常 >100kU/L(100000U/L)，且持续不降。>80kU/L(80000U/L) 支持诊断。

(2)B 超检查：子宫增大，无孕囊或胎心搏动，宫腔内充满不均质密集状或短条状回声，呈"落雪状"或"蜂窝状"回声。可以检测到双侧或一侧的黄素化囊肿。

(二)鉴别诊断

应与先兆流产、双胎妊娠、羊水过多等鉴别，除病史及临床表现外，可选用 hCG 检测、B 超检查以明确诊断。

[经典例题 1]

女性，22 岁。停经 3 月余，阴道少量流血。妇科检查：子宫如妊娠 5 个月大，双侧附件区均触及直径 5～6cm 囊性肿块，活动，无触痛。B 超显示宫腔内充满弥漫分布的飞絮状光点，未测到胎体和胎盘回声。初步诊断是

A. 胎儿停止发育　　　　　　　　　B. 双侧卵巢肿瘤
C. 难免流产　　　　　　　　　　　D. 葡萄胎
E. 绒毛膜癌

[参考答案] 1. D

停经、腹痛、阴道流血、早孕试纸(+)——见于流产、异位妊娠、葡萄胎
子宫异常增大——见于葡萄胎、双胎妊娠、羊水过多
鉴别方法：一超(B 超)定乾坤

五、治疗

1. 清宫　葡萄胎一经确诊，应在输液、备血准备下及时清宫。清宫时选用大号吸管，注意减少出血及

预防子宫穿孔，子宫大小超过 12 周者可在 1 周后作第二次刮宫。每次刮出物均应送病理检查。

2. 黄素囊肿　一般不需处理，若扭转可行穿刺吸液复位，发生坏死可行患侧附件切除。

3. 子宫切除术　近绝经、有高危因素、无生育要求者可行子宫切除。

4. 预防性化疗　一般不常规推荐，仅适用于有高危因素和随访困难的完全性葡萄胎患者，可以使妊娠滋养细胞肿瘤的发生率下降。预防性化疗应在葡萄胎排空前或排空时实施，常选用甲氨蝶呤、氟尿嘧啶或放线菌素 D 单一药物，化疗至 hCG 正常。部分性葡萄胎不做预防性化疗。高危因素包括：①β-hCG 值>100000U/L；②子宫明显大于相应孕周；③卵巢黄素化囊肿直径>6cm；④年龄>40 岁；⑤重复葡萄胎。

六、自然转归及随访

正常情况下，葡萄胎排空后血清 hCG 稳定下降，首次降至阴性的平均时间约为 9 周，最长不超过 14 周。若葡萄胎排空后血清 hCG 持续异常应考虑滋养细胞肿瘤。

部分性葡萄胎发生子宫局部侵犯的几率为 2%～4%，但完全性葡萄胎发生子宫局部侵犯和远处转移的几率约为 15% 和 4%。因此，对葡萄胎进行随访可早期发现滋养细胞肿瘤并及时处理。

①随访时间：葡萄胎清宫后每周 1 次行 β-hCG 定量测定，直至降到正常水平。随后 3 个月内仍每周测定 1 次，以后每 2 周 1 次持续 3 个月，再每个月 1 次持续至少半年。第 2 年可每半年 1 次，共随访 2 年。

②随访内容：每次随访必做 hCG 定量测定；有无异常阴道流血、咳嗽、咯血及其他转移灶症状；妇科检查；B 型超声，X 线胸片或 CT 检查。

③避孕指导：葡萄胎排空后必须严格避孕 1 年，首选避孕套。

第二节　妊娠滋养细胞肿瘤

课堂讲义

包括侵蚀性葡萄胎、绒癌及少见的胎盘部位滋养细胞肿瘤和上皮样滋养细胞肿瘤。滋养细胞肿瘤 60% 继发于葡萄胎、30% 继发于流产，10% 继发于足月妊娠或异位妊娠。

敲黑板

葡萄胎排空后：

半年以内——hCG 又升高+转移灶症状——侵蚀性葡萄胎；

一年以上——hCG 又升高+转移灶症状——绒癌；

半年～一年之间——hCG 又升高+转移灶症状——侵葡或绒癌

流产后、足月产后、异位妊娠后：hCG 升高+转移灶症状——绒癌

一、病理

表 1-57　侵蚀性葡萄胎和绒毛膜癌的区别

	侵蚀性葡萄胎	绒毛膜癌
病史（继发于）	葡萄胎	任何妊娠
发病时间	葡萄胎排空后半年内	葡萄胎排空后一年以上
巨检	子宫肌壁内有大小不等的水泡状组织	常位于子宫肌层内，也可突向宫腔或穿破浆膜

	侵蚀性葡萄胎	绒毛膜癌
镜检	可见绒毛结构或退化的绒毛阴影 滋养细胞增生 肿瘤间质有血管	无绒毛或水泡状结构 滋养细胞高度增生 肿瘤中不含间质和自身血管
恶性程度	低度恶性，仅造成局部侵犯 预后好	高度恶性，血性转移至全身 预后差

二、临床表现及诊断

(一)临床表现

1. 无转移性滋养细胞肿瘤　大多数为继发于葡萄胎后，仅少数为继发于流产、足月产后。

(1)阴道流血：在葡萄胎清宫、流产或分娩后，有持续的不规则阴道流血，也可表现为一段时间的正常月经后再停经，然后又出现阴道流血。

(2)子宫复旧不全或不均匀性增大：葡萄胎清宫后4~6周子宫未恢复到正常大小，质地软；也可因肌层内病灶部位和大小的影响，子宫呈不均匀性增大。

(3)卵巢黄素化囊肿：由于hCG的持续作用，在葡萄胎清宫、流产或足月产后，卵巢黄素化囊肿可持续存在。

(4)腹痛：一般无明显腹痛，但病灶穿破子宫浆膜层可引起急性腹痛及其他腹腔内出血征象；子宫病灶坏死继发感染也可引起腹痛和脓性白带；黄素化囊肿发生扭转或破裂时也可出现急性腹痛。

(5)假孕症状：由于肿瘤分泌的hCG及雌、孕激素的作用，出现乳房增大，乳头及乳晕着色，甚至有初乳样分泌，外阴、阴道、宫颈着色，生殖道质地变软。

2. 转移性滋养细胞肿瘤　大多为绒癌，尤其是继发于非葡萄胎后的绒癌。主要经血行播散。最常见的转移部位是肺(80%)，其次是阴道(30%)、盆腔(20%)、肝(10%)和脑(10%)。

敲黑板

由于滋养细胞的生长特点是破坏血管，所以各转移部位症状的共同特点是局部出血。

(1)肺转移：表现为胸痛、咳嗽、咯血等。瘤栓形成可造成急性肺梗死。

(2)阴道转移：出现紫蓝色结节，破溃时引起不规则阴道流血，甚至大出血。

(3)肝转移：表现为上腹部或肝区疼痛，如病灶穿破肝包膜可致腹腔内出血。

(4)脑转移：预后凶险，为致死的主要原因。形成脑血管瘤栓、颅内高压、脑疝等。

(5)其他转移：包括脾、肾、膀胱、消化道、骨等，其症状视转移部位而异。

(二)诊断

1. 病史　根据葡萄胎清宫后或流产、分娩、异位妊娠后出现阴道流血和(或)转移灶及其相应症状和体征，应考虑滋养细胞肿瘤可能，结合hCG测定等辅助检查。临床诊断可以确立。

2. 辅助检查

(1)血β-hCG测定：血清hCG水平是诊断妊娠滋养细胞肿瘤的主要诊断依据。

葡萄胎后滋养细胞肿瘤：在葡萄胎清宫后，血β-hCG符合下列任何一项且排除妊娠物残留或再次妊娠，即可诊断：①血β-hCG测定4次呈平台状态(±10%)，并持续3周或更长时间；②血β-hCG测定3次升高(>10%)，并持续2周或更长时间；③血β-hCG水平持续异常达6个月或更长时间。

非葡萄胎后滋养细胞肿瘤：流产、足月产、异位妊娠后hCG多在4周内转阴，若超过4周血hCG持续高水平，或一度下降后又升高，已排除妊娠物残留或再次妊娠，可诊断。

(2)超声检查：是诊断子宫原发病灶最常用的方法。肌层内可见强回声团块，边界清但无包膜。彩色多普勒超声显示丰富的低阻力型血流信号。

（3）胸部 X 线检查：是诊断肺转移的首选检查方法。X 线征象最初为肺纹理增粗，以后发展为片状或小结节阴影，典型表现为棉球状或团块状阴影。转移灶多见于双侧肺中下部。

（4）CT 和 MRI：CT 对诊断肺部较小病灶和脑、肝等部位的转移灶有较高的价值。MRI 主要用于脑和盆腔转移灶的诊断。

3. 组织学诊断 滋养细胞肿瘤的确诊依靠组织学检查，但并不必需。在子宫肌层内或子宫外转移灶内若见到绒毛或退化的绒毛阴影，则诊断为侵蚀性葡萄胎；若仅见滋养细胞浸润及坏死出血，未见绒毛结构者，则诊断为绒癌。

敲黑板

有完整绒毛结构——葡萄胎；有绒毛遗迹——侵葡；无绒毛结构——绒癌。

4. 临床分期 滋养细胞肿瘤临床分期标准

（1）解剖学分期

表 1-58 滋养细胞肿瘤解剖学分期

Ⅰ期	病变局限于子宫
Ⅱ期	病变扩散，但仍局限于生殖器官（附件、阴道、阔韧带）
Ⅲ期	病变转移至肺，有或无生殖系统病变
Ⅳ期	所有其他转移

（2）改良 FIGO 预后评分系统

表 1-59 预后评分系统

评分	0	1	2	4
年龄（岁）	<40	≥40	–	–
前次妊娠	葡萄胎	流产	足月产	–
距前次妊娠时间（月）	<4	4～<7	7～<13	≥13
治疗前血 hCG（IU/ml）	$<10^3$	$10^3～<10^4$	$10^4～<10^5$	$≥10^5$
最大肿瘤大小（包括子宫）	–	3～<5cm	≥5cm	–
转移部位	肺	脾、肾	肠道	肝、脑
转移病灶数目	–	1～4	5～8	>8
先前失败化疗	–	–	单药	两种或两种以上联合化疗

[经典例题 1]

确诊侵葡和绒癌主要取决于

A. 距良性葡萄胎后发生时间的长短

B. hCG 水平的高低

C. 子宫大小程度不同

D. 有无黄素囊肿

E. 有无绒毛结构

[参考答案] 1. E

敲黑板

诊断公式：

滋养细胞肿瘤＝病史＋临床表现＋血 β-hCG 测定＋B 超/X 线/CT

三、鉴别诊断

表 1-60　葡萄胎、侵蚀性葡萄胎和绒毛膜癌的鉴别

	葡萄胎	侵蚀性葡萄胎	绒毛膜癌
妊娠史	无	葡萄胎	各种妊娠
潜伏期	无	6 个月以内	12 个月以上
绒毛	有	有	无
滋养细胞增生	轻→重	轻→重，成团	重，成团
浸润深度	蜕膜层	肌层	肌层
转移	无	有	有
组织坏死	无	有	有

四、治疗

侵袭性葡萄胎和绒癌治疗原则以化疗为主，手术和放疗为辅，实行分层和个体化治疗。

（一）化疗

1. 化疗药物　目前常用的一线化疗药物有甲氨蝶呤（MTX）、放线菌素 D（Act-D）或国产更生霉素（KSM）、氟尿嘧啶（5-FU）、环磷酰胺（CTX）、长春新碱（VCR）、依托泊苷（VP-16）等。

2. 化疗方案预后评分：总分≤6 分为低危，总分≥7 分为高危。低危患者首选单药化疗，高危患者选择联合化疗。联合化疗方案包括 EMA-CO 方案或以 5-Fu 为主的联合化疗方案。

3. 疗效评估　在每一疗程结束后，应每周测定 1 次血 β-hCG，结合妇科检查、超声、胸片、CT 等检查。在每一疗程化疗结束后 18 日内，血 β-hCG 下降至少 1 个对数为有效。

4. 毒副反应　化疗主要的毒副反应有骨髓抑制、消化道反应、肝肾功能损害及脱发等。

5. 停药指征　症状、体征消失，原发灶和转移灶消失，每周测定 1 次 β-hCG，连续 3 次正常，再巩固 2～3 个疗程方可停药。随访 5 年无复发者为治愈。

（二）手术

作为辅助治疗手段，对大病灶、耐药病灶或病灶穿孔出血者在化疗的基础上应行手术治疗。手术方式主要为全子宫切除术和局部病灶切除。

（三）放射治疗

少用，主要用于肝、脑转移和肺部耐药病灶的治疗。

［经典例题 2］

42 岁，因葡萄胎行清宫术后 3 个月，阴道不规则流血。妇科检查：子宫稍大，阴道前壁有核桃大紫蓝色结节。尿 hCG（+）。本例恰当处理应是

A. 手术

B. 广谱抗生素治疗

C. 免疫疗法

D. 化疗

E. 放射治疗

[参考答案] 2. D

五、随访

患者治疗结束后应严密随访，第 1 次随访在出院后 3 个月，以后每 6 个月 1 次，直至 3 年，以后每年 1 次直至 5 年。随访内容同葡萄胎，血 hCG 正常后一年内应严格避孕。

第十七章 生殖内分泌疾病

第一节 功能失调性子宫出血

课堂讲义

功能失调性子宫出血是一种常见的妇科疾病，简称功血，是由于调节生殖的神经内分泌机制失常引起的异常子宫出血，而全身检查及生殖器官检查均未发现明显的器质性疾病。常常表现为月经周期失去正常规律，经量增多，经期延长，甚至不规则阴道出血。

机体内部和外界许多因素诸如精神过度紧张、恐惧、忧伤、环境和气候骤变以及全身性疾病，均可通过大脑皮质和中枢神经系统影响下丘脑-垂体-卵巢轴的相互调节。使促性腺激素或卵巢激素在释放或平衡方面出现暂时性变化。

一、无排卵性功能失调性子宫出血

无排卵性功血主要包括青春期功血和绝经过渡期功血，育龄期少见。

(一)病因

1. 青春期功血　该时期下丘脑-垂体-卵巢轴尚未成熟，FSH 低水平，虽有卵泡成长，但不能发育为成熟卵泡，合成的雌激素量未能达到促使出现 LH 高峰(排卵必需)的阈值，故无排卵。

2. 绝经过渡期功血　该时期女性卵巢功能逐渐衰竭，卵泡耗竭，剩余卵泡对垂体促性腺激素反应性降低，卵泡未能发育成熟，雌激素分泌不能形成排卵前高峰，不能促使出现 LH 高峰(排卵必需)，故不排卵。

3. 生育期无排卵功血　生育期妇女可因内、外环境刺激，如劳累、应激、流产、手术和疾病等，引起短暂的无排卵，也可因多囊卵巢综合征、高催乳素血症等引起持续无排卵。

敲黑板

$$FSH \xrightarrow{促使} 卵巢成熟 \xrightarrow{分泌} 雌激素高峰 \xrightarrow{正反馈} LH 高峰 \longrightarrow 排卵$$

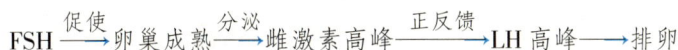

图 1-65　排卵机制

▶青春期：FSH 太低，卵泡长不熟，所以不排卵；

▶绝经过渡期：卵泡质量太差，长不熟，所以不排卵。

(二)病理生理

无排卵意味着卵巢无孕激素分泌，卵泡只分泌雌激素，子宫内膜只受雌激素影响。无排卵性功血出血的机制是雌激素撤退性出血或雌激素突破性出血。雌激素突破性出血分两种情况：高水平雌激素可先引起一定时间的闭经，然后发生急性突破性出血，血量汹涌如"血崩"；低水平雌激素，可发生间断少量出血，出血时间延长，临床上表现为淋漓不尽。无排卵性功血也可因卵泡突然闭锁，雌激素突然撤退而引起雌激素撤退性出血。

无排卵性功血的异常子宫出血还与子宫内膜出血自限机制缺陷有关。主要表现为：①子宫内膜组织脆性增加，易自发破溃出血；②子宫内膜脱落不同步、不完全而致修复困难；③血管结构与功能异常，多处破损处血管断裂，小动脉螺旋化缺乏，收缩乏力，导致出血量大，时间延长；④凝血与纤溶异常；⑤血管舒张因子异常，增殖期内膜 PGE$_2$ 含量非常高，使血管易于扩张，出血量增加。

（三）病理

子宫内膜呈增生期变化，无分泌期变化，增生程度因雌激素水平、作用时间长短及内膜对雌激素反应敏感性不同而表现各异。可表现为增殖期子宫内膜、子宫内膜增生症或萎缩型子宫内膜。

1. 增殖期子宫内膜　子宫内膜的形态表现与正常月经周期中的增殖期内膜无区别，只是在月经后半期甚至月经期，仍表现为增殖期形态。

2. 子宫内膜增生症　包括单纯性增生、复杂性增生、不典型增生。

3. 萎缩性子宫内膜　见于绝经过渡期患者。

（四）临床表现

无排卵性功血失去正常月经的周期性和出血自限性，临床上最常见的症状是子宫不规则出血。表现为出血间隔长短不一，短者几日，长者数月，常误诊为闭经；出血量多少不一，出血量少者仅为点滴出血，多者大量出血，可能导致贫血、休克；经期长短不一，短则几日、长则数月。出血期一般无腹痛或其他不适。

（五）诊断及鉴别诊断

1. 诊断

（1）详细询问病史：应注意患者的年龄、月经史、婚育史及避孕措施，激素药物使用史，全身有无影响正常月经的因素。

（2）体格检查：包括全身检查、妇科检查等，以除外全身性疾病及生殖道器质性病变。

（3）辅助检查

1）超声检查：可了解子宫大小、形状，宫腔内有无赘生物及子宫内膜厚度等。

2）诊断性刮宫：简称诊刮，为已婚患者首选方法。

诊刮目的：①取材明确子宫内膜的病理改变；②又可以止血。

刮宫时间：如需确定排卵或了解子宫内膜增生程度，应于月经前期或月经来潮 6 小时以内进行；对不规则流血者，则任何时候均可刮取内膜。

刮宫方法：刮宫要全面、特别注意宫角部，刮出物全部送病理。

刮宫结果：经前期或月经来潮 6 小时内，见增生期内膜，可确诊为无排卵性功血。

刮宫指征：

年龄>35 岁的药物治疗无效或存在子宫内膜癌高危因素的异常子宫出血患者。

3）基础体温测定：基础体温呈单相型提示无排卵。

4）宫腔镜检查：可直视子宫内膜的形态，选择病变区进行活检。

5）激素测定：经前一周测定血清孕酮<16nmol/L（5ng/ml）提示无排卵。

6）妊娠试验：有性生活史者应行妊娠试验，以排除妊娠及妊娠相关疾病。

7）细胞学检查：宫颈细胞学检查用于排除宫颈癌前病变及宫颈癌。阴道脱落细胞涂片检查反映雌激素影响水平。

8）宫颈黏液结晶检查：经前检查出现羊齿植物叶状结晶提示无排卵。

9）其他：血常规、凝血功能检查，排除出血性疾病。

2. 鉴别诊断　需与其他可以引起子宫异常出血的疾病相鉴别。

（六）治疗

1. 支持治疗　纠正贫血、预防感染、加强营养等。

2. 药物治疗 又称激素治疗，为一线治疗方案。

治疗原则：青春期功血以止血、调整周期为主，促使卵巢恢复功能和排卵；更年期功血以止血、调整周期、减少经量、防子宫内膜癌为原则。

（1）止血：对大量出血患者，要求在性激素治疗6～8小时内明显见效，24～48小时内血止，若96h以上仍不止血，应考虑有无器质性病变存在。

1）雌激素：

止血原理：应用大剂量雌激素可迅速提高血内雌激素浓度，促使子宫内膜增生，短期内修复创面而止血，故又称子宫内膜修复法。

适应证：主要用于青春期功血（内源性雌激素不足）

　　　＊ 用于急性大量出血者：大剂量给药；

　　　＊ 间断性少量长期出血者：给生理替代剂量。

禁忌证：存在血液高凝状态者，有血栓性疾病史者。

常用药物：苯甲酸雌二醇、结合雌激素肌注；口服结合雌激素、戊酸雌二醇片。

2）孕激素：

适应证：适用于体内已有一定雌激素水平的患者，多用于绝经过渡期功血。

药物：常用大剂量高效合成孕激素止血，如甲羟孕酮、甲地孕酮或炔诺酮（妇康片）等。

3）雌、孕激素联合用药：

优势：效果优于单一药物。

适应证：青春期、生育期功血。

药物：口服避孕药。如：去氧孕烯炔雌醇片（妈富隆）、复方孕二烯酮片（敏定偶）。

4）雄激素：

作用机制：间接止血。雄激素有拮抗雌激素作用，能增强子宫平滑肌及子宫血管张力，减轻盆腔充血而减少出血量。

适应证：适用于绝经过渡期功血。

注意：大出血时雄激素不能立即改变内膜脱落过程，也不能使其立即修复，单独应用止血效果不佳。

5）含孕酮或左炔诺孕酮的IUD：孕激素在局部直接作用于子宫内膜，减少出血。

6）其他止血药：仅有辅助止血作用。如：前列腺素合成酶抑制剂——氟芬那酸；抗纤溶药——氨基己酸或氨甲环酸；促凝药——血凝酶（立止血）等。

（2）调整月经周期 应用性激素止血后，需调整月经周期，常用方法有：雌孕激素序贯、雌孕激素联合、孕激素后半周期疗法。

（3）促进排卵：主要用于育龄期功血，尤其伴有不孕者。

1）枸橼酸氯米芬：于出血第2～5日起，每晚50～150mg，连用5日。

2）绒促性素（hCG）：常与其他促排卵药联用。

3）尿促性素（HMG）：适用于要求生育者。

3. 手术治疗

（1）刮宫术：最常用，既能明确诊断，又能迅速止血。更年期应常规在子宫镜下分段诊刮，以排除细小器质性病变，再用激素治疗。

（2）宫腔下子宫内膜电凝、激光或热疗：仅适用于经量过多的绝经过渡期功血患者或激素治疗无效且无生育要求的生育期功血患者。

（3）子宫切除术：很少用，仅适用于：①病理报告为内膜复杂型增生过长，甚至已发展为子宫内膜不典型增生；②经正规保守治疗无效且无生育要求，导致严重贫血。

[经典例题1]

女性，46岁，近半年月经不规则，现停经60天，阴道流血12天，量时多时少。妇科检查：宫颈光滑，子宫

稍大，质中等硬，双侧附件无异常，为明确诊断最恰当的检查方法是

  A. 尿妊娠试验   B. 基础体温测定

  C. 宫颈刮片细胞学检查   D. 诊断性刮宫

  E. 子宫输卵管碘油造影

[经典例题 2]

大剂量雌激素治疗功血的作用在于

  A. 反馈抑制子宫内膜生长   B. 药物性刮宫

  C. 促使子宫内膜生长修复   D. 促排卵纠正出血

  E. 减少子宫血流

[参考答案] 1. D；2. C

二、排卵性功能失调性子宫出血

排卵性功血较无排卵性功血少见，多发生于生育期妇女，常见类型为：黄体功能不足和子宫内膜不规则脱落。

（一）黄体功能不足

指有卵泡发育及排卵，但黄体期孕激素分泌不足或黄体过早衰退，导致子宫内膜分泌反应不良。

1. 病因及病理生理 以下任何一个环节缺陷均可引起黄体功能不足：①神经内分泌调节功能紊乱导致卵泡期 FSH 缺乏，卵泡发育缓慢，雌激素分泌减少，从而对垂体、下丘脑正反馈不足；②LH 排卵高峰分泌不足；③LH 排卵峰后 LH 低脉冲缺陷，使黄体发育不全；④卵泡期颗粒细胞数量减少和功能缺陷，引起排卵后颗粒细胞黄素化不良及分泌孕酮量不足。

2. 病理 子宫内膜受孕激素的影响不足，分泌期内膜腺体呈分泌不良，间质水肿不明显，或腺体与间质发育不同步。子宫内膜活检显示分泌反应落后 2 日以上。

3. 临床表现 通常为月经周期缩短，月经频发。有时月经周期虽在正常范围，但卵泡期延长、黄体期缩短，常表现为不易受孕或易发生流产。

4. 诊断 有以下三点可做出诊断。

①有月经周期缩短、月经频发、不孕或早孕流产病史；

②基础体温双相型，但排卵后体温上升缓慢，上升幅度偏低，维持时间短于 11 日；

③经前诊刮：子宫内膜活检显示分泌反应落后 2 日以上。

5. 治疗

（1）促进卵泡发育：卵泡期应用小剂量雌激素或枸橼酸氯米芬。

（2）促进月经中期 LH 峰：监测到卵泡成熟时应用 hCG 5000~10000U 1 次或分 2 次肌注。

（3）黄体功能刺激疗法：于基础体温上升后开始，隔日肌肉注射 hCG 2000~3000U，共 5 次，可使血浆孕酮水平明显上升。

（4）黄体功能替代疗法：在排卵后或预期下次月经前 12~14 日开始肌注黄体酮 10~20mg，每日 1 次，连用 10~14 日。也可口服天然微粒化孕酮，以补充黄体分泌孕酮的不足。

（5）黄体功能不足合并高催乳激素血症的治疗：溴隐亭每日 2.5~5.0mg 口服。

[经典例题 3]

对于黄体发育不全，哪项不恰当

  A. 月经周期缩短，往往伴不孕   B. 经前诊刮：子宫内膜分泌反应不良

  C. 基础体温双相型   D. 黄体期短，约 10 天左右

  E. 经前查宫颈黏液见羊齿状结晶

[参考答案] 3. E

（二）子宫内膜不规则脱落

指在月经周期有排卵，黄体发育良好，但萎缩过程延长，导致子宫内膜不规则脱落，又称黄体萎缩不全。

1. 病因及病理生理　由于下丘脑-垂体-卵巢轴调节功能紊乱或溶黄体机制失常引起黄体萎缩不全，内膜持续受孕激素影响，以致不能如期完整脱落。

2. 病理　正常月经第3～4日，分泌期内膜全部脱落，由再生的增生期内膜取代。黄体萎缩不全时，子宫内膜脱落不全，于月经期第5～6日，仍能见到呈分泌反应的子宫内膜。此时刮宫，子宫内膜病理表现为混合型，即残留的分泌期内膜、新生的增生期内膜以及出血坏死组织同时存在。

3. 临床表现　月经周期正常，但经期延长，甚至可达10日以上，且出血量多。

4. 诊断

（1）典型临床表现。

（2）基础体温：双相，但下降缓慢。

（3）诊断性刮宫：在月经期第5～6日行诊刮送病理，可见分泌期内膜与增生期内膜并存。

5. 治疗

（1）孕激素：使黄体及时萎缩，内膜完整脱落。自下次月经前10～14日开始，每日口服甲羟孕酮10mg，连用10日。有生育要求者可肌注黄体酮。无生育要求者也可口服避孕药。

（2）hCG：有促进黄体功能的作用，用法同黄体功能不足。

敲黑板

表 1-61　黄体功能不全和黄体萎缩不全的区别

黄体功能不全（黄体早死）	黄体萎缩不全（黄体不死）
周期缩短	周期正常
经期正常	经期延长，10 天以上
黄体期短，不易受孕易流产	出血量多
双相，高温相短，多不超过 11 天	双相，高温相下降缓慢
月经前夕内膜分泌反应不良	经期第 5、6 天，仍然见分泌反应
典型主诉：每次都提前 1 周，经期还是 3～4 天	典型主诉：月经仍每月一次，可一次就是 10 来天

第二节　闭　经

课堂讲义

闭经是指月经从未来潮或异常停止。分为原发性和继发性两类。原发性闭经是指女性年逾14岁，而无月经及第二性征发育，或年逾16岁，虽有第二性征发育，但无月经。继发性闭经是指以往曾建立规律月经，但现月经停止超过6个月，或大于等于原3个月经周期的时间。根据闭经的病因不同，又分为子宫性闭经、卵巢性闭经、垂体性闭经和下丘脑性闭经。

一、病因及分类

1. 子宫性闭经　由于子宫内膜受损或对卵巢激素不能产生正常反应所引起的闭经。如 Asherman 综合征、子宫内膜炎致内膜破坏、子宫切除后或子宫腔内放射治疗后、米勒管发育不全综合征（即 M-R-K-H 综合征）、完全型雄激素不敏感综合征等。

2. 卵巢性闭经　因卵巢分泌性激素水平低下或缺乏周期性变化导致闭经。包括卵巢早衰、多囊卵巢综合征、卵巢功能性肿瘤、对抗性卵巢综合征及先天性卵巢发育不全或缺如（特纳综合征、46，XY 单纯性腺发育不全、46，XX 单纯性腺发育不全）。

3. 垂体性闭经　腺垂体的病变或功能失调可影响促性腺激素的分泌，继而影响卵巢功能引起闭经，主要表现为继发性闭经。原因有垂体梗死（希-恩综合征）、垂体肿瘤、空蝶鞍综合征等。

4. 下丘脑性闭经最常见的一类闭经，以功能性闭经多见，多可恢复。精神应激、体重下降、神经性厌食、过度运动性、药物、颅咽管瘤等，引起下丘脑分泌 GnRH 功能失调或无分泌，导致闭经。

5. 其他　先天性下生殖道发育异常，如处女膜闭锁、先天性无阴道、阴道闭锁等，均可引起经血排出障碍而发生闭经。其他内分泌异常，如肾上腺、甲状腺等病变也可引起闭经。

二、诊断及诊断步骤

闭经只是一种症状，诊断时必须首先寻找病因，然后再明确是何种疾病所引起。通过病史及体格检查，初步诊断或排除器质性病变或妊娠，然后按步骤进行下列检查。

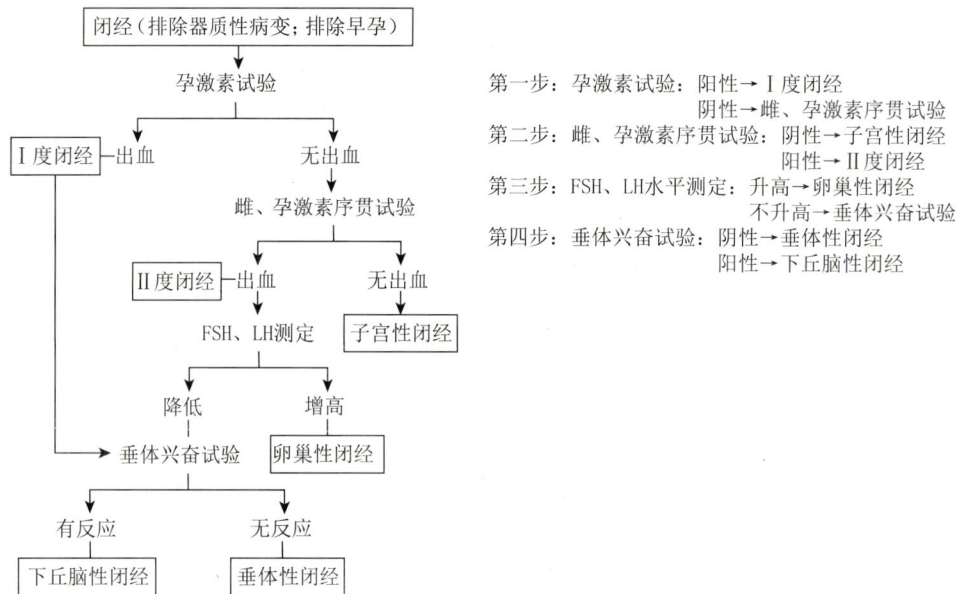

第一步：孕激素试验：阳性→Ⅰ度闭经
　　　　　　　　　　　阴性→雌、孕激素序贯试验
第二步：雌、孕激素序贯试验：阴性→子宫性闭经
　　　　　　　　　　　　　　　阳性→Ⅱ度闭经
第三步：FSH、LH 水平测定：升高→卵巢性闭经
　　　　　　　　　　　　　　不升高→垂体兴奋试验
第四步：垂体兴奋试验：阴性→垂体性闭经
　　　　　　　　　　　阳性→下丘脑性闭经

图 1-66　闭经的诊断

[经典例题 1]

36 岁已婚妇女，闭经 8 个月。查子宫稍小。肌注黄体酮 20mg 连用 3 日，未见撤药性流血，再给予己烯雌酚 1mg 连服 20 日，后 3 天加用安宫黄体酮 10mg，出现撤药性流血。本例应诊断为

A. 子宫性闭经　　　　　　　　　　B. Ⅰ度闭经

C. Ⅱ度闭经　　　　　　　　　　　D. 垂体性闭经

E. 下丘脑性闭经

[参考答案] 1. C

三、治疗

（一）全身治疗

继发于精神心理和应激反应的闭经要给予患者适当的精神支持和医学咨询，以促进患者建立正确的健康观念和生活方式。若闭经是由于潜在的疾病或营养缺乏引起，应积极治疗全身性疾病，合理营养，提高机体素质。

（二）内分泌治疗

根据病因及病理生理，应用相应激素补充其不足或拮抗其过多，达到治疗目的。

高催乳素血症、垂体泌乳素瘤患者，应给予溴隐亭。

（三）手术治疗

生殖器畸形一经确诊应尽早手术矫治。Asherman 综合征应扩张宫腔并放置宫内节育器，术后给予人工周期 3～6 个月。待月经来潮 2～3 次后取出节育环。

第三节　多囊卵巢综合征

课堂讲义

多囊卵巢综合征（PCOS）是以高雄激素血症、排卵障碍以及多囊卵巢为特征的病变，是导致生育期妇女月经紊乱最常见的原因之一。又称 Stein-Leventhal 综合征。

一、病理生理

1. LH 与 FSH 分泌失常　垂体过量分泌 LH，导致 LH/FSH 比值增大（LH/FSH≥2）。LH 持续高水平，但无周期性，不能形成排卵前 LH 峰，故无排卵。

2. 高雄激素血症　过量的 LH 可刺激卵巢分泌大量雄激素；肾上腺也可分泌雄激素增多。过高的雄激素可抑制优势卵泡发育及排卵。

3. 胰岛素抵抗与高胰岛素血症　胰岛素抵抗和高胰岛素血症会产生相应的特征性临床表现：①影响了卵泡的发育从而导致无排卵；②子宫内膜增殖；③胰岛素直接刺激卵巢雄激素的分泌，抑制肝合成性激素结合球蛋白（SHBG），使循环中游离睾酮升高。

4. 雌酮/雌二醇比例倒置　雌酮（E_1）明显增高，主要由雄激素在周围脂肪组织中转化而来。由于卵泡不能发育成熟，雌二醇（E_2）仅相当于卵泡早、中期水平。E_1/E_2 比例倒置。

二、内分泌特征

1. 雄激素水平高　雄烯二酮↑、睾酮↑、性激素结合球蛋白↓。

2. 雌酮（E_1）明显↑、雌二醇（E_2）正常或轻度↑，$E_1/E_2>1$。

3. 黄体生成素（LH）升高但无峰值；卵泡刺激素（FSH）低水平；LH/FSH 比值≥2～3。

4. 胰岛素过多。

三、病理

1. 卵巢的变化　双侧卵巢均匀性增大，包膜增厚、质韧，包膜厚度是正常妇女的 3～4 倍，在包膜下的卵巢皮层中可见许多大小不等、直径<1cm 的囊性卵泡。镜检卵巢白膜增厚、纤维化，皮层内可见多个处于不同发育期的未成熟卵泡和闭锁卵泡。

2. 子宫内膜变化　PCOS 患者因无排卵，子宫内膜长期受雌激素刺激，呈现不同程度的增生。当卵泡发育不良时，子宫内膜呈增生期表现；当卵泡持续分泌雌激素时，子宫内膜呈单纯型或复杂型增生，甚至呈不典型增生；长期持续无排卵增加子宫内膜癌的发生几率。

四、临床表现

PCOS 好发于青春期及生育期妇女，常见的临床表现有：

1. 月经失调　为 PCOS 患者主要症状，常表现为闭经或月经稀发，闭经多为继发性，闭经前常有月经稀发或过少。也有少数患者表现为月经过多或不规则出血。

2. 不孕。

3. 多毛、痤疮 高雄激素的表现，不同程度的多毛，阴毛分布呈男性型，伴有面部痤疮。

4. 肥胖 PCOS患者中肥胖的发生率约50%。

5. 黑棘皮症 呈对称性，但非特异性表现。

五、诊断与鉴别诊断

1. 诊断 目前采用的诊断标准为：①稀发排卵或无排卵；②高雄激素的临床表现和（或）高雄激素血症；③卵巢多囊改变：超声提示一侧或双侧卵巢直径2～9mm的卵泡≥12个，和（或）卵巢体积≥10cm³；④以上3项中符合2项并排除其他高雄激素病因。

血LH增高、LH/FSH比值增高是非肥胖型PCOS的特征。对肥胖型PCOS，应检查有无胰岛素抵抗、糖耐量异常和异常脂质血症。

2. 鉴别诊断 应与先天性肾上腺皮质增生、分泌雄激素的肿瘤相鉴别。

[经典例题1]

女，28岁。婚后5年未孕，月经稀发，肥胖，多毛。妇科检查：子宫未见异常，双侧卵巢稍大，基础体温单相。

(1)该患者最可能的诊断是

A. 多囊卵巢综合征　　　　　　　　B. 生殖器结核

C. 无排卵性功能失调性子宫出血　　D. 卵巢早衰

E. 子宫内膜异位症

(2)对患者的检查中，下列哪项暂时不需要

A. 阴道B超　　　　　　　　　　　B. 性激素检查

C. OGTT　　　　　　　　　　　　D. 胰岛素释放实验

E. 头颅CT

[参考答案] 1. A、E

六、治疗

PCOS近期治疗目的是纠正月经紊乱，建立排卵性月经周期，改善生殖功能，达到妊娠目的；远期目标是减少卵巢早衰及发展为子宫内膜癌、乳癌、糖尿病以及心血管疾病等并发症的危险。治疗原则为对抗雄激素、纠正代谢紊乱、促进排卵、肥胖者减轻体重。

(一)一般治疗

对肥胖的PCOS患者，应通过加强锻炼、饮食控制等以减轻体重，有利于降低胰岛素、睾酮水平，并有可能恢复排卵及生育功能。

(二)药物治疗

1. 调节月经周期

(1)口服避孕药。

(2)孕激素后半期方法。

2. 降低血雄激素水平

可采用短效口服避孕药，首选复方醋酸环丙孕酮。另外可选用螺内酯、糖皮质激素、氟他胺、酮康唑、甲羟孕酮等药物。

3. 改善PCOS的胰岛素抵抗 可给予二甲双胍等胰岛素增敏剂。

4. 诱发排卵 常用氯米芬。诱发排卵时易发生卵巢过度刺激综合征，需严密监测。

(三)手术治疗

1. 腹腔镜手术

2. 卵巢楔形切除术

(四)辅助生殖技术

　　对于应用 6 个月以上标准的促排卵周期治疗后有排卵但仍未妊娠的 PCOS 患者，或多种药物促排卵治疗及辅助治疗仍无排卵并亟待妊娠的患者，或同时存在其他 IVF-ET 指征的，可选择辅助生殖技术。

第四节　绝经综合征

课堂讲义

　　绝经综合征，指妇女绝经前后由于性激素波动或减少所致的一系列躯体及精神心理症状。绝经分自然绝经和人工绝经。自然绝经指卵巢内卵泡生理性耗竭所致的绝经。人工绝经是指两侧卵巢经切除或放射性照射所致的绝经。人工绝经更容易发生绝经综合征。

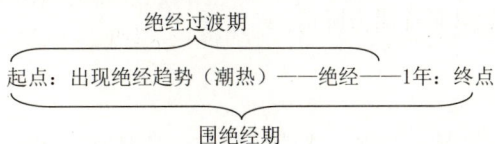

绝经过渡期

起点：出现绝经趋势（潮热）——绝经——1年：终点

围绝经期

图 1-67　围绝经期

一、内分泌变化

　　围绝经期的最早变化是卵巢功能衰退，然后才表现为下丘脑和垂体功能退化。

表 1-62　围绝经期的内分泌变化

雌激素↓	绝经后，卵巢不再分泌雌激素；低水平的雌激素主要来自肾上腺皮质和卵巢分泌的雄烯二酮经外周组织转化而来的雌酮（E_1）
孕激素↓	绝经后无孕酮分泌
雄激素↓	绝经后，来自于卵巢间质细胞和肾上腺，总体水平较绝经前降低
抑制素↓	绝经后，抑制素水平下降较雌二醇更早更明显，是诊断卵巢早衰最敏感的指标
促性腺激素↑（FSH/LH↑）	绝经后，雌激素水平降低导致垂体分泌 FSH 和 LH 增多，FSH 较 LH 更显著，故 FSH/LH>1

二、临床表现

　　1. 月经紊乱 是绝经过渡期的常见症状，约持续 2～8 年。表现为月经周期不规则，出血持续时间长，经量增加甚至大出血，也可表现为淋漓出血。

　　2. 与雌激素下降有关的症状

　　(1)精神神经症状：情绪烦躁、易激动、失眠、头痛、注意力不集中等兴奋型表现；或焦虑、内心不安、记忆力减退、情绪低落、抑郁寡欢等抑郁型表现。

　　(2)血管舒缩症状：潮热为围绝经期的标志性症状，表现为面部和颈部皮肤潮红，伴轰热，继之出汗。持续时间数秒至数分钟，夜间或应激状态更易发生。

　　(3)自主神经失调症状：常出现心悸、眩晕、头痛、失眠等自主神经失调症状。

　　(4)心血管疾病：绝经后妇女动脉硬化、冠心病较绝经前明显增加。

　　(5)泌尿生殖道症状：主要表现为泌尿生殖道萎缩症状，出现阴道干燥、性交困难、盆腔脏器脱垂、排尿困难及反复发生的尿路感染。

　　(6)骨质疏松：绝经后骨质吸收速度快于骨质生成，围绝经期约 25% 妇女患有骨质疏松症。严重者易骨折，多发生于桡骨远端、股骨颈、椎体等部位。

[经典例题1]

围绝经综合征血管舒缩症状主要表现为

A. 失眠 　　　　　　　　　　　B. 潮热

C. 月经紊乱 　　　　　　　　　D. 耳鸣

E. 头痛

[参考答案] 1. B

三、诊断

根据病史及临床表现易诊断。应注意除外相关症状的器质性病变、甲状腺疾病及精神疾病，卵巢功能检查等实验室检查有助于诊断。

1. FSH 及 E_2 测定　围绝经期妇女血 FSH>10U/L，提示卵巢储备能力下降；闭经、FSH>40U/L 且 E_2<10～20pg/ml，提示卵巢功能衰竭。

2. 枸橼酸氯米芬(CC)兴奋试验　从月经第 5 日开始服用 CC，每日 50mg，连续 5 日，停药 1 日后测定血 FSH，如 FSH>12U/L，提示卵巢储备能力降低。

四、治疗

(一)一般治疗

对症状轻微者，可给予耐心解释、安慰，以消除顾虑。必要时根据病情选用适量的镇静药以助睡眠。谷维素有助于调节自主神经功能。为预防骨质疏松，老年妇女应坚持体育锻炼，增加日晒时间，摄入含钙丰富食物，补充钙剂和维生素 D。

(二)性激素替代治疗

1. 适应证　主要包括因雌激素缺乏所致的老年性阴道炎、反复泌尿道感染、精神神经症状及骨质疏松等。

2. 禁忌证　(1)已知或怀疑妊娠；(2)原因不明的阴道流血或子宫内膜增生；(3)已知或怀疑患有乳腺癌；(4)已知或怀疑患有与性激素相关的恶性肿瘤；(5)6 个月内患有活动性血栓疾病；(6)严重肝肾功能障碍；(7)血卟啉症、耳硬化症、系统性红斑狼疮；(8)与孕激素相关的脑膜瘤。

3. 慎用情况　慎用情况并非禁忌证，但是在 HRT 治疗前和治疗过程中，应咨询相关专业医师，共同确定应用 HRT 的时机和方式，慎用情况包括：子宫肌瘤、子宫内膜异位症、乳腺良性病变、乳腺癌家族史、宫颈癌、子宫内膜癌和卵巢上皮性癌等。

4. 治疗方案

(1)单一雌激素治疗　适用于已行子宫切除术的妇女。

(2)单一孕激素治疗　适用于绝经过渡期，存在雌激素应用禁忌证者，可周期性应用或连续性应用。

(3)雌、孕激素联合治疗　适用于有子宫患者。可连续序贯治疗、周期序贯治疗、连续联合应用。

敲黑板

无子宫、不会导致子宫内膜癌——才敢单用雌激素！

有子宫、要防癌——给雌必给孕！孕激素可降低雌激素诱发子宫内膜癌的风险！

第十八章　子宫内膜异位症和子宫腺肌病

第一节　子宫内膜异位症

课堂讲义

一、概念

当具有生长功能的子宫内膜组织(腺体和间质)出现在子宫体以外的其他部位时，称子宫内膜异位症。异位子宫内膜可以侵袭全身任何部位，但绝大多数位于盆腔内，其中以侵犯卵巢、直肠子宫陷凹及宫骶韧带等部位最常见。

该病临床表现多种多样，组织学上虽然是良性，但却有增生、浸润、转移及复发等恶性行为，是生育年龄妇女最常见的疾病之一。

内异症是激素依赖型疾病，在自然绝经或人工绝经(如：手术切除卵巢、放射线照射等)后，异位内膜可逐渐萎缩、消失；妊娠或药物暂时抑制卵巢功能，可阻止疾病的进展。

二、病因

子宫内膜异位症的发病机制目前尚未完全阐明。主要学说有：子宫内膜种植学说、体腔上皮化生学说、免疫学说、内分泌学说、遗传学说、淋巴及静脉播散学说、环境学说、在位子宫内膜决定论学说等。

三、病理

子宫内膜异位症的主要病理变化为异位内膜随卵巢激素的变化而发生周期性出血，伴周围纤维组织增生和粘连形成，以致在病变区出现紫褐色斑点或小泡，最后发展为大小不等的紫蓝色实质结节或包块。

(一)巨检

1. 卵巢　是子宫内膜异位症最多见部位，约80%患者病变累及一侧卵巢，双侧卵巢同时波及者约为50%。病变早期在卵巢表面及皮层中可见紫蓝色斑点或数毫米的小囊，随后因反复周期性出血，逐渐形成单个或多个囊肿，称为卵巢子宫内膜异位囊肿。囊肿表面呈灰蓝色，大小不一，多在5cm左右，大至10～20cm，内含暗褐色黏稠状陈旧血液，状似巧克力液体，故又称为卵巢巧克力囊肿。囊肿在月经期内出血量增多，腔内压力加大，易反复破裂造成卵巢与邻近子宫后壁、阔韧带后叶及侧盆壁等粘连，致使卵巢固定在盆腔内，活动度差。

2. 宫骶韧带、直肠子宫陷凹、子宫后壁下段　因处于盆腔后部最低处，与经血中的内膜碎片接触机会最多，也是内膜异位症的好发部位。随病情进展，子宫后壁和直肠前壁黏连，子宫直肠陷凹变浅或消失。

3. 盆腔腹膜　亦是内异症多发性部位，典型病灶呈紫色、蓝色或黑色结节。

4. 输卵管　一般直接累及者较少见，偶可在其管壁浆膜层见到紫褐色斑点或小结节。

5. 宫颈　内膜异位累及宫颈者较少。病灶可位于表浅的黏膜或深部间质内。

6. 其他部位内异症　阑尾、膀胱、直肠的异位病灶呈紫蓝色、红色或棕色的小点状或片状病损改变。

(二)镜检

典型的异位内膜组织在显微镜下可见到子宫内膜上皮、腺体或腺样结构、内膜间质、纤维素及出血等。异位内膜极少恶变。

[经典例题 1]

最常见的子宫内膜异位症病灶部位在

A. 宫底韧带　　　　　　　　　　　B. 直肠子宫陷凹

C. 子宫肌层　　　　　　　　　　　D. 卵巢

E. 宫颈

[参考答案] 1. D

四、临床表现

(一)症状

临床表现因人而异,因病变部位不同而不同,但都与月经周期密切相关。约 25% 患者可无明显不适。

1. 痛经和持续下腹痛　疼痛是内异症的主要症状,其典型表现是继发性痛经,呈进行性加重。常于月经来潮时出现,并持续整个周期。疼痛多位于下腹部、腰骶部和盆腔正中。疼痛严重程度与病灶大小不一定成正比。

2. 月经失调　表现为经量增多、经期延长或经前点滴出血。

3. 不孕　内异症患者的不孕率高达 40%～50%,而 30% 的不孕症患者合并内异症。

4. 性交痛　直肠子宫陷凹的内异症病灶使子宫后倾固定,性交时碰撞或子宫收缩上提而引起性交疼痛,以经前期最明显。

5. 其他特殊症状　任何部位有异位内膜种植生长时,均可在局部出现周期性疼痛、出血、肿块和相应症状。如:肠道子宫内膜异位症患者可出现腹痛、腹泻或便秘,甚至有周期性少量便血。膀胱子宫内膜异位症患者可在经期出现尿频、尿痛。腹壁切口或会阴异位症可在经期出现包块剧痛,月经干净后缓解,包块逐渐增大。

(二)体征

除较大的卵巢子宫内膜异位囊肿可在腹部扪及囊块和囊肿破裂时可出现腹膜刺激征外,一般腹部检查均无明显异常。

典型的盆腔子宫内膜异位症在盆腔检查时,可发现子宫后倾固定,直肠子宫陷凹或宫骶韧带或子宫后壁下段等部位扪及触痛性结节,在子宫的一侧或双侧附件处扪到与子宫相连的不活动囊性偏实的包块,往往有轻压痛。若病变累及直肠阴道隔,可在阴道后穹隆部扪及甚至可看到隆起的紫蓝色斑点、小结节或包块。

(三)并发症

1. 卵巢子宫内膜异位囊肿破裂　卵巢子宫内膜异位囊肿破裂时,陈旧的暗黑色黏稠液流入腹腔可引起突发性剧烈腹痛,伴恶心、呕吐和肛门坠胀。疼痛多发生在经期前后或性交后,其症状类似输卵管妊娠破裂。

2. 恶性变　恶变率为 1%。

[经典例题 2]

子宫内膜异位症最主要的临床特点是

A. 月经失调　　　　　　　　　　　B. 不孕症发生率高达 40%

C. 痛经和持续性下腹痛　　　　　　D. 咯血

E. 腹痛,腹泻或便秘

[参考答案] 2. C

五、诊断与鉴别诊断

（一）诊断

1. 病史及临床表现 大多数患者有进行性加重的痛经及不孕病史，育龄期妇女慢性盆腔痛应首先考虑内异症。

2. 辅助检查

（1）B超检查：是诊断卵巢异位囊肿和膀胱、直肠内异症的重要方法，敏感性和特异性都在96%以上。可确定异位囊肿的位置、大小和形状。

（2）CA125值测定：内异症患者CA125值可升高，但很少超过100IU/L。CA125值的变化还可用以监测疗效与复发情况。

（3）腹腔镜检查：是内异症诊断的最佳方法（金标准），在腹腔镜下对可疑病变进行活检可确诊，并进行临床分期。

（二）鉴别诊断 应与卵巢恶性肿瘤、盆腔炎性包块及子宫腺肌病等鉴别。

六、治疗

治疗的目的主要为控制症状、缓解疼痛和解决生育要求。应根据患者年龄、生育要求、症状、部位、治疗经过而制订个体化方案，治疗分为保守性治疗和根治性治疗。

（一）期待治疗 即随访观察，并对症处理经期腹痛，指导应用非甾体类抗炎药（布洛芬、萘普生、吲哚美辛等）。适用于轻度内异症且无症状或症状轻微无生育要求的患者。期待治疗期间，病情可能会进一步发展，对年轻有生育要求者一般不用。

（二）药物治疗 又称激素抑制治疗，主要原理是造成体内低雌激素环境，使患者形成假孕，或假绝经，或药物性卵巢切除状态，导致异位内膜萎缩、退化、坏死而达到治疗目的。适用于有慢性盆腔痛、痛经症状明显、有生育要求及无卵巢子宫内膜异位囊肿形成的患者。

（1）假孕治疗

①口服避孕药：临床上常用低剂量高效孕激素和炔雌醇的复合片，可缓解痛经和减少经量。一般用法是每日1片，连用6～9个月。其作用机制是降低垂体促性腺激素水平，并直接作用于子宫内膜和异位内膜，导致异位内膜萎缩。长期连续服用造成类似妊娠的人工闭经，称假孕疗法。

②孕激素类：临床上常用甲羟孕酮每日用药，一般连续应用6个月。其作用机制是抑制垂体促性腺激素释放并直接作用于子宫内膜和异位内膜，最初引起子宫内膜的蜕膜化，继而导致异位内膜萎缩和闭经。

（2）假绝经疗法

①促性腺激素释放激素激动剂（GnRH-α）：与GnRH受体亲和力强，长期连续应用可使垂体GnRH受体耗尽，而对垂体产生降调节作用，垂体分泌促性腺激素减少，导致卵巢激素水平明显下降，出现暂时闭经。此疗法又称"药物性卵巢切除"。常用药物有亮丙瑞林和戈舍瑞林。

②达那唑：月经第一日服用，持续用药6个月。近年来已少用。

③孕三烯酮：月经第一日服用，每周仅需用药2次，持续用药6个月。也是一种假绝经疗法。该药与达那唑相比疗效相近，但副作用较低，用药量少、方便。

（3）其他治疗：他莫昔芬（雌激素受体拮抗剂）、米非司酮（孕激素受体拮抗剂）。

（三）手术治疗

手术的指征是①卵巢子宫内膜异位囊肿；②盆腔疼痛；③不孕；④生殖系统外内异症。腹腔镜确诊、手术加药物治疗是内异症的标准治疗。

1. 保留生育功能手术（只切病灶） 适用于药物治疗无效、年轻和有生育要求的患者。手术切净、去除所有可见的异位内膜病灶，分离粘连，恢复正常解剖关系，剥除囊肿，保留正常卵巢。复发率40%，手术后应尽早妊娠或使用药物减少复发。

2. 保留卵巢功能手术（切病灶+子宫） 指去除盆腔内病灶，切除子宫，保留至少一侧或部分卵巢的手术。适用于无生育要求的45岁以下中、重度内异症患者。复发率5%。

3. 根治性手术(全切) 即全子宫、双附件及病灶切除术。适用于 45 岁以上重症患者,特别是盆腔粘连严重导致输尿管压迫或狭窄者。几乎不复发。

(四)药物与手术联合治疗

术前药物治疗 3～6 个月使病灶局限、软化,利于手术操作,术后继续给予药物治疗。或手术不彻底或术后疼痛不能缓解可给予药物治疗。

(五)内异症合并不孕的处理

对希望生育的轻症患者,应尽早发现及排除其他不孕病因,及时行腹腔镜检查,并在镜下对轻微病灶进行切除或电凝处理,改善盆、腹腔内环境,以期尽早妊娠。术后不宜应用药物治疗,必要时行助孕治疗。

第二节 子宫腺肌病

课堂讲义

一、概念与病因

1. 概念 具有生长功能的子宫内膜腺体及间质侵入子宫肌层称为子宫腺肌病。异位内膜组织多在子宫肌层内弥漫性生长,亦可局限性增生形成团块,后者称为子宫腺肌瘤。多发于 30～50 岁经产妇,约 15% 合并子宫内膜异位症。

2. 病因 目前认为子宫腺肌病是由子宫内膜基底层向子宫肌层内生长或内陷所致,其发病机制与内异症不同,对药物治疗反应差。多次妊娠及分娩、人工流产、慢性子宫内膜炎等造成子宫内膜基底层损伤,与本病的发病密切相关。

> 敲黑板
>
> 子宫腺肌病病因:"煽风点火"
> 内膜损伤——"点火";雌激素——"煽风"

二、病理特征

1. 巨检 子宫多呈均匀性增大,但很少超过 12 周妊娠子宫大小。子宫内病灶一般为弥漫性生长,且以后壁居多,故后壁较前壁厚。剖开子宫壁可见其肌层明显增厚且硬,在肌壁中见到粗厚的肌纤维带和微囊腔,腔中可见陈旧血液。少数子宫内膜在子宫肌层中呈局限性生长形成结节或团块,类似肌壁间肌瘤,称为子宫腺肌瘤。其与子宫肌瘤的区别是外面无包膜,腺肌瘤与周围正常子宫肌层无明显界限,不能剔除。

2. 镜检 子宫肌层内有岛状分布的异位内膜腺体和间质为其特征。

三、临床表现

(一)症状 约 1/3 的患者无任何症状。有症状者表现为:

1. 痛经 约 30% 患者有继发性痛经,其特点为进行性加重。部分患者呈经前或经后某一固定时间内下腹疼痛,且疼痛逐渐加重。

2. 月经异常 约 50% 患者出现月经增多、经期延长。

3. 其他症状 患者可有性交痛及慢性盆腔痛,但较少见。增大的子宫刺激和压迫膀胱出现尿频等。另外，早期流产的发生率增加。

（二）体征：妇科检查子宫呈均匀性增大或局限性隆起，质地硬并有压痛。经期子宫体较平时增大，压痛更加明显。

四、诊断

根据病史和临床表现可作出初步诊断。本病易与子宫肌瘤混淆，有时两者并存。B 型超声、CT、MRI 有助于鉴别。

B 型超声：最常用，表现为子宫增大，边界清楚，子宫肌层增厚，回声不均。

CA125：可轻度升高，子宫切除后约 1 个月降至正常。

敲黑板

做题技巧：

子宫内膜异位症——子宫没事儿，但于盆底、附件区、宫旁可触及结节或包块；

子宫腺肌病——子宫均匀性增大，或呈局限性痛性结节，但附件正常。

五、治疗

根据患者年龄、生育要求和症状而定。

1. 药物治疗　目前尚无根治本病的有效药物。孕激素治疗无效。对年轻、有生育要求、近绝经期及症状较轻患者可试用 GnRH-α 治疗，也可试用达那唑或米非司酮治疗。

2. 手术治疗　症状严重、年龄较大、无生育要求者可行全子宫切除术，卵巢去留取决于卵巢有无病变和患者年龄。对子宫腺肌瘤，若患者年轻或有生育要求可行病灶切除术，但术后易复发。弥漫性子宫腺肌病年轻患者可行病灶大部切除术，但术后妊娠率低。经腹腔镜骶前神经切除术或子宫骶骨神经切除术可用于缓解痛经。

［经典例题 1］

患者女性，37 岁，G_2P_0。3 年前出现痛经，伴经量增多及经期延长，届时需服强止痛药。妇科检查：子宫后倾位，妊娠 8 周大小，质硬，活动差，子宫后壁及直肠子宫陷凹处可扪及 3 个结节，质硬，触痛明显。

（1）最可能的诊断是

A. 子宫肌瘤　　　　　　　　　　B. 子宫腺肌病+子宫内膜异位症

C. 子宫内膜异位症　　　　　　　D. 子宫腺肌病

E. 子宫内膜癌盆腔转移

（2）本例确诊后的处置应选择

A. 手术治疗　　　　　　　　　　B. 放射治疗

C. 镇痛药物治疗　　　　　　　　D. 性激素治疗

E. 化学药物治疗

［参考答案］1. B、A

第十九章 女性生殖器损伤性疾病

子宫脱垂

课堂讲义

一、概念

子宫从正常位置沿阴道下降，宫颈外口达坐骨棘水平以下，甚至子宫全部脱出于阴道口以外，称为子宫脱垂。子宫脱垂常合并有阴道前壁和(或)后壁膨出。

二、病因

1. 分娩损伤和产褥早期体力劳动 是子宫脱垂最主要的发病原因。

2. 长期腹压增加 如长期慢性咳嗽、习惯性便秘、重体力劳动等。

3. 盆底组织 先天发育不良或退行性变。

[经典例题 1]

子宫脱垂最主要的病因是

A. 长期腹压增加   B. 先天发育异常

C. 分娩损伤和产褥早期体力劳动   D. 长期慢性咳嗽

E. 缺乏雌激素

[参考答案] 1. C

三、临床分度

表 1-63 子宫脱垂的分度

Ⅰ度	轻型：宫颈外口距离处女膜缘小于4cm，但未达处女膜缘 重型：宫颈已达处女膜缘，但未超出该缘，检查时在阴道口见到宫颈
Ⅱ度	轻型：宫颈已脱出阴道口，但宫体仍在阴道内 重型：宫颈及部分宫体已脱出阴道口
Ⅲ度	宫颈及宫体全部脱出至阴道口外

四、临床表现

Ⅰ度患者多无明显不适。

Ⅱ、Ⅲ度患者常有程度不等的腰骶部酸痛和下坠感。在行走、劳动、下蹲或排便时，阴道口有块状物脱出，Ⅱ度患者经平卧休息，块状物可变小或消失。Ⅲ度脱垂者，即使休息后，块状物也不能完全自行回缩，常需用手推才能还纳至阴道内。若脱出的子宫及阴道黏膜高度水肿，即使用手协助亦难以回纳。

由于外阴部有块状物脱出，患者行动极为不便，且可因长期摩擦导致宫颈和阴道壁溃疡，甚至出现流血。当溃疡继发感染时，则有脓血分泌物渗出。重度子宫脱垂患者多伴有重度膀胱膨出，故易有尿潴留；

还可发生张力性尿失禁。检查宫颈及阴道黏膜多增厚，宫颈肥大，有时伴有宫颈延长。

五、诊断

根据病史和检查不难确诊。妇科检查时应首先判断子宫脱垂的情况而予以分度，并同时了解阴道前、后壁膨出及会阴撕裂的程度。此外，还应判断有无张力性尿失禁。

六、治疗

1. 保守治疗　治疗慢性咳嗽、盆底肌锻炼、子宫托等

2. 手术治疗　根据患者年龄、生育要求及全身健康情况，选择下列术式：

(1)阴道前后壁修补术：适用于Ⅰ、Ⅱ度子宫脱垂伴明显阴道前、后壁膨出但宫颈延长不明显者。

(2)曼氏手术(Manchester)：包括阴道前后壁修补术+主韧带缩短+宫颈部分切除术。适用于年龄较轻、宫颈较长的Ⅱ、Ⅲ度子宫脱垂患者。

(3)经阴道子宫全切除及阴道前后壁修补术：适用于Ⅱ、Ⅲ度子宫脱垂且年龄较大、无须考虑生育功能的患者。

(4)阴道纵隔成形术：又称 Le Fort 手术或阴道封闭术，仅适用于年老体弱不能耐受较大手术、不需保留性交功能且子宫无恶变可疑者。

(5)盆底重建手术：通过吊带、网片、缝线等将阴道穹隆或宫骶韧带悬吊于可承重的部位。

> **敲黑板**
>
> 年轻的、保留子宫的、不太重的——曼氏手术(Manchester)；
>
> 年老的、不保留子宫的、严重脱垂的——经阴道子宫全切除。

七、预防

提倡晚婚晚育；正确处理产程，提高助产技术；避免产后过早参加重体力劳动；积极去除导致长期腹压增加的因素；提倡做产后保健操。

第二十章 不孕症与辅助生殖技术

课堂讲义

一、概念和分类

凡婚后有正常性生活未避孕，同居1年未受孕者称不孕症。婚后未避孕而从未妊娠者称为原发性不孕；曾有过妊娠而后未避孕连续1年不孕者称为继发性不孕。

二、病因

阻碍受孕的因素可能在女方、男方或男女双方。女方因素占50%，男方因素占40%，男女双方因素占10%。

（一）女性不孕因素

以排卵障碍和输卵管因素居多。

1. 排卵障碍　主要是由于卵巢功能紊乱导致持续不排卵，主要原因有：①下丘脑-垂体-卵巢轴功能紊乱，包括下丘脑性无排卵、垂体功能障碍引起无排卵，如：高催乳素血症、垂体腺瘤等。②卵巢病变，如先天性卵巢发育异常、多囊卵巢综合征、卵巢早衰、卵巢功能性肿瘤、卵巢对促性腺激素不敏感综合征等。③肾上腺及甲状腺功能异常也能影响卵巢功能导致不排卵。

2. 输卵管因素　输卵管阻塞或输卵管通而不畅占女性不孕因素的1/3。慢性输卵管炎(淋菌、结核菌、沙眼衣原体等)引起伞端闭锁或输卵管黏膜破坏时输卵管闭塞，导致不孕。此外，输卵管发育不全(如纤毛运动及管壁蠕动功能丧失等)、盆腔粘连也可导致不孕。

3. 子宫因素　子宫畸形、子宫黏膜下肌瘤、子宫内膜炎、内膜结核、内膜息肉、宫腔粘连等均能影响受精卵着床，导致不孕。

4. 宫颈因素　宫颈黏液性质异常、宫颈炎症及宫颈免疫学功能异常，影响精子通过，均可造成不孕。

5. 外阴与阴道因素　先天性发育异常、创伤和手术导致阴道瘢痕性狭窄以及严重阴道炎症。

（二）男性不育因素　主要是生精障碍和输精障碍。

1. 精液异常　因先天或后天因素导致无精、弱精、少精、精子发育停滞、畸精症等。

2. 性功能异常　外生殖器发育不良或勃起障碍、不射精、逆行射精等。

3. 免疫因素　在男性生殖道免疫屏障被破坏的条件下，精子、精浆在体内产生对抗自身精子的抗体，即抗精子抗体(AsAb)，使射出的精液产生自身凝集而不能穿过宫颈黏液。

（三）不明原因性不孕

属于男女双方均可能同时存在的不孕因素，但应用目前的检测手段无法确诊。

三、不孕症检查与诊断

通过男女双方全面检查明确不孕原因，是诊断不孕症的关键。应进行详细病史问诊及体格检查。

1. 男方检查

(1)病史：了解有无性交困难和生育史，询问有无隐睾、腮腺炎、睾丸炎、睾丸损伤、结核等病史。

(2)体格检查：包括全身检查和局部生殖器检查。

(3)精液常规检查：是不孕症夫妇首选的检查项目。正常精液量为2～6ml，平均3ml。pH 7.0～7.8。室温放置30分钟内液化。精子密度≥$20×10^9$/L，精子活率≥50%。

2. 女方检查

(1)病史：了解年龄、生长发育史、月经史、性生活史、婚育史、避孕情况，有无结核、内分泌疾病、遗传病家族史等。

(2)体格检查：检查第二性征发育情况、内外生殖器及乳房等。

(3)女性不孕之特殊检查

第一步：腹部或阴道超声检查：了解子宫的发育、子宫内膜情况，有无子宫肌瘤、卵巢肿块等病变。

第二步：卵巢功能检查：包括排卵的监测和黄体功能检查。常用的方法有：①B型超声监测卵泡发育及排卵；②基础体温测定；③基础激素水平测定；④阴道细胞涂片、宫颈黏液检查、经前子宫内膜活组织检查等。

第三步：输卵管通畅试验：常用方法有输卵管通液术、子宫输卵管碘油造影及子宫输卵管超声造影。输卵管通液术准确性差，子宫输卵管造影能明确阻塞部位。

第四步：宫腔镜、腹腔镜检查。

1)宫腔镜检查：观察宫腔内情况，能发现宫腔粘连、黏膜下肌瘤、内膜息肉、子宫畸形等。

2)腹腔镜检查：上述检查未见异常者，可作腹腔镜了解盆腔情况，直接观察子宫、输卵管、卵巢有无病变或粘连，并可行输卵管美蓝通液，直视下确定输卵管是否通畅。

3)其他检查　免疫学检查：①测定女方抗精子抗体、抗子宫内膜抗体等，以排除免疫性不孕。②性交后精子穿透力试验可检测宫颈黏液对精子的反应及精子穿透黏液的能力。③宫颈黏液、精液相合试验，试验选在预测的排卵期进行。

胸部X线检查：排除结核，肝、肾功能及甲状腺功能检查以排除相关疾病，蝶鞍影像学检查和血催乳激素测定除外垂体病变。

[经典例题1]

患者女性，28岁，结婚4年来从未怀孕，近2年经量减少，伴下腹坠胀，既往有肺结核史，妇科检查：子宫后倾屈位，活动受限，形状不规则。双附件区可触及形状不规则、质硬、表面不平的包块，下列哪项对诊断帮助不大

A. 诊断性刮宫　　　　　　　　　　　B. 盆腔X线摄片

C. 基础体温测定　　　　　　　　　　D. 子宫输卵管碘油造影

E. 宫腔分泌物结核菌素培养

[参考答案] 1. C

四、女性不孕的治疗

(一)一般治疗

包括积极治疗内科慢性疾病，指导性生活，选择合适性交时机等。

(二)生殖器官器质性病变的治疗

1. 若发现妇科肿瘤、生殖器炎症、生殖道畸形、宫腔病变等器质性疾病应积极治疗。

2. 输卵管炎症及阻塞的治疗

(1)输卵管通液注药术：适用于输卵管轻度粘连或闭塞。从月经干净2~3日开始，每周2次，直至排卵期前，可连续2~3个周期。

(2)输卵管成形术：对输卵管不同部位阻塞或粘连可行造口术、吻合术、整形术以及输卵管子宫移植术。

3. 内分泌治疗

(1)诱发排卵：适用于无排卵患者。

1)枸橼酸氯米芬(CC)：为首选促排卵药，适用于体内有一定雌激素水平者。宜从小剂量开始。自然月经或人工诱导月经周期自第3~5日开始，每日50~150mg，连用5日。3个周期为一疗程。

2）绒促性素（hCG）：具有类似 LH 作用，常在促排卵周期卵泡成熟后一次肌内注射 5000～10000U。

3）尿促性素（HMG）：含有 FSH、LH 各 75U，促使卵泡生长发育成熟。自月经第 2～3 日每日肌内注射 1 支，共 7 日。

4）其他促排卵药物：纯化 FSH、GnRH 激动剂、GnRH 拮抗剂、溴隐亭等。

（2）黄体功能不足的治疗：①补充性治疗：于月经周期第 20 日开始，每日肌内注射黄体酮 10～20mg，连用 5 日；②刺激黄体功能：目前多用 hCG 增强黄体功能，于排卵后 4、6、8、10 日给予 hCG 2000U 肌内注射，用药后血孕酮明显升高。

（3）改善宫颈黏液：可在排卵前期及排卵期应用小剂量雌激素。

4. 免疫性不孕的治疗　如患者抗精子抗体阳性，在性生活时应采用避孕套 6～12 个月，使使者体内抗精子抗体水平降低。无效者可行免疫抑制治疗，包括局部和全身治疗。

5. 辅助生殖技术（ART）　上述治疗无效时可采用 ART。

五、辅助生殖技术概念、方法

辅助生殖技术（ART）包括人工授精、体外受精-胚胎移植、卵母细胞内单精子显微注射、配子移植技术等。

（一）人工授精（AI）

人工授精是将精子通过非性交方式放入女性生殖道内，使其受孕的一种技术。包括使用丈夫精液人工授精（AIH）和用供精者精液人工授精（AID）。适用于：男性少精、弱精。

（二）体外受精与胚胎移植（IVF-ET）

体外受精-胚胎移植技术，指从妇女体内取出卵子，在体外培养一阶段与精子受精，再将发育到一定时期的胚泡移植到妇女宫腔内，使其着床发育成胎儿的全过程，通常称为"试管婴儿"。

IVF-ET 的临床适应证：输卵管性不孕症、原因不明的不孕症、子宫内膜异位症、排卵异常、宫颈因素、男性因素不孕症等均为 IVF-ET 的临床适应证。

（三）胞质内单精子注射技术

将单个精子通过显微受精的方式注入卵母细胞质内达到使卵子受精的目的，其他技术程序同常规 IVF-ET。

ICSI 的临床适应证：主要用于治疗男性不育症，对于多次 IVF-ET 周期失败的不明原因性不育症也是 ICSI 的适应证。

（四）配子移植技术

人类配子是指男性的精子和女性的卵子。当这两种配子结合受精后即成为受精卵，并进一步发育成一个新个体。将受精卵于配子期移植进女性体内的技术，称配子移植技术。

（五）植入前遗传学诊断（PGD）

是指对体外受精所获得的胚胎进行显微活检，取单个或部分细胞进行细胞遗传学和分子遗传学分析，选择正常胚胎进行移植。

PGD 的适应证：主要解决优生问题，如：X-连锁显性遗传病。

第二十一章　计划生育

第一节　计划生育概念

课堂讲义

计划生育工作具体包括：①晚婚：按国家法定年龄推迟 3 年以上结婚。②晚育：按国家法定年龄推迟 3 年以上生育。做好避孕工作知情选择是做好计划生育优质服务的根本。避孕控制生殖过程中 3 个关键环节：①抑制精子与卵子产生；②阻止精子与卵子结合；③使子宫环境不利于精子获能、生存，或不适宜受精卵着床和发育。

第二节　宫内节育器避孕

课堂讲义

宫内节育器(IUD)是一种相对安全、有效、简便、经济、可逆、广大妇女易于接受的节育器具。为我国育龄妇女的主要避孕措施，目前约 70% 妇女选用 IUD 作为避孕方法，占世界 IUD 避孕总人数的 80%。

一、种类

1. 惰性宫内节育器(第一代 IUD)由惰性材料如金属、硅胶、塑料或尼龙等制成。

2. 活性宫内节育器(第二代 IUD)其内含有活性物质如金属、激素、药物等，可以提高避孕效果，减少不良反应。

(1)带铜宫内节育器：①带铜 T 形宫内节育器(TCu-IUD)：是目前临床常用的宫内节育器。②带铜 V 型宫内节育器(VCu-IUD)：是我国常用的宫内节育器之一。放置时间是 5～7 年，该器带器妊娠率、脱落率较低，因出血较常见，故因此取出率较高。

(2)药物缓释宫内节育器：①曼月乐(含孕激素 T 形节育器)。②含吲哚美辛 IUD。

二、避孕机制

宫内节育器的避孕机制复杂，至今尚未完全明了。大量研究表明，避孕机制主要有杀精毒胚作用和干扰着床。

三、放置与取出

1. 宫内节育器放置术　凡育龄妇女无禁忌证，要求放置 IUD 者均可放置。

(1)禁忌证：①妊娠或妊娠可疑；②生殖道急性炎症；③生殖器官畸形；④生殖器官肿瘤；⑤宫颈内口过松、重度陈旧性宫颈裂伤或子宫脱垂；⑥严重的全身性疾患；⑦有铜过敏史；⑧宫腔 <5.5cm 或>

9.0cm；⑨近3个月内有月经失调、阴道不规则流血。

（2）放置时间：①月经干净3～7日无性交者；②人工流产后立即放置；③产后42日恶露已净，会阴伤口已愈合，子宫恢复正常者；④剖宫产后半年放置；⑤含孕激素IUD在月经第3日放置；⑥自然流产于转经后放置，药物流产2次正常月经后放置；⑦哺乳期放置应先排除早孕；⑧性交后5日内放置为紧急避孕的方法之一。

（3）术后注意事项及随访：①术后休息3日，1周内忌重体力劳动，2周内忌性交及盆浴，保持外阴清洁；②定期进行随访，术后第一年第1、3、6、12个月进行随访，以后每年随访1次直至停用。

2. 宫内节育器取出术

（1）适应证：①生理情况：计划再生育者；放置期限已满需更换者；绝经过渡期停经1年内；改用其他避孕措施或绝育者。②病理情况：有并发症及副反应，经治疗无效者；带器妊娠者。

（2）取器时间：月经干净后3～7日为宜，因子宫出血而需取器者，随时可取，带器早期妊娠者在行人工流产时取器，带器异位妊娠者，于术前诊断刮宫时，或在术后出院前取器。

（3）禁忌证：并发生殖道炎症时，先抗感染再取出。全身情况不良或在疾病的急性期，应待病情好转后再取出。

（4）注意事项：取器前应做B型超声查或X线检查，确定节育器是否在宫腔内，同时了解IUD的类型。

> **敲黑板**
>
> 做题技巧：
>
> 经量多——不放环；经量少——不用药。
>
> 放环禁忌证——炎症、出血、宫口松。

四、宫内节育器副作用

1. 出血　多持续至放置IUD后半年左右，尤其是最初3个月内。主要表现为经量过多、经期延长或月经中期点滴出血。

2. 腰腹坠胀感　IUD与宫腔大小及形态不符，导致子宫频繁收缩引起。

五、放置宫内节育器的并发症

1. 节育器异位

2. 节育器嵌顿或断裂

3. 节育器下移或脱落

4. 带器妊娠

第三节　激素避孕

课堂讲义

激素避孕是指女性甾体激素避孕，是一种高效避孕方法。激素成分是雌激素和孕激素。

一、避孕机制

1. 抑制排卵　主要机制，抑制下丘脑GnRH；

2. 阻碍受精 改变宫颈黏液性状、改变输卵管功能;

3. 阻碍着床 抑制内膜增殖、使子宫内膜分泌不良。

二、适应证及禁忌证

1. 适应证 生育年龄的健康妇女均可用。

2. 禁忌证 ①严重心血管疾病、血栓性疾病不宜应用,如高血压病、冠心病、静脉栓塞等。②急、慢性肝炎或肾炎。③恶性肿瘤,癌前病变。④内分泌疾病:如糖尿病、甲状腺功能亢进症。⑤哺乳期不宜使用复方口服避孕药。⑥年龄>35 岁吸烟妇女服用避孕药,增加心血管疾病发病率,不宜长期服用。严重吸烟者不宜服用。⑦精神病长期服药。⑧有严重偏头痛,反复发作。

[经典例题 1]

短效口服避孕药禁忌证不包括

A. 慢性肝炎   B. 哺乳期

C. 月经稀少   D. 血栓性疾病

E. 宫颈糜烂

[参考答案] 1. E

三、常用类型及用法

表 1-64 女用甾体激素避孕药类型

类别		名称	雌激素含量(mg)	孕激素含量(mg)	剂型	给药途径
口服避孕药	短效片	复方炔诺酮片(避孕片1号)	炔雌醇 0.035	炔诺酮 0.6	22 片/板	口服
		复方甲地孕酮片(避孕片2号)	炔雌醇 0.035	甲地孕酮 1.0	22 片/板	口服
		复方避孕片(0号)	炔雌醇 0.035	炔诺酮 0.3 甲地孕酮 0.5	22 片/板	口服
		复方脱氧孕烯片	炔雌醇 0.03	脱氧孕烯 0.15	21 片/板	口服
		复方孕二烯酮片	炔雌醇 0.03	孕二烯酮 0.075	21 片/板	口服
		炔雌醇环丙孕酮片	炔雌醇 0.035	环丙孕酮 2.0	21 片/板	口服
		左炔诺孕酮三相片			21 片/板	口服
		第一相(1~6片)	炔雌醇 0.03	左炔诺孕酮 0.05	6 片	口服
		第二相(7~11片)	炔雌醇 0.04	左炔诺孕酮 0.075	5 片	口服
		第三相(12~21片)	炔雌醇 0.03	左炔诺孕酮 0.125	10 片	口服
	长效片	复方左旋18甲长效避孕片	炔雌醚 3.0	左炔诺孕酮 6.0	片	口服
		三合一炔雌醚片	炔雌醚 2.0	炔诺孕酮 6.0	片	口服
				氯地孕酮 6.0	片	口服
	探亲药	炔诺酮探亲片		炔诺酮 3.0	片	口服
		甲地孕酮探亲避孕片1号		甲地孕酮 2.0	片	口服
		炔诺酮探亲避孕片		炔诺酮 3.0	片	口服
		53号抗孕片		双炔失碳酯 7.5	片	口服
长效避孕针	复方	复方己酸羟孕酮注射液(避孕针1号)	戊酸雌二醇 5.0	己酸羟孕酮 250.0	针	肌内注射
		美尔伊避孕注射液	雌二醇 3.5	甲地孕酮 25.0	针	肌内注射
	单方	庚炔诺酮注射液		庚炔诺酮 200	针	肌内注射
		醋酸甲羟孕酮避孕针		醋酸甲羟孕酮 150	针	肌内注射

续表

类别		名称	雌激素含量(mg)	孕激素含量(mg)	剂型	给药途径
缓释避孕药	皮下埋植剂	左炔诺孕酮埋植剂Ⅰ型		左炔诺孕酮36/根	6根	皮下埋植
		左炔诺孕酮埋植剂Ⅱ型		左炔诺孕酮70/根	2根	皮下埋植
	阴道避孕环	甲地孕酮硅胶环		甲地孕酮200或250	只	阴道放置
		左炔孕酮阴道避孕环		左炔诺孕酮5	只	阴道放置

四、药物不良反应及处理

1. 类早孕反应　服药初期出现食欲不振、恶心、呕吐、乏力、头晕等类似妊娠早期的反应，不需特殊处理，服药数周期后副反应自然消失。症状严重考虑更换制剂或停药改用其他措施。

2. 阴道不规则流血　多数发生在漏服避孕药后，少数未漏服避孕药也能发生。轻者点滴出血，不需处理，服药时间延长逐渐减少至停止。流血偏多每晚加服雌激素直至停药。流血似月经量或流血时间已近月经期，停止服药作为一次月经来潮。于出血第5日再开始服下一周期的药，或更换避孕药。

3. 闭经　常发生于月经不规则妇女。停药后月经不来潮，需除外妊娠，停药7日后可继续服药，若连续停经3个月，需停药观察。

4. 体重增加　雌激素使体内水钠潴留引起。

5. 皮肤问题　面部出现淡褐色色素沉着，停药后多能恢复。第三代口服避孕药能改善原有的皮肤痤疮。个别妇女服药后出现头痛、复视、乳房胀痛等，对症处理，必要时停药作进一步检查。

第四节　其他避孕方法

课堂讲义

一、紧急避孕

无防护性性生活后或避孕失败后几小时或几日内，妇女为防止非意愿性妊娠的发生而采用的避孕方法称为紧急避孕或房事后避孕。能阻止或延迟排卵，干扰受精或阻止着床。

1. 适应证　①避孕失败，包括避孕套破裂、滑脱，未能做到体外排精，错误计算安全期，漏服避孕药，宫内节育器脱落；②在性生活中未使用任何避孕方法；③遭到性暴力。

2. 禁忌证　已确定怀孕的妇女。

3. 方法　放置宫内节育器或口服紧急避孕药。

4. 副反应　可能出现恶心、呕吐、不规则阴道流血，但米非司酮的不良反应少而轻，一般不需特殊处理。

敲黑板

注意：紧急避孕仅对一次无保护性生活有效，避孕有效率明显低于常规避孕方法，且紧急避孕药激素剂量大，副作用亦大，不能替代常规避孕。

二、自然避孕

是指安全期避孕，不十分可靠，不宜推广。

三、其他避孕

外用杀精剂于性交前置入女性阴道，具有灭活精子作用。

第五节　输卵管绝育术

课堂讲义

输卵管绝育术是一种安全、永久性节育措施，通过切断、结扎、电凝、钳夹、环套输卵管或用药物黏堵、栓堵输卵管管腔，使精子与卵子不能相遇而达到绝育目的。

1. 适应证　要求接受绝育手术且无禁忌证者；患有严重全身疾病不宜生育者。

2. 禁忌证　①24h 内两次体温达 37.5℃或以上者；②全身状况不佳，如心力衰竭、血液病等，不能胜任手术者；③患严重的神经官能症者；④各种疾病急性期，腹部皮肤有感染灶或患急、慢性盆腔炎者。

3. 术后并发症　①过度牵拉、钳夹而损伤输卵管或系膜，或创面血管结扎不紧引起腹腔内积血或血肿；②感染；③膀胱、肠管损伤；④输卵管复通：因绝育措施本身缺陷，或施术时技术误差引起绝育失败，多发生宫内妊娠，尚需警惕可能形成输卵管妊娠。

第六节　人工流产

课堂讲义

一、概念

人工流产是指妊娠 14 周以内，因意外妊娠、优生或疾病等原因，采用手术方法终止妊娠，包括负压吸引术和钳刮术，是避孕失败的补救方法。

二、药物流产

药物流产亦称药物抗早孕，是用非手术措施终止早孕的一种方法。痛苦小、安全、简便、高效、不良反应少或反应轻、效果肯定的药物为米非司酮配伍米索前列醇，完全流产率 90％以上。

1. 适应证　①妊娠<49 日，本人自愿、年龄<40 岁的健康妇女。②尿 hCG 阳性，B 型超声确诊为宫内妊娠。③为人工流产高危因素，如瘢痕子宫、哺乳期、宫颈发育不良或严重骨盆畸形。④多次人工流产史，对手术流产恐惧和顾虑。

2. 禁忌证　①有米非司酮禁忌证，如肾上腺及其他内分泌疾病、妊娠期皮肤瘙痒史、血液病、血管栓塞等病史。②有前列腺素药物禁忌证，如心血管疾病、青光眼、哮喘、癫痫、结肠炎等。③其他：过敏体质、带器妊娠、宫外孕、妊娠剧吐、长期服用抗结核、抗癫痫、抗抑郁、抗前列腺素药等。

服药后应严密观察，除了服药过程中可能出现恶心、呕吐等胃肠道症状外，出血时间长、出血多是药物流产的主要不良反应，用药物治疗效果较差。极少数可大量出血而需急诊刮宫终止妊娠，药物流产必须在有正规抢救条件的医疗机构进行。

三、手术流产

1. 负压吸引术

（1）适应证：妊娠 10 周内要求终止妊娠而无禁忌证者，患有心脏病、心力衰竭史、慢性肾炎等疾病不宜继续妊娠者。

（2）禁忌证：生殖道炎症，盆腔炎，各种急性病或急性传染病，心力衰竭、高血压伴有自觉症状，结核病急性期，高热，严重贫血等，妊娠剧吐酸中毒尚未纠正者，手术当日两次体温在 37.5℃以上者。

2. 钳刮术

钳刮术指用机械方法或药物扩张宫颈，钳取胎儿及胎盘的手术，适用于终止 10～14 周妊娠，因胎儿较大，容易造成并发症，故应当尽量避免大月份钳刮术。

3. 人工流产的并发症及处理

人工流产的并发症包括近期并发症和远期并发症，近期并发症有出血、子宫穿孔、人工流产综合反应、漏吸或空吸、吸宫不全、感染、羊水栓塞等。远期并发症有宫颈粘连、宫腔粘连、慢性盆腔炎、月经失调、继发性不孕等。

（1）人工流产综合反应：在术中或术毕时，部分病人出现心动过缓、心律不齐、血压下降、面色苍白，严重者甚至出现昏厥、抽搐等迷走神经虚脱的症状。预防及处理的方法：术时操作要轻柔，负压要适当，扩张宫颈时，不宜过快或用力过猛。阿托品 0.5～1mg 术前静脉注射，但不宜作为常规注射。

（2）吸宫不全：指人工流产术后部分胎盘残留，也可能有部分胎儿残留。术后阴道流血，血量过多，或流血停止后又有多量流血，应考虑为吸宫不全，B 型超声检查有助于诊断。

（3）生殖系统感染：可发生急性子宫内膜炎，偶有急性输卵管炎、盆腔炎等，术后应预防性应用抗生素，可口服或静脉给药。

（4）子宫穿孔：是手术流产严重的并发症之一，但发生率低。手术时突然感到无宫底感觉，或手术器械进入深度超过原来所测深度，应立即停止手术。穿孔小，手术已完成，注射子宫收缩剂，并给予抗生素预防感染，密切观察生命体征。宫内组织未吸净，应由有经验医师避开穿孔部位，也可在 B 型超声引导下或腹腔镜下完成手术。破口大、有内出血或怀疑脏器损伤，应剖腹探查做相应处理。

（5）出血：妊娠月份较大时，可在扩张宫颈后，宫颈注射缩宫素，并尽快取出绒毛组织。吸管过细、胶管过软或负压不足易引起出血，应及时更换吸管和胶管，调整负压。

（6）漏吸或空吸：手术未吸出胚胎及绒毛，导致继续妊娠或胚胎停止发育，称漏吸。常见子宫畸形、子宫位置异常或操作不熟练。发现漏吸应再次行负压吸引术。误诊宫内妊娠行人工流产术称空吸，发现吸出物肉眼未见绒毛，要重复尿妊娠试验及 B 型超声检查，宫内未见妊娠囊，诊断为空吸，必须将吸刮的组织全部送病理检查，警惕宫外孕。

（7）羊水栓塞：偶可发生在人工流产钳刮术后，宫颈损伤、胎盘剥离使血窦开放，为羊水进入创造了条件，此时应用缩宫素更可促使羊水栓塞的发生。

[经典例题 1]

人工流产吸宫术适用于

A. 手术当日体温两次超过 37.5℃　　　　B. 妊娠剧吐酸中毒

C. 妊娠 14 周　　　　D. 急性生殖道炎症

E. 各种慢性疾病不宜妊娠者

[参考答案] 1. E

第七节　计划生育方法的知情选择

课堂讲义

一、新婚期

1. 原则　新婚夫妇年轻，尚未生育，选择使用方便、不影响生育的避孕方法。

2. 选用方法　复方短效口服避孕药使用方便，避孕效果好，不影响性生活，列为首选。男用阴茎套也是较理想的避孕方法，还可选用外用避孕栓、薄膜等。由于尚未生育，一般不选用宫内节育器。

二、哺乳期

1. 原则　不影响乳汁质量及婴儿健康。

2. 选用方法　阴茎套是哺乳期选用的最佳避孕方式。也可选用单孕激素制剂长效避孕针或皮下埋植剂，使用方便，不影响乳汁质量。哺乳期放置宫内节育器，防止子宫损伤。哺乳期阴道较干燥，不适用避孕药膜。哺乳期不宜使用雌孕激素复合避孕药或避孕针和安全期避孕。

三、生育后期

1. 原则　选择长效、安全、可靠的避孕方法，减少非意愿妊娠进行手术带来的痛苦。

2. 选用方法　各种避孕方法(宫内节育器、皮下埋植剂、复方口服避孕药、避孕针、阴茎套等)均适用。已生育两个或以上的妇女，宜采用绝育术为妥。

四、绝经过渡期

1. 原则　此期仍有排卵可能，应坚持避孕，选择外用避孕药为主的避孕方法。

2. 选用方法　可采用阴茎套。绝经过渡期阴道分泌物较少，不宜选择避孕药避孕，可选用避孕栓、凝胶剂。不宜选用复方避孕药及安全期避孕。

[经典例题 1]

患有高血压的妇女，以下避孕方法最好首选

A. 安全期避孕　　　　　　　　　　B. 阴茎套

C. 皮下埋植剂　　　　　　　　　　D. 复方短效口服避孕药

E. 长效避孕针

[参考答案] 1. B

第二十二章　妇女保健

第一节　各期保健内容

课堂讲义

一、女童期保健

1. 培养良好的卫生习惯。

2. 保护女童安全。

3. 尽早发现并治疗女童生殖器官发育成熟障碍，注意营养的合理与均衡，避免女童体格发育偏离及性早熟。

4. 慎重对待女童生殖器官的发育畸形或缺陷。

5. 女童生殖道肿瘤恶性程度高，应引起足够的重视。

6. 重视女童心理卫生。

二、青春期保健

青春期保健分为三级，以加强一级预防为重点。一级预防包括：①培养良好的饮食习惯；②培养良好的生活方式和卫生习惯；③适当的体格锻炼和体力劳动；④普及月经生理和经期卫生知识；⑤进行性知识教育；⑥积极进行心理卫生和健康行为指导。二级预防是通过定期体格检查，及早发现青春期少女常见疾病如痛经、青春期功血、原发性和继发性闭经及少女生殖系统肿瘤等，及时发现行为偏差。减少危险因素，预防和处理少女妊娠及性传播疾病。三级预防包括对女性青春期疾病的治疗和康复。

三、围婚期保健

重点在婚前保健，进行卫生指导、医学检查、卫生咨询。

四、围生期保健

围生期保健以保护母亲安全，提高出生人口素质，降低围生儿和孕产妇死亡率及远期伤残率为目标。

1. 孕前期保健　目的是为了选择最佳的受孕时机。内容包括选择适当的生育年龄、避免接触对妊娠有害的物质、预防遗传性疾病的传衍，并做好充分的精神心理准备。

2. 孕期保健　一般分为三个阶段，早孕期(孕12周内)保健、中孕期(孕13~27周)保健、晚孕期(孕28周~分娩)保健。

3. 产时保健　此期是整个妊娠安全的关键。产前保健要点可概括为"五防，一加强""五防"是防滞产、防感染、防产伤、防产后出血、防新生儿窒息；"一加强"是指加强对高危妊娠的产时监护和产程处理。

4. 产褥期保健　目的是防止产后出血、感染等并发症。

5. 哺乳期保健　提高纯母乳喂养；预防和处理哺乳期母亲常出现的问题；哺乳期内采取正确的避孕措施。

五、生育年龄妇女非孕期保健

生育期是妇女一生中最重要的阶段，正常的心理和生理调节以及合理的营养和医疗保健非常重要。

六、围绝经期妇女保健

建立健康的生活方式、进行自我监测、科学合理规范的应用 HRT、进行心理保健和性保健，以及绝经 12 个月内仍应避孕。

七、老年期保健

提高生活质量，达到健康长寿。

［经典例题 1］

妇女的老年期保健不包括
A. 定期体格检查　　　　　　　　　　B. 防治老年期常见病多发病
C. 提高生命质量　　　　　　　　　　D. 多与子女沟通交流，保持家庭紧密
E. 加强身体锻炼
［参考答案］1. D

第二节　妇女保健统计指标

课堂讲义

做好妇女保健统计可以客观地反应妇幼保健工作的水平，评价工作的治疗和效果，并为制定妇幼保健工作计划、指导妇幼保健工作的开展和科研提供科学依据。

一、妇女病普查普治的常用统计指标

1. 妇女病普查率 = 期内（次）实查人数/期内（次）应查人数×100%。
2. 妇女病患病率 = 期内患病人数/期内受检查人数×10 万/10 万。
3. 妇女病治愈率 = 治愈例数/患妇女病总例数×100%。

二、孕产期保健指标

1. 孕产期保健工作统计指标
（1）产前检查覆盖率 = 期内接受一次及以上产前检查的孕妇数/期内孕妇总数×100%。
（2）产前检查率 = 期内产前检查总人次数/期内孕妇总数×100%。
（3）产后访视率 = 期内产后访视产妇数/期内分娩的产妇总数×100%。
（4）住院分娩率 = 期内住院分娩产妇数/期内分娩的产妇总数×100%。

2. 孕产期保健质量指标
（1）高危孕妇发生率 = 期内高危孕妇数/期内孕（产）妇总数×100%。
（2）妊娠期高血压疾病发生率 = 期内患病人数/期内孕妇总数×100%。
（3）产后出血率 = 期内产后出血人数/期内产妇总数×100%。
（4）产褥感染率 = 期内产褥感染人数/期内产妇总数×100%。
（5）会阴破裂率 = 期内会阴破裂人数/期内产妇总数×100%。

3. 孕产期保健效果指标
（1）围生儿死亡率 =（孕 28 足周以上死胎、死产数+生后 7 日内新生儿死亡数）/（孕 28 足周以上死胎、死产数+活产数）×1000‰。
（2）孕产妇死亡率 = 年内孕产妇死亡数/年内孕产妇总数×10 万/10 万。
（3）新生儿死亡率 = 期内生后 28 日内新生儿死亡数/期内活产数×1000‰。

（4）早期新生儿死亡率＝期内生后 7 日内新生儿死亡数/期内活产数×1000‰。

三、计划生育统计指标

1．人口出生率＝某年出生人数/该年平均人口数×1000‰。

2．人口死亡率＝某年死亡人数/该年平均人口数×1000‰。

3．人口自然增长率＝年内人口自然增长数/同年平均人口数×1000‰。

4．计划生育率＝符合计划生育的活胎数/同年活产总数×100%。

5．节育率＝落实节育措施的已婚育龄夫妇任一方人数/已婚育龄妇女数×100%。

6．绝育率＝男和女绝育数/已婚育龄妇女数×100%。

第二篇

儿 科

主编：景晴

职业是一个人安身立命的一项基本技能，也是一个人掌握知识与能力的体现。体现了一个人在社会上的存在感、自我价值感、社会价值感，成就了自己也奉献了社会。

——景晴寄语

考情分析

历年考情概况

儿科考点平均分布，每年的题目不出意料地出现在下列"考核内容"中。历年分值并不是局限于一年，故分值上有一定浮动。

常考知识点	历年常考内容	历年分值
1. 年龄分期及各期特点	新生儿期、婴儿期、幼儿期、学龄前期、学龄期、青春期	1
2. 生长发育	规律、体格生长的常用指标(体重、身高、头围最重要)	2~3
3. 一岁以内预防接种	五苗防七病	1
4. 儿童营养基础和婴儿喂养	小儿能量、营养物质和水的需要量(记数据)、母乳喂养的优点、牛奶的成分缺点、母乳成分的变化	1
5. 维生素D缺乏性佝偻病	病因、各期临床表现、治疗及预防	3~5
6. 维生素D缺乏性手足搐搦症	典型发作与隐匿型发作的表现、鉴别诊断及治疗	
7. 蛋白质-能量营养不良	诊断标准、并发症及治疗	1~2
8. 新生儿分类方法	根据胎龄、根据出生体重、根据胎龄与出生体重的关系	1
9. 新生儿窒息与复苏	Apgar评分、复苏原则	1~2
10. 新生儿缺氧缺血性脑病	诊断、分度、辅助检查	1~2
11. 新生儿黄疸	胆红素代谢特点(难点)、生理性黄疸与病理性黄疸的区别(重点)	1~2
12. 新生儿溶血病	临床表现、诊断、辅助检查和治疗	1~2
13. 新生儿败血症	病因、临床表现、诊断及治疗	2~3
14. 新生儿坏死性小肠结肠炎	病因、临床表现、治疗	1
15. 苯丙酮尿症	发病机制、临床表现、诊断及治疗	
16. 唐氏综合征	筛查方法、诊断、临床表现	2~4
17. 先天性甲状腺功能减退	临床表现、筛查、辅助检查、治疗原则	
18. 川崎病	临床表现、诊断标准、治疗及随访	1~2
19. 常见发疹性疾病	流行病学、诊断、处理	2~3
20. 传染性单核细胞增多症	病因、临床表现与分型、诊断和治疗	1~2

续表

常考知识点	历年常考内容	历年分值
21. 小儿结核病	病因、结核菌素试验方法及临床意义、预防性抗结核治疗的指征	
22. 原发型肺结核	X线征象、诊断、治疗	3~5
23. 结核性脑膜炎	病理特点、临床分期、脑脊液检查、鉴别诊断及治疗	
24. 小儿腹泻病	病因诊断、分度诊断、治疗原则及预防	4~6
25. 液体疗法	口服补液及第1日静脉补液	
26. 上呼吸道感染	两种特殊类型上感的病原体、并发症	1~2
27. 支气管哮喘	诊断标准、急性发作期、慢性持续期及哮喘持续状态药物选择	2~3
28. 肺炎	分类、临床表现、并发症及治疗	3~6
29. 几种不同病原体肺炎的临床特点	尤其是金葡菌性肺炎	
30. 先天性心脏病	分类、临床表现、鉴别诊断及治疗原则	4~6
31. 急性肾炎	病因、临床表现、诊断、治疗	3~5
32. 肾病综合征	诊断、单纯型肾病综合征与肾炎型肾病综合征的鉴别、治疗	
33. 缺铁性贫血和巨幼细胞性贫血	病因、典型表现、辅助检查及治疗	2~3
34. 热性惊厥	诊断、单纯型与复杂型热性惊厥鉴别	1
35. 化脓性脑膜炎	病因、临床表现、并发症、脑脊液特点及鉴别诊断	1~2

易错考点摘要

考点	考查角度
三个"傻子病"	傻+多种伴发畸形+皮肤细腻=唐氏综合征 傻+生长发育迟缓、基础代谢率低下、肌张力低下+皮肤粗糙=先天性甲减 傻+白化表现+鼠尿味=苯丙酮尿症
新生儿疾病	新生儿+Apgar评分=新生儿窒息 新生儿窒息+抽=新生儿缺氧缺血性脑病 早产儿+呼吸窘迫+大白肺=新生儿呼吸窘迫综合征 母儿血型不合+贫血+黄疸=新生儿溶血症 原发感染灶+五不一低下+黄疸=新生儿败血症
营养障碍性疾病	不良喂养+闹、惊、汗、痒、秃+骨畸形=佝偻病 不良喂养+闹、惊、汗、痒、秃+抽搐=手足搐搦症 不良喂养+低体重、低身高=营养不良
小儿腹泻病	脱水程度的诊断:轻度脱水(稍)、中度脱水(明显)、重度脱水(极、无) 脱水性质的诊断:低渗性脱水、等渗性脱水、高渗性脱水 低钾血症:蔫!(神经精神兴奋性下降) 低钙血症:抽!(神经精神兴奋性升高)
四种先心病鉴别诊断	左→右:平时无紫绀,有诱因而发生紫绀(艾森曼格综合征) 右→左:平时有紫绀,法洛氏四联症
肾炎与肾病	急性肾小球肾炎:尿量减少、高血压、水肿、血尿/蛋白尿 肾病综合征:大量蛋白尿、低蛋白血症、明显水肿、高脂血症

考点	考查角度
与"惊厥"有关的病	高热+惊厥+无意识障碍=高热惊厥 低钙+惊厥+无意识障碍=VD 缺乏性手足搐搦症
	脑膜刺激征+惊厥+脑脊液异常=结核性脑膜炎、化脓性脑膜炎
	肺炎+惊厥+无脑脊液异常=中毒性脑病
	新生儿窒息+惊厥=新生儿缺氧缺血性脑病

本系统学习方法或注意事项

①不抛弃不放弃：儿科的"三多——数据多、公式多、计算多"这就要求大家发挥"许三多精神"——不抛弃、不放弃。按照以下三轮记忆法，效果奇绝：第一轮：背书、背表格；第二轮：做题、背题，攒题；第三轮：考前景老师亲自帮你"打小抄"，突击背记……总之，不会背书的小考鸭不是好医生噢！

②明确难点所在：儿科难点并不多，需要大家打起精神去搞定的难点主要有：新生儿胆红素代谢特点（难在机制）、新生儿疾病（难在陌生）、先心病（难在病理生理）、小儿补液（难在张力计算）。另外，每章的第一节"小儿＊＊系统的生理特点"犹如"鸡肋"——食之无肉，弃之有味！建议大家避重就轻，把主要精力放在"疾病"上。例如：小儿循环系统的生理特点是"鸡肋"，而四大先心病则是"鸡大腿"。

③保分科目、不可大意：儿科因为内容不多、考分不少、难度不高，因而属保分科目，拿高分甚至全分是我们的复习目标。但请注意，近几年儿科题目的难度有明显提高，据此，网络课讲解的深度和广度，都会加以调整。

④耐心、细心、专心：今年儿科题目偏重考查细节，建议每学完一个章节，可以自己尝试手绘一张思维导图，并标注哪些内容需要记忆、哪些内容需要理解、哪些内容是常考点。这样可以用一条线，将这些散碎的考点串起来。当然，我也会在课上帮助大家做这些工作。

Learning plan
学习时间规划表

第01天　第　章	第02天　第　章	第03天　第　章	第04天　第　章	第05天　第　章	第06天　第　章
听老师的课 □ 复习讲义 □ 做习题 □	听老师的课 □ 复习讲义 □ 做习题 □	听老师的课 □ 复习讲义 □ 做习题 □	听老师的课 □ 复习讲义 □ 做习题 □	听老师的课 □ 复习讲义 □ 做习题 □	听老师的课 □ 复习讲义 □ 做习题 □
第07天　第　章	第08天　第　章	第09天　第　章	第10天　第　章	第11天　第　章	第12天　第　章
听老师的课 □ 复习讲义 □ 做习题 □	听老师的课 □ 复习讲义 □ 做习题 □	听老师的课 □ 复习讲义 □ 做习题 □	听老师的课 □ 复习讲义 □ 做习题 □	听老师的课 □ 复习讲义 □ 做习题 □	听老师的课 □ 复习讲义 □ 做习题 □
第13天　第　章	第14天　第　章	第15天　第　章	第16天　第　章	第17天　第　章	第18天　第　章
听老师的课 □ 复习讲义 □ 做习题 □	听老师的课 □ 复习讲义 □ 做习题 □	听老师的课 □ 复习讲义 □ 做习题 □	听老师的课 □ 复习讲义 □ 做习题 □	听老师的课 □ 复习讲义 □ 做习题 □	听老师的课 □ 复习讲义 □ 做习题 □
第19天　第　章	第20天　第　章	第21天　第　章	第22天　第　章	第23天　第　章	第24天　第　章
听老师的课 □ 复习讲义 □ 做习题 □	听老师的课 □ 复习讲义 □ 做习题 □	听老师的课 □ 复习讲义 □ 做习题 □	听老师的课 □ 复习讲义 □ 做习题 □	听老师的课 □ 复习讲义 □ 做习题 □	听老师的课 □ 复习讲义 □ 做习题 □
第25天　第　章	第26天　第　章	第27天　第　章	第28天　第　章	第29天　第　章	第30天　第　章
听老师的课 □ 复习讲义 □ 做习题 □	听老师的课 □ 复习讲义 □ 做习题 □	听老师的课 □ 复习讲义 □ 做习题 □	听老师的课 □ 复习讲义 □ 做习题 □	听老师的课 □ 复习讲义 □ 做习题 □	听老师的课 □ 复习讲义 □ 做习题 □
第31天　第　章					
听老师的课 □ 复习讲义 □ 做习题 □					

注意：每天的学习建议按照"听课→做题→复习讲义"三部曲来进行；另：计划一旦制订，请各位同学严格执行。

医学教育网 www.med66.com

第一章 绪 论

课堂讲义

小儿年龄分期和各期特点

根据生长发育不同阶段的特点，将小儿年龄划分为 7 个年龄期。

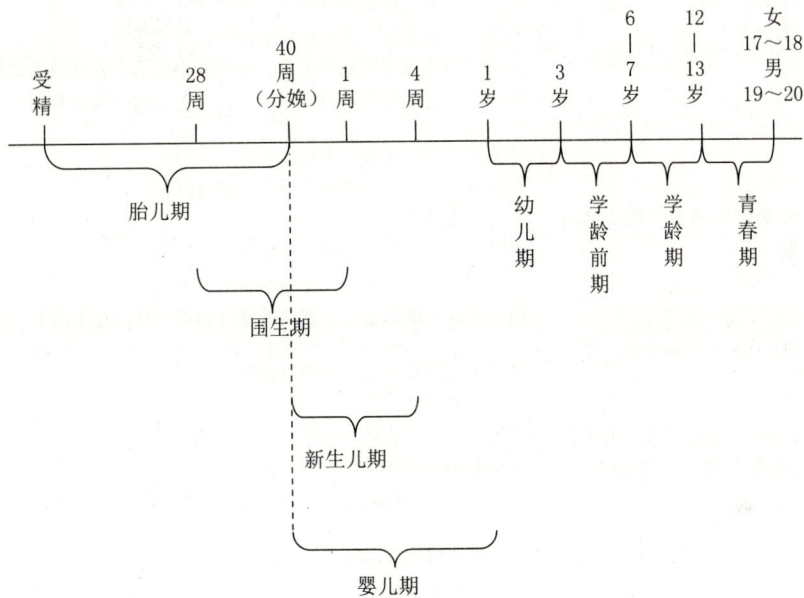

图 2-1 小儿年龄分期

表 2-1 年龄分期特点

分期	时间	特点
胎儿期	从精子和卵子结合形成受精卵开始至胎儿出生为止，约 40 周(280 天)	完全依赖母体而生存； 孕母的健康对胎儿的存活与生长发育有直接影响。母亲各种不良状况、环境及用药等多种因素可导致死胎、流产、早产或先天畸形的严重后果； 最初 12 周(胚胎期，妊娠早期)易受外界不利因素的影响而出现夭折或先天畸形、遗传性疾病
新生儿期	自胎儿娩出脐带结扎开始至生后 28 天内，此期实际包含在婴儿期之内	是人类独立生活的开始阶段； 新生儿机体发育尚未成熟，适应外界环境的能力较差； 发病率及死亡率高，尤以早期新生儿(第一周新生儿)最高，预防各种感染

分期	时间	特点
婴儿期	又称为乳儿期，出生后至满1周岁之前，包括新生儿期在内	是小儿生长发育最迅速的时期(第一个生长高峰期)； 矛盾：对营养素和能量的需求高，消化吸收功能不完善； 故：消化紊乱与营养障碍性疾病多见； 应：提倡母乳喂养，指导合理喂养方法； 免疫功能变化大，婴儿5～6个月后经胎盘从母体获得的IgG逐渐消失，自身的免疫功能尚未发育成熟； 感染性疾病(包括传染病)多见； 应：按时进行预防接种，积极预防各种感染性疾病和传染病
幼儿期	1周岁后到满3周岁之前	体格生长速度稍减慢； 智能发育较快，语言、思维、应人应物能力及自我意识发展迅速； 自我保护能力差； 饮食变化大，由乳类向成人饮食过渡； 意外事故较多见，营养性疾病及腹泻亦较多见； 故应：防止意外创伤和中毒，加强断奶后的营养和喂养指导，重视传染病的预防工作，还应着手进行生活习惯和卫生习惯的培养和训练
学龄前期	3周岁后到6～7周岁入小学前	体格生长较为缓慢，但稳步增长； 智能发育增快，是性格形成的关键时期； 小儿可塑性较大； 意外事故较多见，其他疾病减少； 为做好入学前教育与入学前准备的时期； 应：注意早期教育，注意培养良好的道德品质及生活卫生习惯，防止意外创伤
学龄期	又称为小学学龄期，从入小学起(6～7岁)到进入青春期前(女性12岁，男性13岁)	体格生长稳步增长，但相对较慢； 除生殖器官外，各器官外形本期末已接近成人； 智能发育更加成熟，是学习的重要时期； 发病率相对较低； 应：注意免疫性疾病、近视、龋齿、心理、行为问题开始增多
青春期	又称为少年期、中学学龄期，从第二性征出现到生殖功能基本发育成熟、身高停止增长的时期称为青春期	第二个体格生长高峰，身高增长显著加速； 第二性征及生殖系统迅速发育并逐渐成熟，性别差异明显； 至本期末各系统发育成熟，体格生长停止； 青春期发育存在明显个体差异及种族差异，可相差达2～4年； 患病率低，但可出现心理、生理、行为问题及神经-内分泌紊乱性疾病； 应：供给足够的营养，加强体育锻炼和道德品质教育，重视和加强青春期保健，进行青春期生理卫生和心理卫生知识的宣传教育，使他们的心身都能得以健康成长

[经典例题 1]

(共用选项题)

A. 学龄期　　　　　　　　　　B. 青春期

C. 婴儿期　　　　　　　　　　D. 幼儿期

E. 学龄前期

(1)意外事故较多见，营养性疾病亦多见的年龄段是

(2)意外事故较多见，其他疾病减少的年龄是

[参考答案] 1.D、E

死亡率排序：早期新生儿(出生后 1 周)>围生期(妊娠 28 周～产后 1 周)>新生儿

各期特点

胎儿期防致畸，围生期围死期

新生儿四周内，一周内危中危

婴儿期 1 岁内，长太快缺营养

防腹泻防感染，防佝偻重喂养

幼儿期不懂事，到处跑防意外

学龄前期幼儿园，智力语言和习惯

学龄期上小学，心理龋齿和近视

免疫系统大洗牌，风湿容易找上来

青春期性发育，身高体重再一窜

生殖畸形假两性，功血肿瘤是重点

景老师原创，引用请注明出处

第二章　生长发育

第一节　小儿生长发育的规律

课堂讲义

生长发育的规律

一、生长发育是连续的、有阶段的过程

神经系统发育特点：先快后慢；

生殖系统发育特点：先慢后快；

体格发育特点：快慢快(体格发育两个的高峰：婴儿期、青春期)；

淋巴系统发育特点：发育在儿童期较迅速，青春期达高峰，以后降至成人水平。

二、生长发育存在个体差异

三、生长发育的一般规律

一般遵循由上到下(先抬头、再抬胸、后会坐)、由近到远(从手臂到手，腿到足)、由粗到细(从抓到拾)、由低级到高级、由简单到复杂的规律。

第二节　体格生长常用指标

课堂讲义

反映体格生长的常用形态指标有：体重、身高(长)、头围、胸围等。

一、体重

体重为身体各器官、组织和体液的总重量，是反映体格发育与近期营养状况的灵敏指标，也是计算药量、静脉输液量的依据。

正常新生儿初生体重平均3kg，生后3个月达出生时2倍(约6kg)，1岁以内婴儿前3个月体重的增加值约等于后9个月体重的增加值，1岁时约达3倍(约9kg)，2岁时达4倍(约12kg)；2岁至青春期前体重平均每年约增长2kg。

临床可用以下公式估计体重：

<6月：体重(kg) = 出生体重+月龄×0.7

7～12月：体重(kg) = 6+月龄×0.25

2～12岁：体重(kg) = 年龄(岁)×2+8

由于生后摄入不足、胎粪排出、体表水分丢失等原因，会出现暂时性生理性体重下降，下降范围为3%~9%，7~10天恢复至出生体重。当体重下降超过10%，或10天未恢复，则为病理性体重下降。

二、身高（长）

表2-2 身高

月龄、年龄	身高平均指标（cm）	特点
出生	50	
1岁	75	前半年平均每月增长2.5cm，后半年平均每月增长1.5cm，第1年身长约增长25cm
2岁	87	约增长10~12cm
2岁后~12岁前（青春期前）	身高=年龄（岁）×7+75	平均每年约增加6~7cm，每年增长低于5cm，为生长速度下降
青春期		加速增长

三、头围、胸围

1. 头围（cm） 经眉弓上方、枕后结节绕头一周的长度为头围，反映脑和颅骨的发育情况。

表2-3 头围

出生（cm）	1岁（cm）	2岁（cm）	5岁（cm）	15岁（cm）
34	46	48	50	54~58

2. 胸围（cm） 反映肺、胸廓、胸背肌肉发育。

出生：约32cm，小于头围1~2cm；

1岁胸围=头围=46cm。

1岁~青春前期胸围预估公式：头围+年龄-1cm。

方法：平乳头下缘经肩胛角下缘环绕胸一圈。

四、上臂围

沿肩峰与尺骨鹰嘴连线中点的水平绕上臂一周的长度为上臂围，反映上臂肌肉、骨骼、皮下脂肪和皮肤的发育，可用测量左上臂围来筛查1~5岁小儿的营养状况。

评估标准：>13.5cm为营养良好，12.5~13.5cm为营养中等，<12.5cm为营养不良。

五、皮下脂肪

通过测量皮脂厚度反映皮下脂肪。常用的测量部位有腹壁皮下脂肪、背部皮下脂肪。

表2-4 原始数据总结

	原始数据	1岁
出生体重	3kg	9kg
身高	50cm	75cm
头围	34cm	46cm
胸围	32cm	46cm

敲黑板

重点提示：数据、公式、规律——是本节命题点。

※体格生长常用指标

1. 体重 反映近期营养的敏感指标。
2. 身高 反映远期营养状况。
3. 头围 反映神经系统、颅骨的发育及颅内病变。
4. 胸围 与头围的增长相比较，反应生长发育。

第三节 骨骼和牙齿发育

课堂讲义

一、颅骨发育

1. 前囟 菱形间隙，出生时 1.0~2.0cm。

临床意义：早闭见于小头畸形，迟闭见于佝偻病、先天性甲状腺功能减低症等。前囟饱满表示颅压增高；前囟凹陷见于脱水或极度消瘦。

2. 后囟 三角形间隙，出生时很小或已闭合。

3. 骨缝

表 2-5 囟门闭合时间

后囟	骨缝	前囟
6~8 周	3~4 个月	1~2 岁前

二、脊柱发育

表 2-6 生理弯曲

第一个生理弯曲	3 个月小儿抬头时	颈椎前凸
第二个生理弯曲	6 个月小儿能坐时	胸椎后凸
第三个生理弯曲	1 岁小儿站立行走时	腰椎前凸
6~7 岁：3 个脊柱自然弯曲随韧带发育而固定		

三、骨化中心发育

1. 临床意义 判断骨骼发育年龄。先天性甲状腺功能减低症、生长激素缺乏症时出现骨龄落后；真性性早熟、先天性肾上腺皮质增生症骨龄超前。

2. 检查部位 左手腕(最常用)、掌、指骨正位 X 光片(婴儿早期膝部拍片)。出生时腕部尚无骨化中心，股骨远端及胫骨近端已出现骨化中心。

3. 1~9 岁儿童骨龄简易计算法：年龄+1，10 岁出齐，共 10 个。

四、牙齿发育

人一生有两副牙齿，一副乳牙，一副恒牙。乳牙 20 颗，4~10 个月萌出，12 个月后未萌出，可视为出牙延迟。大多于 3 岁前出齐。

2 岁内乳牙数≈月龄-4～6。

恒牙 28～32 颗，6 岁左右出第 1 恒磨牙；12 岁左右出第 2 恒磨牙；18 岁以后出第 3 恒磨牙(智齿)。

[经典例题 1]

乳牙开始萌出的月龄是

A. 3～4 个月　　　　　　　　　　　B. 4～10 个月

C. 10～12 个月　　　　　　　　　　D. 12～15 个月

E. 15～18 个月

[参考答案] 1. B

敲黑板

记忆技巧：

1. 后囟出生后 6～8 周闭合　只需记住 8 周(2 个月)前即可。

2. 骨缝出生后 3～4 个月闭合　只需记住 4 个月前即可。

3. 前囟 1～2 岁闭合　只需记住 2 岁前闭合即可。

4. 开始出牙 4～10 个月　10 个月之前开始出即可。

5. 出牙延迟　只需记住 12 个月后一颗牙都没未萌出即可。

第四节　运动和语言发育

课堂讲义

一、运动的发育

运动的发育分为大运动和细运动两类。

1. 大运动　2 个月抬头(3 个月抬的稳)；6 个月独坐一会(八个月能坐稳)；7 个月会有意识的翻身，独坐长；8 个月会爬；10～11 个月独站片刻；1 周岁逐渐会走；15 个月会走稳。18 个月爬台阶；2 岁双足跳；3 岁会跑，骑三轮车。

2. 细运动　4 个月握持玩具；6 个月用手摇玩具；7 个月将玩具换手；10～11 个月拇、示指对指取物。

敲黑板

记忆技巧：二抬四翻六会坐，七滚八爬周会走。

二、语言的发育

语言发育要经过：发音、理解、表达 3 个阶段。

新生儿会哭叫，2 个月发喉音，3～4 个月咿呀发音，5～6 个月发单音，7～8 个月无意识发"爸爸"、"妈妈"复音，9 个月听懂"再见"，10～11 个月开始说单词，2 岁用简单句子表达需求；3 岁说话渐流利等。

[经典例题 1]

正常发育小儿，乳牙 20 枚，身高 87cm，头围 48cm，能跳，能表达自己的意愿。此小儿的年龄最大可

能是

A. 6 个月

B. 1 岁

C. 2 岁

D. 3 岁

E. 4 岁

[参考答案] 1. C

记忆技巧：新生儿咿呀叫，二月微微笑，三到四月笑出声，七月八月能把爸妈叫。一岁说再见，三岁唱歌谣！

第三章 儿童保健

课堂讲义

一、儿童计划免疫种类

按照我国原卫生部的规定，婴儿必须在 1 岁内完成的基础免疫有：卡介苗、乙型肝炎病毒疫苗、脊髓灰质炎三型混合疫苗、百白破混合制剂、麻疹减毒疫苗(简称五苗防七病)；1 岁后必须完成计划免疫的复种(加强免疫)。

二、儿童计划免疫接种程序

表 2-7 计划免疫接种程序表

接种起始月(年)龄	疫苗名称
刚出生	卡介苗，乙肝疫苗(第 1 次)
1 个月	乙肝疫苗(第 2 次)
2 个月	脊髓灰质炎三型混合疫苗(第 1 次)
3 个月	脊髓灰质炎三型混合疫苗(第 2 次)，百白破混合制剂(第 1 次)
4 个月	脊髓灰质炎三型混合疫苗(第 3 次)，百白破混合制剂(第 2 次)
5 个月	百白破混合制剂(第 3 次)
6 个月	乙肝疫苗(第 3 次)
8 个月	麻疹疫苗
1.5~2 岁	百白破混合制剂(复种)，麻疹疫苗(复种)
4 岁	脊髓灰质炎三型混合疫苗(复种)
6~7 岁	白破二联类毒素(复种)

注：1998 年卫生部规定不再复种卡介苗；应于 6~7 岁、12 岁时进行复查，结核菌素试验阴性时加种卡介苗。乙型脑炎疫苗不属于国家计划免疫的范畴

[经典例题 1]

初种麻疹减毒活疫苗的时间是

A. 4 岁时加强 1 次

B. 8 岁时加强 1 次

C. 生后 2 个月

D. 生后 4 个月

E. 生后 8 个月

[参考答案] 1.E

记忆技巧：

五苗防七病——

出生乙肝卡介苗；

2、3、4月脊髓苗；

3、4、5月百白破；

8月麻疹要记牢；

别忘乙肝0、1、6；

2岁复种麻疹和百白破；

四岁再吃脊髓灰；

六岁复种白破，计划免疫至此了。

※注意："2"——是指第2~3个月期间；"3"——是指第3~4个月期间

第四章 营养和营养障碍疾病

第一节 儿童营养基础

课堂讲义

一、能量代谢

能量来自于糖类、脂肪、蛋白质三大产能营养素，小儿对能量的需要包括 5 个方面：

表 2-8 能量所需

基础代谢所需	在婴儿期占总能量的 50%； 1 岁以内婴儿约需 55kcal(230.12kJ)/(kg·d)； 7 岁时约需 44kcal(184.10kJ)/(kg·d)； 12 岁时约需 30kcal(125.52kJ)/(kg·d)
食物热力作用	食物代谢过程中所消耗的能量，又称为食物热力作用。蛋白质食物的热力作用最高，故婴儿此项能量所需占总能量的 7%～8%
活动所需	活动所需能量个体差异较大，并随年龄增大而增加。一般婴儿约需 15～20kcal(62.76～83.68kJ)/(kg·d)，12～13 岁约需 30kcal(125.52kJ)/(kg·d)
排泄丢失	婴幼儿这部分损失约占总能量的 10%，当腹泻或胃肠道功能紊乱时可成倍增加
生长发育所需	此为小儿所特有，生长发育所需能量与儿童生长的速度成正比。每增加 1g 体重约需能量 5kcal(20.92kJ)，婴儿期占总能量的 25%～30%

1 岁以内婴儿平均每日每千克约需 95～100kcal(397.48～418.40kJ)，以后每 3 岁减少 10kcal，15 岁达成人需要量。

能量主要来源于糖类、脂类和蛋白质三大产能营养素，每克可供能量分别为：4kcal(16.74kJ)，9kcal(37.66kJ)，4kcal(16.74kJ)。1kcal = 4.184kJ，1kJ = 0.239kcal。

[经典例题 1]

维持机体新陈代谢所必需的能量，为小儿所特有的是

A. 基础代谢   B. 生长发育所需

C. 食物特殊动力作用   D. 活动所需

E. 排泄损失能量

[参考答案] 1. B

二、营养素和水的需要

营养素分为：宏量营养素(糖类、蛋白质、脂类)；微量营养素(矿物质包括常量元素和微量元素；维生素)；以及其他膳食成分(膳食纤维、水)。

1. 糖类 糖类是最重要供能物质，糖类供能在婴儿期占总能量 40%～50%，>2 岁约 55%～65%。

2. 脂类　次要供能营养素，脂肪供能在半岁内婴儿占总能量的45%～50%。构成脂肪的基本单位是脂肪酸，身体里有两种脂肪酸。需靠食物供给的是必需脂肪酸，如亚油酸、亚麻酸、花生四烯酸，其中最重要的是亚油酸。

3. 蛋白质　构成人体组织细胞的重要成分，亦可供能，占总能量的8%～15%，婴儿需要量约1.5～3g/（kg·d）。乳类和蛋类蛋白质具有最适合构成人体蛋白质的必需氨基酸配比，其生理价值最高，动物蛋白质优于植物蛋白质。

4. 矿物质与维生素　不能提供能量，但是参与酶系统活动或作为其辅酶，对调节体内各种代谢过程和生理活动，维持正常生长发育极其重要。

5. 膳食纤维　不被小肠酶消化的非淀粉多糖。可软化大便并增加大便体积。具有改善肠道功能和肝脏代谢的作用。

6. 水　婴儿期需水量约为150ml/（kg·d），以后每增加3岁减去25ml/（kg·d），12岁后及成人约为50ml/（kg·d）。

敲黑板

记忆重点：
1. 婴儿特有的能量消耗　生长发育所需。
2. 婴儿（1岁以内）能量和水的需求量　100kcal/kg·d；150ml/kg·d。

第二节　婴儿喂养

课堂讲义

一、母乳喂养

母乳是婴儿（尤其是6个月以下的婴儿）最适宜的食物。

1. 母乳喂养的优点

（1）营养丰富，比例适宜，易于吸收

表2-9　营养物质

蛋白质	必需氨基酸比例适宜；白蛋白多；酪蛋白和乳白蛋白比例为（1：4）；所含乳白蛋白，促乳糖蛋白形成
脂肪	含不饱和脂肪酸的脂肪较多，有利于脑发育；脂肪颗粒小，又含较多解脂酶，有利于消化吸收
乳糖	乙型乳糖（β-双糖）含量丰富，有利于脑发育；有利于促进肠道乳酸杆菌、双歧杆菌生长，产生B族维生素；有利于肠蠕动；有利于小肠钙吸收
矿物质	含微量元素如锌、铜、碘较多；但其铁吸收率达49%；母乳喂养者缺铁性贫血发生率低；钙磷比例适宜（2：1），易于吸收，故较少发生佝偻病
消化酶	含较多的消化酶如淀粉酶、乳脂酶等，有助于食物消化

（2）增进免疫：含丰富免疫成分。

①初乳含有丰富SIgA和少量IgG、IgM抗体；②大量乳铁蛋白，抑制大肠埃希菌和白色念珠菌生长；③双歧因子、溶菌酶、补体、免疫活性细胞均高于牛乳；④人乳中的催乳素可促进新生儿免疫功能的成熟。

(3)利于消化：母乳 pH 为 3.6，有利于食物消化。

(4)良好心理-社会反应：促进母子感情，随时照顾护理。

(5)喂哺简便易行：经济、方便、无菌、温度适宜。

(6)促进母亲恢复：促进子宫收缩；减少乳腺癌和卵巢癌发生。

[经典例题 1]

牛奶与人乳的最大区别是

A. 饱和脂肪酸含量　　　　　　　　　　B. 各种免疫因子缺乏

C. 微量元素锌、铜含量较少　　　　　　D. 蛋白质含量高

E. 乳糖含量少

[参考答案] 1. B

2. 母乳成分变化

WHO 将母乳分为初乳、过渡乳、成熟乳和晚乳。

(1)初乳(产后 4～5 日)：质稠呈淡黄色；脂肪较少而蛋白质高；微量元素锌、SIgA 等免疫物质及牛磺酸较多。

(2)过渡乳(产后 5～14 日)：含脂肪高而蛋白质与矿物质逐渐减少。

(3)成熟乳(15 日～9 个月)。

(4)晚乳(>10 个月)：营养成分、奶量均减少。

初分泌蛋白质高而脂肪低、最后分泌蛋白质低而脂肪高。

敲黑板

记忆重点：蛋白质含量最高——初乳；脂肪含量最高——过渡乳

3. 母乳喂养方法

(1)时间：尽早开奶(产后 15 分钟～2 小时内)，按需哺乳，不宜过早加喂牛奶或乳制品。

(2)方法：每次喂哺时应吸空一侧乳房，再吸另一侧，下次喂哺从未吸空的一侧开始，使每侧乳房轮流吸空。

(3)断奶时间：12 个月左右可断奶，母奶量多可延至 1.5 岁～2 岁。

4. 不宜哺乳的情况

表 2-10　不宜哺乳情况

不宜哺乳的情况	凡是母亲感染 HIV，患有严重疾病应停止哺乳，如慢性肾炎、糖尿病、恶性肿瘤、精神病、癫痫或心功能不全等
急性传染病	可将乳汁挤出，经消毒后喂哺
乙型肝炎携带者	并非哺乳的禁忌证
感染结核病	无临床症状时可继续哺乳

二、人工喂养

6 个月以内的婴儿母亲因各种原因不能喂哺时，可选用牛乳、羊乳、其他兽乳或配方奶等，称为人工喂养。人工喂养首选：配方奶粉。

1. 牛乳

(1)牛乳成分特点　牛乳是最常用的代乳品，但其成分并不适合婴儿。

①宏量营养素比例不当；②微量营养素比例不当；③肾负荷重；④牛乳缺乏各种免疫因子，是与人乳的最大区别。

（2）婴儿配方奶粉　为0~6个月婴儿人工喂养的首选。

（3）奶量计算法

表2-11　奶量摄入估计

代乳品种类	调配	奶量估计
婴儿配方奶粉	一平勺配方奶粉（4.4g）+温开水30ml（即重量比为1∶7）	1g供能5kcal，婴儿每日能量需要约100kcal/kg，即需配方奶粉20g/（kg·d）
全牛奶	两次喂哺之间喂水，使总液量达150ml/（kg·d）	100ml全牛奶供能67kcal，糖8g供能32kcal，即8%糖奶100ml供能100kcal；婴儿每日能量需要约100kcal/kg，故每日需8%糖牛奶100ml/kg

2. 羊乳

其成分与牛乳相仿。但其叶酸含量极低，维生素B$_{12}$也少，故羊乳喂养者应添加叶酸和维生素B$_{12}$，否则可引起巨幼细胞性贫血。

[经典例题 2]

3个月婴儿，体重5kg，需人工喂养，每日喂8%糖牛奶量，及额外补充的水量应为

A. 300ml，600ml　　　　　　　B. 400ml，500ml

C. 500ml，250ml　　　　　　　D. 650ml，200ml

E. 700ml，200ml

[参考答案] 2.C

三、过渡期食物（辅食）添加

无论何种喂养方式，都应按时添加辅食。

1. 添加原则　由少到多，由稀到稠，由细到粗，由一种到多种。应在婴儿健康、消化功能正常时添加。

2. 添加时间和步骤

表2-12　过渡期食物

阶段	种类
1~3个月	汁状食物，如水果汁、青菜汤、鱼肝油和钙剂
4~6个月	泥状食物，如米汤、米糊、稀粥、蛋黄、鱼泥、菜泥、果泥
7~9个月	末状食物，如粥、烂面、碎菜、蛋、鱼、肝泥、肉末、豆腐、饼干、馒头片、面包片、熟土豆、芋头等
10~12个月	碎状食物，如粥、软饭、烂面条、豆制品、碎菜、碎肉、带馅食品等

敲黑板

记忆技巧：支离破碎（汁泥末碎）

第三节　维生素 D 缺乏性佝偻病

课堂讲义

维生素 D 缺乏性佝偻病是由于儿童体内维生素 D 不足使钙、磷代谢紊乱，产生的一种以骨骼病变为特征的全身慢性营养性疾病，主要见于 2 岁以下婴幼儿。

一、病因

1. 围生期维生素 D 不足早产儿更易发生佝偻病。

2. 日光照射不足冬春季节高发、城市高发。

3. 维生素 D 摄入不足辅食添加不合理，未及时补充鱼肝油、蛋黄、肝等含维生素 D 丰富的食物易发。

4. 食物钙、磷比例不当人工喂养儿更易发病。

5. 维生素 D 需要量增加长得越快越易发病，2 岁以上较少见。

6. 疾病或药物影响胃肠疾病，影响吸收；肝肾疾病，影响活化；二苯地米，长期使用，都能导致佝偻病。

> **敲黑板**
>
> 注："二苯地米"——苯巴比妥、苯妥英钠、地塞米松。

二、发病机制

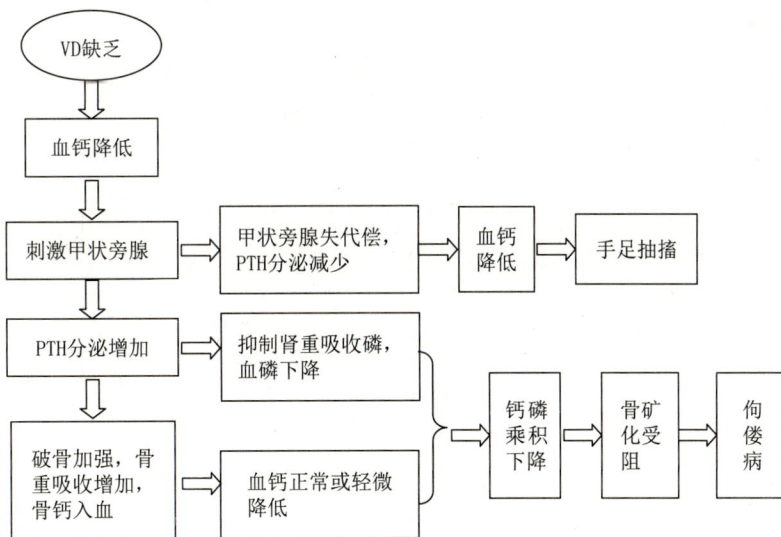

图 2-2　发病机制

> **敲黑板**
>
> 1. 甲状旁腺代偿期——佝偻病。
> 2. 甲状旁腺失代偿——手足搐搦。

三、临床表现

本病好发于 3 个月～2 岁小儿，主要表现为快速生长部位的骨骼改变、肌肉松弛和神经兴奋性症状。临床上分为初期、激期、恢复期和后遗症期。

表 2-13　佝偻病临床表现

	初期(早期)	活动期(激期)	恢复期	后遗症期
好发时期	<6 个月	——	——	>3 岁儿童
临床表现	兴奋性↑，易激惹，多汗，枕秃	初期症状+骨骼改变+发育迟缓	临床表现减轻或消失	重症可有不同程度的畸形
骨骼 X 线检查	一般正常或临时钙化带稍模糊	干骺端临时钙化带消失、呈毛刷样，并有杯口状改变；骺软骨增宽；骨质稀疏，可有畸形或骨折	2～3 周后骨骼 X 线改变有所改善	X 线检查可见骨骼干骺端病变消失
血钙、血磷	血钙正常或稍低，血磷低	血钙稍低；血磷显著降低	逐渐恢复正常	正常
碱性磷酸酶	正常或稍高	显著增高	4～6 周恢复正常	正常

表 2-14　佝偻病活动期骨骼畸形与好发年龄

部位	名称	好发年龄
头部	颅骨软化	3～6 个月
	方颅	7～8 个月
	前囟增大及闭合延迟	迟至 2～3 岁
	出牙延迟	1 岁出牙
胸部	肋骨串珠	1 岁左右
	肋膈沟	
	鸡胸、漏斗胸	
四肢	手镯或脚镯	>6 个月
	"O"形腿或"X"形腿	>1 岁
脊柱	后弯、侧弯	学坐后
骨盆	扁平	

敲黑板

记忆技巧：

三到六月乒乓球，七到八月方脑袋，手镯脚镯都带上，一岁以上胸和腿。

四、诊断与鉴别诊断

根据病因，症状和体征，结合血生化和骨 X 线改变可作出正确诊断。但佝偻病初期患儿骨骼改变不明显，神经精神症状又无特异性，此时，血清 25-(OH)D_3 和 1，25-(OH)$_2$$D_3$ 水平已明显降低，可作为可靠的早期诊断指标。

本病需与下列疾病进行鉴别：

表 2-15　鉴别诊断

佝偻病体征的鉴别：与非佝偻病性疾病鉴别
①先天性甲状腺功能减低症；②软骨营养不良；③黏多糖病；④脑积水

佝偻病病因的鉴别：与抗维生素 D 性佝偻病鉴别，此类疾病的共同特点为一般剂量的维生素 D 治疗无效	
低血磷性抗维生素 D 佝偻病（家族性低磷血症）	肾小管再吸收磷及肠道吸收磷的原发性缺陷所致，佝偻病的症状多发生于 1 岁以后，且 2～3 岁后仍有活动性佝偻病表现，血钙多正常，血磷低、尿磷增加
远端肾小管酸中毒	远曲小管泌氢障碍，从尿中丢失大量钠、钾、钙，继发甲状旁腺功能亢进，骨质脱钙，出现佝偻病症状。骨骼畸形严重，身材矮小，除低血钙、低血磷之外，有代谢性酸中毒及低钾、高氯血症，尿呈碱性(pH>6)
维生素 D 依赖性佝偻病	常染色体隐性遗传，分为两型：Ⅰ 型为肾脏 1-羟化酶缺陷，使 25-(OH)D$_3$，转变为 1，25-(OH)$_2$D$_3$ 发生障碍；Ⅱ 型为靶器官 1，25-(OH)$_2$D$_3$ 受体缺陷；两型均有严重的佝偻病症状，低血钙、低血磷、碱性磷酸酶明显增高。Ⅰ 型可有高氨基酸尿症，Ⅱ 型的一个重要特征为脱发
肾性佝偻病	由于先天或后天原因所致的慢性肾功能障碍，导致钙磷代谢紊乱，血钙低，血磷高，碱性磷酸酶正常。佝偻病症状多于幼儿后期逐渐明显，身材矮小
肝性佝偻病	肝功能不良可使 25-(OH)D$_3$ 生成障碍，伴有胆道阻塞时肠道吸收维生素 D 及钙也降低，出现低血钙、抽搐和佝偻病征

五、治疗目的是控制活动期，防止骨骼畸形。

1. 补充维生素 D　治疗原则为口服为主，不主张采用大剂量维生素 D 治疗。

①口服法：给予治疗量 VitD 2000～4000IU/d(50～125μg/d)，2～4 周后改为预防量。预防量：<1 岁的婴儿为 400IU/d，>1 岁的幼儿为 600IU/d，连服 4 周后复查效果。

②肌注法：适用于有并发症或不能口服者，或重症佝偻病者。给予 VitD$_3$20 万～30 万 IU 肌注，1 次即可。1 个月后随访，改预防量口服维持。

注意：需长期大量服用维生素 D 时宜用纯维生素 D 制剂，而不宜用鱼肝油，以防维生素 A 中毒。

2. 补充钙剂　主张从膳食的牛奶、配方奶粉和豆制品补充钙和磷，只要足够牛奶(每天 500ml)，不需补充钙剂。仅在有低血钙表现、严重佝偻病、营养不足时才需补充钙剂。

3. 一般治疗　应加强营养、保证足够奶量，按时添加辅食，坚持每日户外活动。激期勿使患儿久坐、久站。

六、预防

1. 胎儿期预防　孕母应注意摄入富含维生素 D 及钙、磷的食物，并多晒太阳。孕后期给予维生素 D(800IU/日)，有益于胎儿贮存足够的维生素 D。

2. 婴幼儿期预防　简便而有效措施是多晒太阳与适量维生素 D 补充。

3. 早产儿、低出生体重儿、双胎儿　生后 1 周开始补充维生素 D800IU/日，3 个月后改预防量 400IU/日。

4. 足月儿　生后 2 周开始补充维生素 D400IU/日，至 2 岁。

[经典例题 1]

为预防营养性维生素 D 缺乏性佝偻病，小儿每日口服维生素 D 的剂量是

A. 1000IU～2000IU　　　　　　　　B. 400IU～800IU

C. 500IU～1000IU　　　　　　　　D. 200IU～400IU

E. 1200IU～1500IU

[参考答案] 1. B

第四节　维生素 D 缺乏性手足搐搦症

课堂讲义

本病是因维生素 D 缺乏致血清钙离子浓度降低，神经肌肉兴奋性增高引起，表现为全身惊厥、手足肌肉抽搐或喉痉挛等。多见 6 个月以内的小婴儿。

维生素 D 缺乏性佝偻病，主要见于 2 岁以下婴幼儿。维生素 D 缺乏性手足搐搦症，多见 6 个月以内的小婴儿。

一、病因

1. 维生素 D 缺乏时，甲状旁腺不能代偿性分泌增加，血钙继续下降，当总血钙 < $1.75 \sim 1.88$ mmol/L（$7 \sim 7.5$ mg/dl）或离子钙浓度 < 1.0 mmol/L（4 mg/dl）时可引起手足搐搦发作。

2. 发病诱因

（1）春夏季阳光充足或维生素 D 治疗初期时，骨脱钙减少，肠吸收钙相对不足，使血钙降低而诱发本病。

（2）发热，感染，饥饿时，组织细胞分解释放磷，血磷增加，血钙降低而发病。

（3）长期腹泻时机体钙减少。

（4）有影响血钙离子浓度的因素持续存在。

[经典例题 1]

维生素 D 缺乏性手足搐搦症发生惊厥是由于

A. 血钾浓度降低　　　　　　　　　　　　B. 血钠浓度降低

C. 血钙浓度降低　　　　　　　　　　　　D. 血磷浓度降低

E. 血镁浓度降低

[参考答案] 1. C

二、临床表现

除不同程度佝偻病表现外，主要为惊厥、手足搐搦和喉痉挛，以无热惊厥最常见。

表 2-16　临床表现

典型发作	隐匿型发作
惊厥	面神经征
手足搐搦	腓反射
喉痉挛	陶瑟征（Trousseau 征）

1. 典型表现

（1）惊厥：为最常见症状。一般无发热，表现为突发四肢抽动、两眼球上翻、面肌颤动、神志不清，持续数秒至数分钟，发作停止后意识恢复，活泼如常。数日发作 1 次或 1 日数次。

（2）手足搐搦：多见较大婴幼儿。发作时意识清楚，手腕屈曲，手指伸直，拇指紧贴掌心，强直痉挛，双下肢伸直，足趾弯曲呈弓状，发作停止后活动自如。

（3）喉痉挛：婴儿多见，喉部肌肉、声门突发痉挛，吸气困难，严重者可窒息死亡。

2. 隐匿型

（1）面神经征：指尖或叩诊锤轻叩颧弓与口角间面颊部，如眼睑、口角抽动为阳性。

（2）腓反射：叩诊锤击膝下外侧腓骨小头处腓神经，如足向外侧收缩者为阳性。

（3）陶瑟征（Trousseau 征）：血压计袖带包裹上臂，使血压维持在收缩压与舒张压之间，5 分钟之内该手出现痉挛为阳性。

三、诊断与鉴别诊断

1. 诊断

（1）病史：冬末春初发病、户外活动少、人工喂养、未服鱼肝油或添加辅食。

（2）症状体征：佝偻病的症状和体征，典型发作表现（无热惊厥、手足搐搦或喉痉挛）。

（3）血生化：血清钙<1.75～1.88mmol/L（7～7.5mg/dl），或离子钙<1.0mmol/L（4mg/dl）。

（4）诊断性治疗：钙剂治疗后惊厥停止，手足痉挛缓解等。

2. 鉴别诊断

（1）其他无热惊厥性疾病

1）低血糖症：多发清晨空腹时，有进食不足或腹泻史；伴苍白、多汗及昏迷，血糖<2.6mmol/L，口服或静脉注射葡萄糖后立即恢复。

2）低镁血症：常有肌肉颤动，血镁<0.58mmol/L（1.4mg/dl），钙剂治疗无效。

3）婴儿痉挛症：突然发作，伴点头状抽搐和意识障碍，持续数秒至数十秒，脑电图有高幅异常节律波，多伴智力障碍。

4）甲状旁腺功能减退：间歇性惊厥或手足搐搦，血磷>3.23mmol/L（10mg/dl），血钙<1.75mmol/L（7mg/dl），碱性磷酸酶正常或稍低，颅脑 X 线可见基底节钙化灶。

（2）急性喉炎：声嘶，犬吠样咳嗽及吸气困难，钙剂治疗无效。

（3）中枢神经系统感染性疾病：多伴发热和感染中毒症状，且有颅内压增高及脑脊液改变。

敲黑板

低钙+惊厥+无意识障碍=VD 缺乏性手足搐搦症

高热+惊厥+无意识障碍=高热惊厥

四、治疗

应立即控制惊厥，解除喉痉挛，补充钙剂，并补充维生素 D。

1. 急救处理

（1）氧气吸入：惊厥期立即吸氧，喉痉挛者应将舌头拉出口外，并进行口对口人工呼吸或加压给氧，必要时气管插管以保证呼吸道通畅。

（2）迅速控制惊厥或喉痉挛：可用 10%水合氯醛，每次 40～50mg/kg，保留灌肠；或地西泮每次 0.1～0.3mg/kg 肌内或静脉注射。

2. 钙剂治疗 尽快给予 10%葡萄糖酸钙 5～10ml 加入葡萄糖 10～20ml 缓慢静脉注射（10min 以上）或静脉滴注，迅速提高血钙浓度，惊厥停止后口服钙剂，不可皮下或肌内注射钙剂以免造成局部坏死。

3. 维生素 D 治疗 急诊情况控制后，按维生素 D 缺乏性佝偻病补充维生素 D 治疗。

敲黑板

$$立即急救：应立即控制惊厥，解除喉痉挛\\（吸氧＋地西泮）$$

↓

同时尽快补充钙剂

↓

最后：补充维生素D

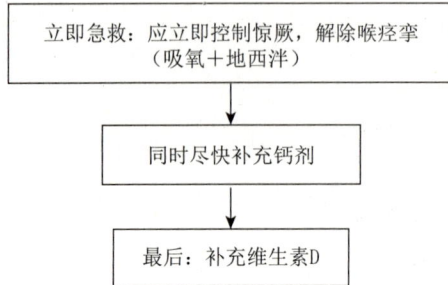

图 2-3　维生素 D 缺乏性手足搐搦症治疗

第五节　蛋白质-能量营养不良

课堂讲义

蛋白质-能量营养不良是因缺乏能量和(或)蛋白质所致的营养缺乏症，多见 3 岁以下婴幼儿。

一、病因

1. 摄入不足　喂养或饮食不当。

2. 消化吸收不良　如消化系统畸形、迁延性腹泻、过敏性肠炎、肠吸收不良综合征等。

3. 需求量增加　急慢性传染病的恢复期、生长急速发育阶段。

二、临床表现

营养不良的早期表现是：活动减少、精神较差、体重生长速度不增。体重不增是最先出现的症状，继之体重下降，病久者身高也低于正常。皮下脂肪逐渐减少或消失，首先为腹部，其次为躯干、臀部、四肢，最后为面颊部。心电图呈低电压、T 波可低平。

敲黑板

营养不良临床特征：首先体重不增→渐进性消瘦、皮下脂肪减少和消失→体重下降→全身各脏器功能低下、受损。

皮下脂肪消失顺序：最先消失腹部、最晚消失面颊部。

三、目前的分型和分度标准(适用于 5 岁以下儿童)

表 2-17　分型和分度标准

	体重低下	生长迟缓	消瘦
诊断标准	体重低于同年龄、同性别参照人群值的均值-2SD 下为体重低下	身高低于同年龄、同性别参照人群值的均值-2SD 下为生长迟缓	体重低于同性别、同身高参照人群的均值-2SD 下为消瘦
中度	低于均值-2SD～-3SD	低于均值-2SD～-3SD	低于均值-2SD～-3SD

续表

	体重低下	生长迟缓	消瘦
重度	低于均值-3SD	低于均值-3SD	低于均值-3SD
指标意义	反映慢性或急性营养不良	反映慢性长期营养不良	反映近期、急性营养不良

四、诊断

结合病史及临床表现，并进行相应的辅助检查可诊断本病。

五、并发症

1. 营养性贫血　以营养性缺铁性贫血最常见，与缺乏叶酸、铁、$VitB_{12}$、蛋白质等有关。

2. 各种维生素缺乏　常见维生素 A、D 缺乏，也有维生素 B、C 的缺乏。VitA 缺乏最典型，可见结膜白斑(毕托斑)。营养不良时，VitD 缺乏症状不明显。

3. 感染　因患儿免疫力低下，易患呼吸道、肠道、尿路等各种感染。

4. 自发性低血糖　为最严重并发症，亦是致死原因。多在清晨时突然发生，表现面色灰白、神志不清、脉搏减慢、呼吸暂停、体温不升但无抽搐，可因呼吸麻痹致死。

六、治疗

治疗原则：治疗并发症、祛除病因、调整饮食和促进消化功能。

1. 积极处理各种危及生命的并发症

如腹泻时的严重脱水和电解质紊乱、酸中毒、休克、肾衰竭、自发性低血糖、继发感染及维生素 A 缺乏所致的眼部损害等。

2. 祛除病因。

3. 调整饮食

对中、重度患儿，热量和营养物质供给应由低到高逐渐增加。选择易消化吸收、高热量、高蛋白质的食物。

表 2-18　不同程度营养不良的热量和营养物质供应

营养不良分度	不同程度营养不良的热量和营养物质供应
轻度	起始 80~100kcal/(kg·d)；蛋白质 3g/(kg·d)
中度	起始 60~80kcal/(kg·d)；蛋白质 2g/(kg·d)；脂肪 1g/(kg·d)
重度	起始 40~60kcal/(kg·d)；蛋白质 1.5~2g/(kg·d)；脂肪 1g/(kg·d)

敲黑板

能量和蛋白质的补充应：从慢从缓、越重越缓。

第六节　单纯性肥胖症

课堂讲义

一、病因

有遗传因素、能量摄入过多、活动过少、饮食习惯及精神心理因素等。

二、临床表现

1. 好发年龄　最常见于婴儿期、学龄前期和青春期，男童多于女童。

2. 食欲旺盛患儿　食欲旺盛且喜食甜食和高脂肪食物。

3. 肥胖－换气不良综合征　过度肥胖由于脂肪过度堆积限制了胸廓和膈肌运动，使肺通气量不足，呼吸浅快，肺泡换气量减少，低氧血症、气急、发绀、红细胞增多、心脏扩大或出现充血性心力衰竭，称为肥胖－换气不良综合征。

4. 心理障碍　由于怕被人讥笑而不愿与其他小儿交往，故常有心理障碍(如自卑、孤独、胆怯等)。

三、诊断与鉴别诊断

1. 诊断

体质指数(BMI)测定：$BMI = 体重(kg)/身高^2(m^2)$。体重超过同性别、同身高均值的10%～19%为超重，超过20%～29%为轻度肥胖；体重超过30%～49%为中度肥胖；体重超过50%为重度肥胖。

2. 鉴别诊断

主要是与伴有肥胖的遗传性、内分泌性疾病相鉴别。如皮质醇增多症、甲减等。

四、治疗

1. 饮食疗法　限制热卡，推荐低脂肪、低糖类和高蛋白质、高微量营养素、适量纤维素食谱。

2. 运动疗法　每天坚持至少运动30分钟，活动量以运动后轻松愉快、不感到疲劳为原则。

3. 药物治疗　单纯性肥胖不主张使用药物。

五、预防

1. 加强健康教育　保持平衡膳食，增加运动。

2. 儿童肥胖　预防应从孕期开始，肥胖的预防是全社会的责任。

[经典例题1]

患儿男，7个月，用力哭时，常发生气短，诊断为过度肥胖。不属于单纯性肥胖症的治疗原则的是

A. 减少产热能性的食物　　　　　　　　B. 增加机体对热能的消耗

C. 饮食疗法和运动疗法　　　　　　　　D. 低脂饮食

E. 药物治疗

[参考答案] 1. E

第五章　新生儿与新生儿疾病

第一节　新生儿的分类方法

课堂讲义

表 2-19　新生儿的分类方法

按胎龄分类	
足月儿	指出生时胎龄满 $37^{+0}\sim41^{+6}$ 周（259～293 天）的新生儿
早产儿	指出生时胎龄<37 周（<259 天）的新生儿。早产儿可再分为：胎龄 $34^{+0}\sim36^{+6}$ 周者为晚期早产儿，胎龄 $28^{+0}\sim31^{+6}$ 者为极早产儿，胎龄<28 周为超早产儿
过期产儿	是指出生时胎龄≥42 周（≥294 天）的新生儿
按出生体重分类	
低出生体重儿	低出生体重儿：是指出生体重<2500g 的新生儿。极低出生体重儿（VLBW）是指出生体重<1500g 的新生儿，超低出生体重儿（ELBW）是指出生体重<1000g 的新生儿
正常出生体重儿	指出生体重在 2500～3999g 的新生儿
巨大儿	指出生体重≥4000g 的新生儿
按出生体重和胎龄的关系分类	
小于胎龄儿（SGA）	指出生体重在同胎龄儿平均出生体重的第 10 百分位以下的新生儿
适于胎龄儿（AGA）	指出生体重在同胎龄儿平均出生体重的第 10 至 90 百分位之间的新生儿
大于胎龄儿（LGA）	指出生体重在同胎龄儿平均出生体重的第 90 百分位以上的新生儿
足月小样儿	指胎龄已足月，但出生体重<2500g 的新生儿
按出生后周龄分类	
早期新生儿	指出生后 1 周以内的新生儿
晚期新生儿	指出生后第 2～4 周的新生儿
高危儿：指已经发生或可能发生危重疾病而需要监护的新生儿	

[经典例题 1]

男婴，胎龄 291 天，出生体重 3850g，其体重位于同胎龄标准体重的第 80 百分位，下列诊断哪个是正确而全面的

A. 过期产儿，适于胎龄儿　　　　　　　B. 过期产儿，大于胎龄儿

C. 足月儿，适于胎龄儿　　　　　　　　D. 足月儿，大于胎龄儿

E. 足月儿，巨大儿

[参考答案] 1. C

第二节　正常足月儿特点及护理

课堂讲义

一、正常足月儿特点

（一）外观特点

表2-20　正常足月儿与早产儿外观特点

部位	足月儿	早产儿
皮肤	红润，皮下脂肪丰满和毳毛少细	鲜红发亮，水肿，毳毛多
头发	分条清楚	头发细、乱而软
耳廓	软骨发育良好，耳舟成形	软，缺乏软骨，耳舟不清楚
指、趾甲	达到或超过指（趾）端	未达到指（趾）端
足纹	足纹遍及整个足底	足底纹理少
乳腺	结节>4mm	无结节或结节<4mm
外生殖器	男婴睾丸已降至阴囊，阴囊皱纹多；女婴大阴唇遮盖小阴唇	男婴睾丸未降至阴囊，阴囊皱纹少；女婴大阴唇不能遮盖小阴唇

（二）生理特点

1. 呼吸系统　正常足月儿分娩时，呼吸系统已具备建立和维持呼吸活动的条件，肺表面活性物质在34～35周胎龄时显著增多，到足月时更为丰富。足月儿肺液约30～60ml/kg，出生时经产道挤压排出和由肺血管及淋巴系统吸收和转运。正常新生儿呼吸频率较快、约为40～50次/分，主要靠膈肌运动，呈腹式呼吸。

2. 循环系统　正常新生儿心率比较快，波动范围比较大，通常为100～150次/分。足月儿血压平均为70/50mmHg。

正常新生儿出生后血液循环发生显著变化：①脐带结扎后，胎盘-脐血循环终止；②随着呼吸建立和肺膨胀，肺循环阻力下降，肺血流增加；③从肺静脉回流到左心房的血量显著增加，压力增高，使卵圆孔关闭；④由于PaO_2增高，动脉导管收缩，继而关闭，完成胎儿循环向成人循环的转变。

3. 泌尿系统　足月儿出生时肾小球滤过功能低下，肾小球滤过率（GFR）仅为成人1/2～1/4，到1周岁可达成人水平。新生儿远端肾小管上皮细胞钠钾ATP酶活力低和小管内外钠钾交换机制未完善，故排钾能力较低，使新生儿有高钾血症倾向。新生儿肾排磷功能差、牛乳含磷高、钙磷比例失调，故牛乳喂养儿易发生血磷偏高和低钙血症。

4. 消化系统　足月儿吞咽功能已经完善，但食管下端括约肌较松弛，胃呈水平位，幽门括约肌较发达，易发生溢乳。足月儿消化道已能分泌大部分消化酶，只是淀粉酶在生后4个月才达到成人水平，不宜过早喂淀粉类食物。生后10～12小时内开始排胎粪，约2～3天排完。若生后24小时仍不排胎粪，应检查是否有肛门闭锁或其他消化道畸形。因肝内尿苷二磷酸葡萄糖醛酸转移酶的活性不足，生后常出现生理性黄疸，同时肝脏对多种药物处理能力低下，易发生药物中毒。

5. 血液系统　足月儿血容量平均为85ml/kg。白细胞总数生后第1天为$(15～20)×10^9/L$，3天后明显下降，5天后接近婴儿值；分类以中性粒细胞为主，4～6天与淋巴细胞相近，以后淋巴细胞占优势。血小板出生时已达成人水平。

医学教育网 www.med66.com

6. 免疫系统　新生儿非特异性免疫功能不成熟，皮肤黏膜薄嫩，出生后脐部开放，细菌易进入血液。血中补体水平低，缺乏趋化因子，IgA 和 IgM 不能通过胎盘，易患细菌感染，尤其是革兰阴性杆菌，同时分泌型 IgA 缺乏，易发生呼吸道和消化道感染。

7. 神经系统　足月儿大脑皮层兴奋性低，睡眠时间长。大脑对下级中枢抑制较弱，且锥体束、纹状体发育不全，常出现不自主和不协调动作。出生时已具备多种暂时性的原始反射，主要有：拥抱反射、觅食反射、吸吮反射、握持反射。如新生儿期这些反射减弱或消失常提示有神经系统疾病。

8. 体温调节　足月儿体温调节中枢功能尚不完善，皮下脂肪薄，体表面积相对较大，容易散热。寒冷时主要靠棕色脂肪代偿产热。适宜的环境温度(适中温度)对新生儿至关重要。适中温度是指使机体代谢、氧及能量消耗最低并能维持正常体温的环境温度。足月儿包被时为24℃，生后2天内裸体为33℃，以后逐渐降低。适宜的环境温度为50%～60%。

9. 能量及体液代谢　足月儿基础热量消耗为50kcal/kg，每日共需热量约100～120kcal/kg。由于生后体内水分丢失较多，导致体重逐渐下降，第5～6天降到最低点(小于出生体重的9%)，一般7～10天后恢复到出生体重，称为生理性体重下降。

10. 常见的几种特殊生理状态　新生儿出生后可出现一些特殊生理现象。①生理性黄疸：参见其他章节；②"马牙"和"螳螂嘴"；③乳腺肿大：由于来自母体的雌激素中断，2～3周后消退；④假月经：也是因来自母亲的雌激素中断所致。

[经典例题 1]

男婴，胎龄266天，自然分娩，Apgar评分1分钟和5分钟为10分，体检时，下列哪项反射阴性是正常的

A. 拥抱反射　　　　　　　　　　B. 吸吮反射

C. 腹壁反射　　　　　　　　　　D. 觅食反射

E. 握持反射

[参考答案] 1. C

▶正常足月儿：原始反射——可引出！数月后自然消失；正常反射——可引不出，属正常现象；病理反射——可引出！但"病理反射不是病"。

▶早产儿：原始反射——很难引出或反射不完整；病理反射——不可靠！

二、正常新生儿护理

1. 出生时护理　出生时应立即吸净婴儿口鼻分泌物，进行 Apgar 评分，需要复苏者应立即复苏。可延迟30～60秒结扎脐带，以减少新生儿后期贫血。

2. 保暖　可将新生儿置于辐射保暖床，尽快用预热的毛巾擦干和包裹，对低体温者要放在保暖箱中，设定腹壁温度为36.5℃，温箱可自动调节内部环境温度，保持新生儿皮温36.5℃。新生儿室的室温应维持26～28℃，空气湿度50%～60%。但也应避免因保暖过度而致新生儿发热。

3. 喂养　正常足月儿生后1小时即可哺母乳，以防止新生儿低血糖，并促进母乳分泌。提倡母乳喂养，按需喂奶，每次喂奶15～30分钟。人工喂养第1天每次15ml，每3小时一次，然后逐渐增加，至5～6天可达每次90ml。

4. 预防感染　洗手是预防感染的最主要的措施，所有人员在接触新生儿之前都应规范洗刷双手、前臂直至肘部。

5. 预防新生儿出血症　生后应注射一次 Vit K$_1$，剂量1mg，以预防新生儿出血症，纯母乳喂养的新生

儿生后 2 周应补充维生素 K₁，以防发生严重的晚发性维生素 K 缺乏颅内出血。

6. 皮肤护理　刚出生时可用毛巾或纱布擦去血迹、胎脂和胎粪，24 小时后可每天洗澡。脐部应保持干燥，一般生后 3～7 天残端脱落，如 10 天后仍不脱落，则提示可能存在脐部感染。

7. 预防接种　新生儿期免疫接种主要有乙肝疫苗和卡介苗。对 HbsAg 阳性或 HbsAg 和 HbeAg 双阳性母亲的新生儿，应在生后 24 小时内尽早肌内注射乙肝免疫球蛋白（HBIG），同时在不同部位注射重组酵母乙型肝炎疫苗或中国仓鼠卵母细胞（CHO）乙型肝炎疫苗，并在生后 1 个月和 6 个月各注射重组酵母或 CHO 乙型肝炎疫苗。对 HbsAg 阴性母亲的婴儿，在生后 24 小时内、1、6 个月各注射乙肝疫苗。

8. 新生儿筛查　主要筛查项目有先天性代谢性疾病如苯丙酮尿症、先天性甲状腺功能低下、先天性肾上腺皮质增生症和半乳糖血症等。

第三节　早产儿特点及护理

课堂讲义

一、早产儿特点及临床问题

1. 外观特点　早产儿外观为未成熟貌。

2. 呼吸系统　早产儿呼吸中枢尚不成熟，呼吸浅表且节律不规整，常出现周期性呼吸及呼吸暂停。

周期性呼吸：指呼吸停止<20 秒，不伴有心率减慢及发绀。

呼吸暂停：指呼吸停止超过 20 秒，伴心率减慢（<100 次/分）及发绀。

早产儿因肺泡表面活性物质少，易发生呼吸窘迫综合征；长时间机械通气和（或）吸高浓度氧易引起支气管肺发育不良症（BPD）。

3. 循环系统　早产儿心率偏快，血压较低，部分早产儿可伴有动脉导管开放（PDA），出现血流动力学紊乱。

4. 泌尿系统　早产儿肾浓缩功能更差，葡萄糖阈值低，易发生糖尿。

5. 消化系统　早产儿吸吮力差，吞咽反射弱，贲门括约肌松弛，胃容量小，可发生哺乳困难、进奶量少，易发生溢乳和胃食管反流。早产儿坏死性小肠结肠炎发生率较高。肝脏合成蛋白能力差，常发生低蛋白血症和水肿，白蛋白减少也可使血清游离胆红素增加，易引起核黄疸。糖原储备少，易发生低血糖。

6. 血液系统　早产儿血容量为 89～105ml/kg。维生素 K、铁及维生素 D 储存较足月儿低，因而更易发生出血、贫血及佝偻病。生后数周常发生早产儿贫血。

7. 免疫系统　早产儿非特异性和特异性免疫功能更差，易患感染性疾病。

8. 神经系统　觅食反射、吸吮反射、握持反射、拥抱反射均比较弱。早产儿尤其极低出生体重儿脑室管膜下存在丰富的胚胎生发层基质，易发生脑室管膜下出血及脑室周围白质软化。

9. 体温调节　早产儿体温调节中枢更不完善，皮下脂肪更薄，体表面积相对较大，更易散热，棕色脂肪越少，代偿产热的能力越差。出生体重愈低或日龄愈小，则适中温度愈高。

10. 能量及体液代谢　体液总量约为体重的 80%，按公斤体重计算所需液量高于足月儿，摄入 100kcal 热量一般需要 100～150ml 水。

11. 其他　在体重<1500g 早产儿，由于视网膜发育未成熟，易发生早产儿视网膜病（ROP），严重者会导致失明。

二、早产儿医疗护理

1. 保暖　应根据不同胎龄、出生体重和生后日龄所需的适中温度来调节保暖箱温度，维持患儿的腋温或腹壁温度于 36.5～37℃。

2. 袋鼠式护理（KMC）　是一种让新生儿贴身地靠在母亲胸口的护理保暖方法，袋鼠式护理使得频繁的喂奶更加简单并提供长期的母亲对新生儿的照顾，简单易行。

3. 氧疗　氧疗目的是维持氧饱和度在 90%～95% 之间，要注意氧疗不良反应。

4. 营养支持　早产儿应提倡母乳喂养，早产儿理想的体重增长每天为 10～15g/kg。较小的早产儿不能耐受经口喂养，必须根据患儿的具体情况选择适当方式的营养支持。

5. 早产儿发育支持护理　为减少神经系统后遗症，促进早产儿发育。

6. 预防接种　对较小的早产儿应暂缓预防接种，一般需体重超过 2500g，再行预防接种。

7. 新生儿随访　主要随访项目有生长状况，智能发育，行为测试，听力检查，视网膜检查。

第四节　新生儿窒息与复苏

课堂讲义

新生儿窒息是气体交换障碍导致的低氧血症和高碳酸血症伴代谢性酸中毒，是我国围生儿致残和死亡的重要原因之一。新生儿复苏是产房急救处理关键技术，约有 10% 的新生儿在出生时需要帮助才能开始呼吸。

一、病因
凡是导致胎儿或新生儿血氧浓度降低的因素都可引起窒息，这些因素可分为：①母亲因素：妊娠相关性疾病、全身性疾病；②分娩因素：胎盘早剥、前置胎盘、脐带受压时间过长、难产等；③胎儿因素：宫内感染、胎粪或羊水吸入、先天畸形等。

二、病理生理
1. 呼吸变化　窒息后呼吸、循环的病理生理改变可分为四个时期：原发性呼吸增强、原发性呼吸暂停、继发性呼吸增快、继发性呼吸暂停。

2. 全身循环系统变化　窒息时机体出现"潜水反射"，指的是机体为保证重要器官供血，血流发生重新分布的现象——消化道、肺、肾、皮肤、肌肉的血管收缩，血流减少；而心、脑、肾上腺的血管扩张，血供增加。此时给予积极复苏，预后良好。但若缺氧持续，进入失代偿期，出现血压下降、代谢性酸中毒加重，则心、脑等将发生不可逆缺氧缺血性损伤。

三、临床表现及诊断
窒息的本质是缺氧

1. 胎儿缺氧时，早期表现胎动增多，胎心率增快，如持续缺氧则进入抑制期，胎心率减慢，肛门括约肌松弛，胎粪排出。

2. 新生儿娩出时皮肤青紫或苍白，呼吸浅表，心率减慢，四肢肌张力降低。严重者，甚至发生多脏器功能衰竭。

①脑：主要表现形式缺氧缺血性脑病、脑室周围白质软化和颅内出血。

②心脏：可发生缺氧缺血性心肌损害，轻者可有心率减慢，重者可出现心力衰竭、心源性休克等。

③肺：窒息时肺表面活性物质合成分泌障碍，活性受抑制，可发生肺水肿、肺出血、严重者可发生呼吸窘迫综合征。

④肾脏：肾脏对缺氧非常敏感，窒息后肾损害发生率较高。

⑤胃肠道：应激性胃溃疡发生率较高。

四、新生儿 Apgar 评分

（1）评分方法：通过对生后 1 分钟和 5 分钟，婴儿的呼吸、心率、皮肤颜色、肌张力及对刺激的反应等五项指标评分，以区别新生儿窒息程度，每项 2 分，共 10 分。

1 分钟评分主要评价出生当时的状况，5 分钟评分提示复苏的效果及预后情况，5 分钟评分≤3 分是新生儿脑损伤的高危因素。

表 2-21　新生儿 Apgar 评分表

观察项目	0 分	1 分	2 分
皮肤颜色	全身青紫或苍白	躯干红，四肢紫	全身红
心率（次/分）	无	<100	≥100
对刺激的反应	无反应	有些动作，如皱眉	咳嗽，哭声响
肌张力	松弛	四肢略屈曲	四肢活动好
呼吸	无呼吸	浅表，不规则	规则，哭声响

（2）评分结果：8～10 分正常，4～7 分为轻度窒息，0～3 分为重度窒息

Apgar 评分法简便实用，目前还没有其他更好的方法取代它。因此，要根据其他临床表现、实验室检查（如血气分析）、影像学检查等进行综合判断，评价全身各脏器缺氧缺血损伤严重程度。

[经典例题 1]

新生儿出生时，身体红，四肢青紫，心率 90 次/分，呼吸 20 次/分，呼吸不规则，四肢活动好，弹足底有皱眉。

（1）该新生儿的 Apgar 评分为

A. 3 分　　　　　　　　　　　　　　B. 4 分

C. 5 分　　　　　　　　　　　　　　D. 6 分

E. 7 分

（2）处理中最重要的是

A. 清理呼吸道　　　　　　　　　　　B. 维持正常循环

C. 预防感染　　　　　　　　　　　　D. 母乳喂养

E. 记录尿量

[参考答案] 1. D、A

五、新生儿复苏

1. 复苏方案（ABCDE 方案）

A：保持气道通畅；B：建立有效通气；C：保证循环功能；D：适当应用药物；E：评价复苏效果。

2. 复苏流程

表 2-22　复苏流程

第一步：保持气道通畅（A），30 秒内完成。先快速进行 3 项最初评估：是否足月？有无呼吸或哭声？肌张力好吗？如 3 项都回答"是"，不需复苏，观察。如 3 项有 1 项或多项回答"否"，就开始复苏：①保暖；②清理呼吸道（必要时）；③擦干，刺激呼吸
评价结果：①有自主呼吸、心率>100 次/分、肤色红，观察；②有自主呼吸、心率>100 次/分、发绀，吸氧；③有呼吸不规则（呼吸暂停或喘息），或心率<100 次/分，进入第二步复苏

第二步：建立呼吸（B），30 秒内完成。复苏过程中的持续评估项目是呼吸、心率和氧合状态，氧合状态通过监测右上肢的经皮血氧饱和度来反应。如发生呼吸不规则（呼吸暂停或喘息）或心率<100 次/分，进行面罩正压人工通气。仅有青紫，则给氧。在 30 秒人工正压呼吸或给氧后，再评价，如心率<60 次/分，进入第三步复苏

第三步：保持循环功能（C），30 秒内完成。在进行有效人工正压通气 30 秒后，如心率仍低于 60 次/分，则开始进行胸外按压支持循环功能。再评价：在 45～60 秒胸外按压和人工正压通气后，再评价。如心率仍<60 次/分，进入第四步复苏

第四步：药物（D）。在继续做胸外按压和人工正压通气的同时，使用 1∶10000 肾上腺素，经气管插管给药剂量为 0.05～0.1mg/kg，经静脉给药剂量为 0.01～0.03mg/kg。如果有明确的容量丢失病史，给予生理盐水扩容，一般为每次 10ml/kg。母亲分娩前 4 小时内用过全身麻醉剂的，可以考虑给予纳洛酮，剂量 0.1mg/kg，静脉推注或肌注；但如果母亲吸毒或持续使用美沙酮者，禁用纳洛酮，否则可能引起惊厥

3. 监护　复苏后应进行密切监护，主要监测呼吸、心率、脉搏、血压、血气分析、血糖、电解质、尿量等，缺氧时间短，程度轻者，监护 3～4 天，病情多逐渐恢复。

第五节　新生儿缺氧缺血性脑病

课堂讲义

各种因素引起的缺氧和脑血流减少或暂停而导致胎儿和新生儿的脑损伤称为缺氧缺血性脑病，是新生儿窒息后的严重并发症，病死率高。发生机制包括缺氧缺血性脑损伤、脑组织继发代谢紊乱，可引起脑水肿、选择性神经元死亡及梗死、出血等。

一、病因和发病机制

1. 病因　产前、产时、产后的缺氧缺血事件都可以导致新生儿 HIE。其中，常见急性产时事件包括胎盘早剥、脐带脱垂、子宫破裂、横位滞产等急性胎盘和脐带障碍。

2. 发病机制　HIE 的发生发展分为三个阶段：原发性细胞损伤阶段→窒息复苏期间假性能量恢复阶段（脑能量衰竭的过程在 6～48 可以再次发生）→迟发性细胞损伤阶段。

注意：大多数神经元的损伤不是发生在窒息缺氧当时，而是发生在原发事件后的继发阶段中，HIE 的防治重点应主要针对迟发性神经元损伤。

二、神经病理

HIE 损伤部位多见于大脑皮质、基底核、丘脑和脑干等部位的不同组合。脑白质也常被累及，特别是矢状旁区。

三、临床表现

HIE 临床症状和体征取决于窒息缺氧事件的严重性和持续时间，神经系统症状一般于生后 6～12 小时出现，逐渐加重，至 72 小时达高峰，随后逐渐好转。严重者多在 72 小时内恶化或死亡。HIE 临床症状和体征取决于窒息缺氧事件的严重性和持续时间。

1. 出生到 12 小时　主要症状是继发于大脑半球的抑制，呈周期性呼吸。可在出生后 6～12 小时表现为肌张力低下、颤动或惊厥。

2. 12～24 小时　患儿明显激惹，部分患儿开始惊厥或发生呼吸暂停、颤动和近端肢体软弱无力（上肢重于下肢）。拥抱反射亢进，哭声尖而单调，深腱反射增强。

3. 24～72 小时　严重受累患儿意识水平进一步恶化，深度昏睡或昏迷，常在一段时间不规则呼吸之后呼吸停止。脑干功能障碍在此期比较常见，严重受累患儿常在此期死亡。

4. 72 小时以后　通常在以后的几天到几周中逐渐改善，而某些神经学异常的体征仍然持续存在。患儿可有轻到中度昏睡，喂养障碍。脑干功能障碍在累及深部核团的选择性神经元坏死的患儿中特别明显。四肢肌张力低下是普遍的特征。

四、诊断及分度

1. 临床表现是诊断 HIE 的主要依据，同时具备以下 4 条者方可确诊：

（1）有明确的胎儿宫内窘迫史，胎心<100次/分，持续5分以上；和（或）羊水Ⅲ度污染，或者在分娩过程中有明显窒息史。

（2）出生时有明确窒息，Apgar评分1分钟≤3分，并延续至5分钟时仍≤5分；和（或）出生时脐动脉血气pH≤7.00。

（3）出生后不久出现神经系统症状，并持续至24小时以上，如意识改变（过度兴奋、嗜睡、昏迷），肌张力改变（增高或减弱），原始反射异常（吸吮、拥抱反射减弱或消失），病重时可有惊厥，脑干体征（呼吸节律改变、瞳孔改变、对光反应迟钝或消失）和前囟张力增高。

（4）排除电解质紊乱、颅内出血和产伤等原因引起的抽搐，以及宫内感染、遗传代谢性疾病和其他先天性疾病引起的脑损伤。

表2-23　新生儿缺氧缺血性脑病的临床分度

项目	轻度	中度	重度
意识	兴奋、抑制交替	嗜睡	昏迷
肌张力	正常或稍增高	减低	松软或间歇性增高
拥抱反射	活跃	减弱	消失
惊厥	可有肌阵挛	常有	常频繁惊厥或呈持续状态
中枢性呼吸衰竭	无	有	明显
病程	症状在72h内消失	症状在14天内消失	症状可持续数周多

2. 振幅整合脑电图　HIE患儿生后1周内脑电图异常程度基本与临床分度一致，主要表现为背景活动异常，如低电压、等电位和爆发抑制等。

3. 影像学检查　影像学检查的目的不是为了诊断HIE，而是为了明确HIE的神经病理类型和病变部位和范围。足月儿HIE的MRI表现：①以基底核和丘脑损伤为主：见于急性缺氧缺血事件之后；②以分水岭区域损伤占优势：见于"不完全损伤"之后，或低血压、低血糖或感染之后。

五、治疗

HIE治疗的基本原则包括支持对症治疗和特殊神经保护措施两个方面。分别是：为了阻断缺氧缺血的原发事件和避免/减轻继发性的脑损伤、希望针对HIE的发病机制，寻找阻断缺氧缺血生化级联反应的药物或方法，减轻和预防脑损伤。

1. 维持适当的通气和氧合（维持正常的氧和二氧化碳分压）。

2. 维持适当的脑血流灌注，避免血压剧烈波动（HIE存在压力被动性脑循环，任何轻度的血压波动都会加重脑损伤）。

3. 维持适当的血糖水平（维持在75～100mg/dl）。

4. 适当限制入液量，预防脑水肿[预防液体负荷过重，应维持尿量>1ml/（kg·h）]。不建议常规使用甘露醇或糖皮质激素预防脑水肿。

5. 控制惊厥（苯巴比妥是治疗新生儿HIE惊厥的首选药物）但不建议苯巴比妥作为HIE惊厥发生的预防性用药。

6. 亚低温疗法　是目前国际上较公认的治疗HIE的有效方法。主要应用于轻、中度足月HIE患儿，包括选择性头部亚低温及全身亚低温，使核心温度降至34℃，主张生后6小时之内开始。可使病死率显著降低。

第六节　新生儿呼吸窘迫综合征

课堂讲义

新生儿呼吸窘迫综合征(RDS)是由于肺表面活性物质(PS)缺乏，导致生后不久即出现呼吸困难并进行性加重的临床综合征。由于其病理特征为肺泡壁至终末细支气管壁上附有嗜伊红透明膜，故又称肺透明膜病。多见为早产儿，胎龄愈小，发病率愈高。

一、病因和发病机制

1. 肺泡表面活性物质(PS)缺乏　PS由肺泡Ⅱ型细胞合成和分泌，分布于肺泡表面，形成单分子层，能降低肺泡表面张力和肺水肿。PS缺乏导致RDS。

2. 发病机制　肺表面活性物质(PS)不足，肺泡表面张力增高，肺泡萎陷，导致进行性肺不张所致。影响通气换气功能，导致缺氧和酸中毒。缺氧和酸中毒导致肺小动脉痉挛，肺动脉高压，动脉导管和卵圆孔持续开放，右向左分流。结果使缺氧加重，肺毛细血管通透性增高，血浆纤维蛋白渗出，形成肺透明膜，覆盖肺泡表面，使缺氧酸中毒加重，造成恶性循环。

3. 诱发因素　除早产儿之外，糖尿病母亲婴儿也易发此病，围生期窒息、低体温、前置胎盘、胎盘早剥和母亲低血压等，均可诱发RDS。

敲黑板

早产儿、"糖妈妈"的婴儿→肺泡表面活性物质缺乏→肺不张→肺透明膜形成→缺氧、呼吸窘迫。

二、临床表现

病因不同，新生儿的胎龄不同和出生体重不同，不同类型的RDS的临床特点有所不同。

1. 早产儿RDS　生后1~2h即可出现呼吸急促，60次/分以上，继而出现呼吸困难、呻吟、吸气时三凹征、青紫、病情呈进行性加重，至生后6h症状已非常明显。然后出现呼吸不规则、呼吸暂停、呼吸衰竭。体检两肺呼吸音减弱，血气分析$PaCO_2$升高、PaO_2下降、BE负值增加。生后24~48h病情最为严重，病死率较高。轻型病例可仅有呼吸呻吟、青紫，经无创通气后可

2. 剖宫产新生儿RDS　主要见于晚期早产儿和足月儿，与剖宫产的胎龄密切相关，胎龄<39周剖宫产者RDS发生率较高。起病时间差别较大，有些患儿生后1~2h即发生严重呼吸困难，而有些患儿生后第1天呼吸困难并不严重，胸片为湿肺表现，但在生后第2天或第3天呼吸困难突然加重，胸片呈白肺，发生严重呼吸衰竭。剖宫产新生儿RDS常合并重症持续肺动脉高压(PPHN)，表现为严重低氧性呼吸衰竭。

三、辅助检查

肺部X线检查　是目前确诊RDS的最佳手段。有特异性表现，动态拍摄X线胸片更有助于鉴别诊断、病情判定、呼吸机参数调整及治疗效果的评价。

(1)毛玻璃样改变：两肺呈普遍性的透过度降低，可见弥漫性均匀一致的细颗粒网状影。

(2)支气管充气征：在弥漫性不张肺泡(白色)的背景下，可见清晰充气的树枝状支气管(黑色)影。

(3)肺容量减少，病变加重，肺野透亮度更加降低，心缘、膈缘模糊。

(4)白肺：严重时双肺野均呈白色，肺肝界及肺心界均消失。

早产儿RDS按病情严重程度可将胸片改变分为4级：

1级：两肺野透亮度普遍性降低，毛玻璃样（充气减少），可见均匀散在的细小颗粒（肺泡萎陷）和网状阴影（细支气管过度充气）。

2级：两肺透亮度进一步降低，可见支气管充气征（支气管过度充气），延伸至肺叶中、外带。

3级：病变加重，肺野透亮度更加降低，心缘、膈缘模糊。

4级：整个肺野呈白肺，支气管充气征更加明显，似秃叶树枝。

四、诊断与鉴别诊断

1. 诊断　病史、临床表现、辅助检查尤其是肺部X线片表现，本病不难诊断。

（1）病史：早产儿、胎龄<39周的剖宫产儿、继发性RDS有严重缺氧或感染等病史。

（2）临床表现：生后出现进行性呼吸困难、严重低氧性呼吸衰竭。

（3）X线变化：两肺野透亮度降低、毛玻璃样、白肺、支气管充气征。

2. 鉴别诊断

（1）B组β溶血性链球菌（GBS）感染性肺炎：国内少见，临床表现与胸片均似新生儿呼吸窘迫综合征，但孕妇有羊膜早破史或妊娠后期感染史，血培养B族溶血性链球菌阳性可资鉴别。

（2）湿肺：多发生于足月小样儿或剖宫产儿。病情较轻，病程较短，呈自限性。

（3）感染性肺炎：症状不进行性发展，X线表现两肺渗出，分布不均匀。

五、治疗

1. 无创通气　包括经鼻持续气道正压通气（CPAP）、双水平气道正压通气（BiPAP和SiPAP）、经鼻间隙正压通气（NIPPV）和无创高频通气（nHFV）等。无创通气能使肺泡在呼气末保持正压，防止肺泡萎陷，并有助于萎陷的肺泡重新张开。及时使用呼吸正压支持可减少机械通气的使用。若无创呼吸支持后症状无改善甚至加重，应改用机械通气。

2. 肺泡表面活性物质（PS）药物治疗①给药时机：提倡早期PS治疗。有症状→无创通气→有RDS的证据→给PS治疗；②给药次数：轻症病例一般给1次即可，重症病例需多次给药，主张按需给药。如呼吸机吸入氧浓度（FiO_2）>0.4或平均气道压（MAP）>8cmH_2O，应重复给药；③给药方法：PS经气管插管注入肺内，仰卧位给药。

3. 机械通气　对严重RDS或无创呼吸效果不理想者，应采用机械通气。

4. 体外膜肺　上述治疗无效时，作为严重呼吸衰竭的最后治疗手段。

5. 支持治疗　补液、纠酸、抗休克。

6. 并发症治疗　并发动脉导管未闭出现症状时应给予药物治疗。布洛芬：首剂10mg/kg，第2，3剂5mg/kg，间隔24h，口服或静脉滴注，日龄小于7天者疗效较好。药物无效则应手术结扎。并发肺动脉高压时，使用吸入一氧化氮（NO）治疗。

六、预防

1. 早产儿RDS产前预防　推荐对胎龄<35周、可能发生早产的产妇静脉或肌注地塞米松或倍他米松。地塞米松每次6mg，间隔12小时，一个疗程4次；或倍他米松12mg，间隔24小时，一个疗程2次。一般使用一个疗程即可，必要时可使用第二个疗程。产前激素治疗的最佳时间是分娩前24小时至7天给药。

2. 剖宫产新生儿RDS的预防　尽可能避免<39周择期剖宫产，对胎龄35～38周必须择期剖宫产者，产前给产妇1个疗程激素治疗，可以降低新生儿RDS发生率。

[经典例题1]

早产儿，胎龄31周。出生时体重1500g，生后5小时出现进行性呼吸困难，入院时呼吸不规则，X线片：弥漫性均匀一致网状影，肺透过度减低。经皮氧饱和度为65%。

（1）最可能的诊断为

A. 湿肺　　　　　　　　　　　　　　B. 新生儿窒息

C. 新生儿肺透明膜病　　　　　　　　D. 衣原体肺炎

E. 异物吸入

（2）应先进行哪一项紧急治疗

A. 清理呼吸道，面罩加压给氧

B. 抗生素

C. 气管插管，肺表面活性物质气管内滴入，机械通气

D. 纠正酸中毒

E. 关闭动脉导管

［参考答案］1. C、C

第七节　新生儿黄疸

课堂讲义

新生儿黄疸为新生儿期最常见的表现之一。非结合胆红素增高是新生儿黄疸最常见的表现形式，重者可引起胆红素脑病，造成神经系统永久性损害，甚至发生死亡。

一、新生儿胆红素代谢特点

表 2-24　新生儿胆红素代谢特点

胆红素生成过多	红细胞数量相对较多且破坏亦多
	红细胞寿命短
	旁路来源的胆红素生成较多
转运胆红素能力不足	白蛋白较低、酸中毒等，影响胆红素与白蛋白联结
肝功能发育不完善	摄取胆红素功能差；形成结合胆红素功能差及排泄差
肠肝循环增加	由于新生儿肠道内正常菌群尚未建立，不能将进入肠道的结合胆红素还原成胆素原（尿胆原、粪胆原等）而排泄减少
	新生儿肠内 β-葡萄糖醛酸苷酶的活性较高，能将结合胆红素水解成葡萄糖醛酸及未结合胆红素，后者又被肠壁吸收经门静脉而达肝脏，因此加重了肝脏的负担

二、生理性黄疸

表 2-25　生理性黄疸与病理性黄疸的鉴别

	生理性黄疸	病理性黄疸
黄疸出现时间	生后 2~3 天	生后 24 小时内或其他时间
黄疸高峰时间	生后 4~6 天	不定
黄疸消退时间	足月儿生后 2 周	2 周后不退
血清总胆红素	<204μmol/L（12mg/dl）	>204μmol/L（12mg/dl）
血清结合胆红素	<25μmol/L（1.5mg/dl）	>25μmol/L（1.5mg/dl）

早产儿不提所谓"生理性黄疸"概念，因为早产儿即使 TSB 在足月儿的正常范围也有可能发生胆红素脑病。

患儿一般情况好、食欲好。近年随着母乳喂养的普及，正常足月儿 TSB 峰值明显高于传统标准，可达 256~290μmol/L（15~17mg/dl）。如黄疸在生后 24 小时内出现，黄疸程度超过生理性黄疸范围，每天 TSB 上升值>85μmol/L（5mg/dl），黄疸消退时间延迟，结合胆红素增高等，应视为病理性黄疸。

三、病理性黄疸病因及临床特点

（一）以未结合胆红素增高为主的黄疸

1. 溶血病　胆红素产生增多，常见 ABO 血型不合。

2. 母乳性黄疸　喂母乳后发生未结合胆红素增高，发病机制尚未完全明确。可分为早发型和晚发型，早发型可能与热量摄入不足、肠蠕动少和肠肝循环增加有关。晚发型可能与母乳中存在抑制因子和肠肝循环增加有关。

3. 葡萄糖醛酸转移酶活性低下　未结合胆红素不能及时转变为结合胆红素。

4. 胎粪延迟排出　胎粪中所含胆红素为新生儿体内每天生成胆红素的 5～10 倍，如胎粪延迟排出，肠道内胆红素重吸收增多，加重黄疸。

5. 感染性黄疸。

（二）以结合胆红素增高为主的黄疸

1. 新生儿肝炎；2. 胆汁瘀滞综合征；3. 胆道疾病；4. 先天性代谢性疾病。

> 小儿黄疸——非结合胆红素增高；
> 肝、胆疾病——结合胆红素增高。

四、胆红素脑病

胆红素脑病是指胆红素引起的神经系统损害，主要受累部位在脑基底核、视下丘核、尾状核、苍白球等。胆红素脑病的发生与血清胆红素水平、患儿的出生日龄、胎龄、出生体重、机体状况（如缺氧、酸中毒、感染）等因素密切相关。

1. 发病机制　①胆红素有细胞毒性；②血脑屏障的功能状态与胆红素脑病；③神经元的易感性。

2. 临床表现　主要发生在生后 2～7 天，典型的核黄疸的临床经过分为 4 期：警告期、痉挛期、恢复期、后遗症期。痉挛期死亡率最高。

五、治疗

1. 一般治疗　生理性黄疸一般不需治疗，病理性黄疸根据原发病不同采取相应治疗。

2. 光疗　对以未结合胆红素增高为主的黄疸，应先给予积极光疗，未结合胆红素在光照下转变为水溶性的异构体胆红素和光红素，从胆汁和尿液中排泄。波长 420～470nm 的蓝光照射效果最好。

①光疗指征：应根据不同胎龄、出生体重，生后时间（时龄）的胆红素而定。②光疗方法：轻中度黄疸可行单面光疗或光纤毯光疗，严重黄疸者需双面光疗。③光疗注意事项：光疗会导致不显性失水增加、发热、皮疹、核黄素破坏、腹泻、呼吸暂停等不良反应，应给予相应治疗，同时用黑色眼罩保护眼睛。如血清结合胆红素大于 68μmol/L 进行光疗，会发生青铜症，皮肤呈青铜色，停止光疗后青铜色会逐渐消退。

3. 药物治疗　①静脉丙种球蛋白（IVIG）：对血型不合溶血病可用 IVIG，封闭新生儿单核吞噬细胞系统巨噬细胞 FC 受体，抑制溶血。②白蛋白：使胆红素更多地与白蛋白联结，减少胆红素进入中枢神经。

4. 换血疗法　换血疗法是治疗新生儿严重高胆红素血症的有效方法。

（1）换血指征：血清胆红素达到换血标准、出现胎儿水肿或早期胆红素脑病表现应予换血。如有缺氧、酸中毒、低蛋白血症、前一胎为 Rh 溶血病者，应放宽指征。

（2）血源选择：Rh 血型不合：采用与母亲相同的 Rh 血型，ABO 血型与新生儿相同。ABO 血型不合：采用 AB 型血浆和 O 型红细胞混合的血。宜用新鲜血液，库血时间不宜超过 3 天，以免发生高钾血症。

（3）换血量：换血量为新生儿血容量的 2 倍，新生儿血容量通常为 80ml/kg，因此换血量为 160ml/kg 左右。

（4）换血合并症：库血未经复温而立即输入，可致低体温、心血管功能异常。

第八节 新生儿溶血病

课堂讲义

新生儿溶血病系指母、婴血型不合，母血中对胎儿红细胞的免疫抗体 IgG 通过胎盘进入胎儿循环，发生同族免疫反应而引起的溶血。在已发现的人类 26 个血型系统中，以 ABO 血型不合最常见，其次为 Rh 血型不合。

一、发病机制

表 2-26　新生儿溶血病发病机制

临床特征	ABO 血型不合	Rh 血型不合
母儿血型	母亲是"O"型血 胎儿为"A"或"B"型血 注：父亲应是 A 型、B 型或 AB 型	母亲为 Rh(−) 胎儿为 Rh(+) 注：父亲是 Rh(+)
发病	多见，且多见于第一胎	少见，一般发生于第二胎
病情	轻，很少发生胆红素脑病	重，极容易发展为胆红素脑病

二、临床表现

Rh 溶血病症状较 ABO 溶血病者严重。

1. 胎儿水肿　出生时全身水肿，皮肤苍白，常有胸腹腔积液，肝脾大及贫血性心衰，如抢救不及时大多死亡，宫内溶血严重者为死胎。

2. 黄疸　溶血病多在生后 24h 内出现黄疸。

3. 贫血　程度不一，严重者易发生贫血性心衰。

4. 肝脾大　肝脾大多见于 Rh 溶血病，ABO 溶血病肝脾大较少、较轻。

5. 胆红素脑病(核黄疸)　当未结合胆红素超过临界值时，即可通过血脑屏障与神经组织结合产生胆红素脑病(核黄疸)，它是溶血病最严重的并发症。

表 2-27　ABO 溶血和 RH 溶血的鉴别

	ABO 溶血	Rh 溶血
临床症状	症状轻微，仅有黄疸	症状重，除黄疸外，还有肝脾肿大，贫血
黄疸	一般生后 2～3 日出现	生后 24 小时内出现，并迅速加重
贫血	少见	程度不一
肝脾肿大	不明显	多有不同程度的肝脾肿大

敲黑板

新生儿溶血的临床表现："一高一低"——胆红素越来越高、血红蛋白越来越低。

三、并发症

主要发生在生后 2～7 天，典型的核黄疸的临床经过分为 4 期：警告期、痉挛期、恢复期、后遗症期。

四、诊断和实验室检查

对疑有新生儿溶血者应立即做以下实验室检查：

1. 血常规　红细胞及血红蛋白下降、网织红细胞增高(>6%)、外周血有核红细胞增高(>10/100 个白细胞)等均提示可能存在溶血。

2. 血清胆红素　主要为未结合胆红素升高。溶血病患儿生后黄疸逐渐加深,胆红素水平进行性升高,应每天随访 2~3 次。

3. 血型测定　检查母婴 ABO 和 Rh 血型,证实存在血型不合存在。

4. 抗人球蛋白试验

(1)改良直接抗人球蛋白试验(改良 Coombs 试验):阳性,为确诊试验,Rh 溶血阳性率高,而 ABO 溶血仅少数阳性。

(2)抗体释放试验:阳性,为确诊试验。Rh 和 ABO 溶血病一般均为阳性。

(3)游离抗体试验:此项试验亦有助于估计是否继续溶血,换血效果,但不是确诊试验。

敲黑板

高频命题点:

首选的检查——母儿血型;

可确诊的检查——改良 Coombs 阳性、抗体释放试验阳性;

反应病情严重程度的检查——血红蛋白、胆红素。

[经典例题 1]

女婴,足月顺产,生后 15 小时出现黄疸,总胆红素 102μmol/L,第 2、3 天血清胆红素分别为 204μmol/L 和 306μmol/L。为明确诊断,首选哪些检查

A. 血型及血型抗体检查　　　　　　　　B. 肝功能检查

C. 红细胞 G-6-P 活性测定　　　　　　　D. 血培养及白细胞分类计数

E. 血清甲胎蛋白含量测定

[参考答案] 1. A

五、鉴别诊断

1. 先天性肾病　有全身水肿、低蛋白血症和蛋白尿,但无病理性黄疸和肝脾肿大。

2. 新生儿贫血　双胞胎的胎-胎输血,或胎-母间输血可引起新生儿贫血,但无重度黄疸、血型不合及溶血三项试验阳性。

3. 生理性黄疸　ABO 溶血病可仅表现为黄疸,易与生理性黄疸混淆,血型不合及溶血三项试验可资鉴别。

六、治疗与预防

1. 治疗(同黄疸)。

2. 预防　给 Rh 阴性妇女肌内注射 RhDIgG 300μg,以预防 Rh 抗 D 溶血病,预防时机:①在分娩 Rh 阳性婴儿 72 小时内;②流产后;③产前出血、宫外孕;④输入 Rh 阳性血。

敲黑板

新生儿溶血主要治疗手段:首选——光疗;光疗失败、病情太重——换血。

[经典例题 2]

新生儿出生体重 3.2kg。生后 48 小时血清总胆红素 257μmol/L(15mg/dl),结合胆红素 34.2μmol/L

（2mg/dl）。首选治疗方案是

  A. 光照治疗   B. 抗生素疗法

  C. 肌注苯巴比妥钠   D. 换血疗法

  E. 应用利尿剂

  [参考答案] 2. A

第九节　新生儿败血症

课堂讲义

新生儿败血症系指细菌侵入新生儿血循环并在其中生长繁殖、产生毒素造成的全身感染。可导致感染性休克和多脏器功能不全综合征。发病率、死亡率均较高，尤其是早产儿。

> **敲黑板**
>
> 注意：仅血培养为阳性，无临床症状者为菌血症。败血症的名称在不同的专业有所区别，有些专业称之为脓毒血症。

一、病因和发病机制

1. 新生儿免疫功能不完善　①屏障功能差；②多形核白细胞功能差；③补体含量低；④免疫球蛋白水平低；⑤T 细胞免疫功能较差。

2. 围产期的环境　①血流；②宫颈或阴道；③娩出时；④出生后环境。

3. 病原菌　我国大部分地区大肠杆菌和葡萄球菌为主要致病菌。

4. 感染途径　注意，虽然现在的教材已删除以下临床分型，但这种分型对新生儿败血症的感染途经阐述比较清晰，故而予以保留。

表 2-28　新生儿败血症的感染途径

	早发型	晚发型
发病时间	多在生后 7 日内起病	生后 7 日后起病
感染时机	出生前或出生时，母婴垂直传播	出生时或出生后，水平传播
致病菌	以大肠埃希菌等 G⁻ 杆菌为主	以金黄色葡萄球菌、机会致病菌为主
病情病势	常呈暴发性多器官受累	常有原发感染灶，如脐炎、肺炎、皮肤脓疱疮等
死亡率	高	低

二、临床表现

新生儿败血症临床表现不典型，部分患儿尤其是早产儿可无明显临床表现，一旦发现临床表现，往往病情已非常危重。亦有少数患儿起病即表现为全身情况急骤恶化，出现循环衰竭、重症酸中毒、弥散性血管内凝血、坏死性肠炎、硬肿症等。

1. 一般表现　无特异性，表现为反应差、嗜睡、体温低或体温波动、不吃、不哭、不动、体重不增或生长缓慢等症状（"五不一低下"）。

2. 其他表现

表 2-29　新生儿败血症各系统表现

其他表现	黄疸	生理性黄疸迅速加重或退而复现(有时是唯一表现)
	肝脾大	轻~中度大
	出血倾向	皮肤黏膜瘀点、瘀斑、针眼渗血,消化道出血、肺出血等
	循环系统	面色苍灰、皮肤呈大理石样花纹、血压下降、尿少或无尿,硬肿等
	其他	呕吐、腹胀、中毒性肠麻痹;呼吸窘迫或暂停、青紫
	合并症	肺炎、脑膜炎、坏死性小肠结肠炎、化脓性关节炎、骨髓炎等

三、实验室检查

1. 血培养　对怀疑败血症的患儿,应做细菌学检查。注意应在使用抗生素之前进行,抽血时必须严格消毒。

2. 病原菌抗原检测　利用抗原抗体免疫反应,用已知抗体检测体液中相应病原菌抗原,主要用于流感杆菌、肺炎双球菌、B 族溶血性链球菌、大肠杆菌的感染的诊断,但敏感性与特异性不高。

3. 直接涂片找细菌　取血离心吸取白细胞层涂片找细菌。

4. 外周血白细胞计数　白细胞减少或未成熟白细胞(杆状核粒细胞)与中性白细胞之比(I/T)≥0.2 提示存在感染,对诊断有参考价值。

5. C 反应蛋白(CRP)　一般在感染后 12~24 小时升高,2~3 天达峰值,但围产期窒息、脑室内出血等非感染性疾病亦可升高。

6. 非特异检查　所谓非特异检查指的是敏感性高而特异性差,即新生儿败血症时可出现以下指标异常,但仅凭以下指标异常不能确诊新生儿败血症。

表 2-30　非特异检查

外周血象	白细胞总数<$5×10^9$/L 或增多(≤3 天者 WBC>$25×10^9$/L、>3 天者 WBC>$20×10^9$/L)
细胞分类	杆状核细胞/中性粒细胞(I/T)≥20%
C-反应蛋白	一般在感染后 12~24 小时升高,2~3 天达峰值,但非感染性疾病亦可升高,如颅内出血、围生期窒息等
血清降钙素原(PCT)	正常人 PCT 水平极低(<0.1ng/ml),细菌全身感染时 PCT 明显升高

四、诊断与鉴别诊断

1. 确诊败血症　具有临床表现并符合下列任意一条

(1)血培养或无菌体腔内培养出致病菌。

(2)如果血培养出机会致病菌,则必须于另次(份)血,或无菌体腔内,或导管头培养出同种细菌。

2. 临床诊断败血症　具有临床表现且具备以下任意一条

(1)非特异性检查≥2 条。

(2)血标本病原菌抗原或 DNA 检测阳性。

3. 鉴别诊断

新生儿败血症需要与其他感染性疾病做鉴别。

五、治疗原则

1. 抗菌疗法对疑似者在抽血做培养等项检查后应即开始抗菌治疗,在细菌学结果未报告前,先开始经验治疗。一旦血培养得到阳性结果根据药物敏感试验及已有的治疗效果,决定是否调整抗生素。

(1)革兰阳性细菌感染,主要选用青霉素类和头孢第一、二代抗生素。

对 B 组溶血性链球菌和肺炎球菌感染,可选用青霉素,也可选用头孢唑啉;

对表皮葡萄球菌感染首选头孢唑林;对金黄色葡萄球菌可选用苯唑西林;对耐甲氧西林的金黄色葡萄球菌(MRSA)和耐药肺炎球菌的严重感染,则宜用万古霉素,对早产儿和肾功能损害者要慎重,需监测血药浓度。

（2）革兰阴性细菌感染，主要抗生素有羟氨苄西林、哌拉西林、头孢第三代等，对铜绿假单胞菌感染选用头孢他啶。

考虑对青霉素、头孢菌素全面耐药的"超级细菌"，可选用碳青霉烯类，如亚胺培南、美洛培南、帕尼培南等。

2. 保持酸碱、水、电解质平衡。

3. 生物免疫治疗　对一些重症感染患儿，除使用抗感染药物外，还可以使用免疫辅助治疗，以增强机体抗感染能力。

第十节　新生儿坏死性小肠结肠炎

新生儿坏死性小肠结肠炎（NEC），顾名思义是发生在小肠、结肠的严重急性坏死性炎症，临床以腹胀为主要症状，X线以部分肠壁囊样积气为特征。多见于早产儿，尤其是极低和超低出生体重儿。NEC病死率高达20%～30%，是早产儿后期主要死亡原因。

一、病因和发病机制

1. 早产和低出生体重　早产和低出生体重是发生NEC的主要危险因素。90%的NEC发生在早产儿，且出生体重越小，NEC的发生率越高。

2. 遗传易感性　研究显示NEC的发生可能有一定的遗传易感性。

3. 肠道菌群紊乱　生后早期长时间使用抗生素，导致肠道菌群紊乱，会明显增加NEC风险。

4. 感染　轮状病毒、星状病毒、巨细胞病毒、阪崎肠杆菌、脲原体感染与NEC有关，败血症是NEC的高危因素。

5. 不当喂养　如肠内喂养量过多、加奶速度过快，会增加NEC发生率。配方乳喂养者NEC发生率明显高于母乳喂养。

6. 药物　静脉输注大剂量丙种球蛋白、使用H_2受体阻断剂、糖皮质激素、吲哚美辛、布洛芬等，可能增加NEC的发生风险。

7. 窒息缺氧　出生时窒息和其他缺氧情况使机体产生"潜水反射"，引起肠道缺血，进而导致NEC发生。

8. 其他　输血后48小时内是NEC发生的危险因素，需密切观察。

[经典例题1]

以下关于新生儿坏死性小肠结肠炎的发病相关因素，错误的是

A. 胎龄越小发病率越高

B. 出生体重越大发病率越低

C. 人工喂养发病率低

D. 围产期窒息、败血症患儿发病率高

E. 提前给予抗生素预防，可降低NEC的发病率

[参考答案] 1. E

二、病理变化

NEC的好发部位多在回肠远端和升结肠近端，轻者坏死肠段只有数厘米，重者可累及空肠和降结肠，但一般不影响十二指肠。早期病变主要为肠黏膜及黏膜下层充血→水肿→出血→坏死，继续进展可累及肌层，严重者肠壁全层坏死，此时可并发肠穿孔和腹膜炎。

敲黑板

病变从内向外进展：黏膜层→黏膜下层→肌层→浆膜层→肠穿孔→腹膜炎。

三、临床表现

早产儿多见，多在生后2～3周发病。

1. 全身症状　呈"五不一低下"，反应差、精神萎靡、拒食，严重者可有感染中毒性休克，黄疸加重。体温可正常、可低热、可升高。

2. 腹胀和肠鸣音减弱　腹胀和肠鸣音减弱是NEC早期症状，常先有胃排空延迟、胃潴留、随后出现腹胀。轻者仅有腹胀，严重者腹胀如鼓、肠鸣音消失。因而对高危患儿应随时观察腹胀和肠鸣音次数的变化。需注意，早产儿NEC腹胀不典型。

3. 腹泻和血便　开始为水样便，1～2天后为血便，可为鲜血、果酱样或黑便。早产儿NEC可仅有大便隐血阳性，腹泻和肉眼血便不明显。

4. 呕吐　可出现呕吐，呕吐物可呈咖啡样或带胆汁。早产儿常无呕吐，但胃内可抽出咖啡样或带胆汁的胃内容物。

5. 并发症　病情恶化可并发肠穿孔、腹膜炎、败血症、多脏器功能不全和DIC等。早产儿NEC肠穿孔发生率较高。

敲黑板

症状从上往下发展：先胃潴留后→后肠胀气。

四、腹部X线平片检查

X线对诊断NEC非常重要，多次拍片动态观察有助诊断。早产儿可不典型。

1. 早期变化　①小肠轻、中度胀气，结肠可少气或胀气；②肠腔内可有小液平；③肠壁黏膜及肠间隙增厚；④肠管排列紊乱、外形僵硬，管腔不规则或狭窄变细。

2. 进展期变化　①肠腔胀气加重：液平增多呈阶梯状，提示病变累及肌层；②肠壁积气：黏膜下层积气表现为密集的小泡沫样透亮区，称肠壁囊样积气；浆膜层下积气表现为细条状、半弧形或环状透亮区；③门静脉积气：肠壁积气时间较长，气体可从肠壁上升至门静脉，导致门静脉积气。可见肝脏门静脉处呈现树枝状向上的透亮纹理，可在4小时内被吸收消失；④肠管固定；⑤腹腔积液：炎症严重时，渗出物增多，出现腹腔积液。

敲黑板

NEC进展期X线表现："阶梯状""泡沫样""细条状、半弧形、环状""树枝状"。
NEC进展期X线变化："胀气""积气""积液"。

五、诊断

1. 病史及临床表现　有NEC高危因素的早产儿应密切观察，早期密切观察有无喂养不耐受、胃潴留等，动态观察腹胀和肠鸣音变化。

2. 腹部影像学检查

（1）X线：腹部X线正、侧位平片，并观察动态变化，为首选检查。

（2）超声：腹部超声检查对观察肠道血流状况、是否存在腹水、门静脉积气等更有优势，作为X线的补充检查。

3. 实验室检查　血常规白细胞增加、核左移、血小板减少；CRP 显著升高者提示 NEC 病情严重；便常规：大便外观色深、隐血阳性、镜下可有白细胞和红细胞；便培养：以大肠埃希菌、克雷伯杆菌和铜绿假单胞菌多见。

4. Bell 分期诊断　临床上根据患儿全身表现、腹部表现和 X 线平片结果，将 NEC 的诊断分为三期：1 期为疑似病例，临床表现为非特异性；2 期为确诊病例；3 期为晚期。

[经典例题 2]

患儿，胎龄 35^{+4}，日龄 10 天，1 分钟 Apgar 评分 4 分，配方奶粉喂养。家属述患儿拒奶 1 日，呕吐咖啡样物。查体：精神萎靡、黄疸未退、腹胀，肠鸣音减弱。T 36℃，R 28 次/分。

（1）为确诊首选的检查是

A. 腹部 B 超　　　　　　　　　　　　　　B. 血常规

C. 腹部平片 X 线　　　　　　　　　　　　D. CRP

E. 便常规

（2）确诊后，根据 X 线表现可诊断病情进展的结果是

A. 肠管排列紊乱、外形僵硬　　　　　　　B. 肠壁黏膜及肠间隙增厚

C. 密集的小泡沫样透亮区　　　　　　　　D. 肠腔内有小液平

E. 小肠轻、中度胀气

[参考答案] 2.C；B

六、治疗

1. 禁食+胃肠减压　有可能发生 NEC 及一旦怀疑为 NEC 的患儿应立即停止肠内喂养，先禁食 1～2 天，观察病情进展。对确诊患儿，轻症禁食 3～5 天，重症者禁食 7～10 天。同时行胃肠减压。直至腹胀、呕吐消失，肠鸣音、食欲恢复，才可开始喂奶，以母乳最佳。

2. 密切监护　应 24 小时密切监护，动态评估病情变化。血小板明显下降和 CRP 明显升高时病情加重的主要指标。

3. 抗感染治疗　感染是 NEC 的主要病因，同时几乎所有 NEC 都继发感染，因此加强抗感染治疗至关重要。

4. 积极支持、改善循环　纠酸、扩容、抗休克等。

5. 外科治疗　约 1/3 的 NEC 患儿需手术治疗。虽然肠穿孔是手术的绝对指征，但以此作为手术指征为时已晚，术中术后死亡率较高，故相对指征更有临床意义，如内科治疗无效、肠祥固定、肠壁红肿、腹部摸到肿块儿、门静脉积气等。

七、预防

积极防治感染、母乳喂养、强调正确喂养方法、尽可能减少糖皮质激素等药物的使用等，可降低 NEC 的发生风险。

[经典例题 3]

新生儿坏死性小肠结肠炎的治疗，错误的说法是

A. 可能、可疑患儿禁食 1～2 天　　　　　B. 轻症禁食 3～5 天

C. 重症禁食 7～10 天　　　　　　　　　　D. 确诊患儿需行胃肠减压

E. 只有肠穿孔患儿才需手术治疗

[参考答案] 3.E

第六章　遗传性疾病

第一节　唐氏综合征

课堂讲义

唐氏综合征，又称21-三体综合征(以前又称先天愚型)，是人类最早被确定的染色体病。细胞遗传学特征是第21号染色体呈三体征，胚胎体细胞内存在一条额外的21号染色体。母亲年龄愈大，发病率愈高。

一、临床表现

本病主要特征为智能低下，特殊面容和生长发育迟缓，可伴多种畸形。临床表现的严重程度随异常细胞核型所占百分比而异。

1. 智能低下　本病最突出，最严重的临床表现。随年龄增长而逐渐明显。

2. 特殊面容　眼裂小、眼距宽、眼外眦上斜，鼻根低平，外耳小，硬腭窄小，张口伸舌伴流涎。

3. 生长发育迟缓　身材矮小，骨龄落后；四肢短，手指短粗，小指内弯，肌张力低下，韧带松弛，关节可过度弯曲。

4. 特殊皮纹　通贯手(又称猿线)、手掌三叉点上移向掌心。

5. 其他　男孩常有隐睾，成年后大多无生育能力；女孩无月经，仅少数可有生育能力。

[经典例题1]

21-三体综合征的特点不包括

A. 眼裂小，眼距宽　　　　　　　　B. 张口伸舌，流涎多

C. 皮肤粗糙增厚　　　　　　　　　D. 常合并先天性畸形

E. 精神运动发育迟缓

[参考答案] 1. C

二、诊断和细胞遗传学检查

1. 诊断　典型病例依据特殊面容，皮肤纹理和智能低下可做出临床诊断。

2. 细胞遗传学检查　新生儿或症状不典型者需进行染色体核型分析以确诊

(1)标准型：最常见，约占患儿总数的95%，核型为47，XX(或XY)，+21。即患儿多出了一条额外的21号染色体。

(2)易位型：染色体总数为46条，其中一条为易位染色体。

1)D/G易位：D组以14号染色体易位为主，其核型为46，XX(或XY)，-14，+t(14q21q)；少数为15号或13号染色体易位。

2)G/G易位：G组多出的21号易位到了另一个21号染色体上，核型为46，XX(或XY)，-21，+t(21q21q)；或多出的21号易位到了22号染色体上，46，XX(或XY)，-22，+t(21q22q)。

（3）嵌合体型：患儿体内存在两种细胞系，一种为正常细胞，另一种为21-三体细胞，形成嵌合体，核型多为46，XX（或XY）/47，XX（或XY），+21。此型患儿临床表现严重程度与正常细胞所占百分比例有关。

敲黑板

　　21-三体综合征患儿一旦出生，无法治疗。应于孕期做产前筛查、产前诊断（见妇产科），对确诊胎儿建议终止妊娠。

［经典例题2］

D/G易位型21-三体综合征最常见的核型是

A. 46，XY（或XX），-13，+t（13q21q）　　　B. 46，XY（或XX），-14，+t（14q21q）

C. 46，XY（或XX），-15，+t（15q21q）　　　D. 46，XY（或XX），-21，+t（21q21q）

E. 46，XY（或XX），-22，+t（21q22q）

［参考答案］2. B

三、鉴别诊断

需与先天性甲状腺功能减低相鉴别。先天性甲减患儿舌大而厚、颜面黏液性水肿、头发干燥、皮肤粗糙、喂养困难、便秘、腹胀等症状，可测血清TSH、T_4和核型分析进行鉴别。

敲黑板

　　21-三体综合征的特点是——皮肤细腻，伴发多种畸形；

　　先天性甲减的特点是——皮肤粗糙，无其他畸形。

第二节　苯丙酮尿症

课堂讲义

　　苯丙酮尿症（PKU）是一种常见的常染色体遗传病，是由于苯丙氨酸羟化酶基因突变导致酶活性降低，苯丙氨酸及其代谢产物在体内蓄积导致的疾病。

　　临床特征为智力低下，色素减少（皮肤毛发色素浅淡）、鼠尿臭味、癫痫。

一、发病机制

1. 典型PKU

因肝脏苯丙氨酸羟化酶缺乏所致。苯丙氨酸不能正常转化为酪氨酸，体内苯丙氨酸蓄积，并经转氨基作用生成苯丙酮酸，同时产生大量旁路代谢产物（苯乙酸、苯乳酸等）并从尿排出，称经典型苯丙酮尿症。

2. 非典型PKU

为四氢生物蝶呤（BH_4）缺乏所致。合成四氢生物蝶呤需要包括鸟苷三磷酸环化水合酶、6-丙酮酰四氢蝶呤合成酶、二氢生物蝶呤还原酶的催化，当这些酶缺陷时，将造成四氢生物蝶呤的缺乏。与典型PKU的区别是不仅苯丙氨酸不能氧化为酪氨酸，而且造成多巴胺、5-羟色胺等重要神经递质的合成受阻，加重神经系统功能损害。

敲黑板

> 四两拨千斤：
> 1. 典型 PKU　只缺一种酶(苯丙氨酸羟化酶)，只影响一条代谢路径。
> 2. 不典型 PKU　四氢生物蝶呤(BH4)缺乏，导致一堆酶的活性低下，影响多条代谢路径，病情更复杂、更重。

二、临床表现

出生时正常，通常 3~6 个月时出现症状，1 岁时症状明显。

1. 神经系统症状　最突出表现是智能发育落后，有表情呆滞、易激惹，可伴有惊厥，如未经治疗，大都发展为严重的智力障碍。BH_4 缺乏型神经系统症状出现早且重，常见肌张力减低、嗜睡或惊厥、智能落后明显。

2. 色素减少　出生数月后因黑色素合成不足，毛发、皮肤和虹膜色泽变浅。

3. 其他　常见呕吐和皮肤湿疹，尿和汗液有鼠尿臭味(苯乙酸所致)——最特有的症状。

[经典例题 1]

苯丙酮尿症主要的神经系统危害是

A. 智能发育落后　　　　　　　　　B. 肌痉挛

C. 癫痫小发作　　　　　　　　　　D. 行为异常

E. 多动

[参考答案] 1. A

敲黑板

> 四两拨千斤——PKU 临床表现为："不食人间烟火的小白鼠！"

三、辅助检查

PKU 是少数可治疗的遗传性疾病之一，开始治疗越早越好。应力求早诊断早治疗，可避免不可逆的神经系统损伤。但该病初生时无特异性表现，易被忽视，故应进行新生儿筛查。

1. 用于筛查的检查

(1)新生儿筛查　新生儿喂奶 3 日后，取足跟血干血滴纸片，送筛查中心测定血苯丙氨酸浓度，阳性者应复查静脉血苯丙氨酸定量测定。

(2)尿三氯化铁和 2，4-二硝基苯肼试验　是测定尿中苯丙酮酸的化学显色法，用于较大婴儿及儿童的初筛。

2. 用于诊断及治疗效果监测　血苯丙氨酸浓度测定，正常值<120μmol/L。

3. 用于分型诊断及鉴别诊断　血浆游离氨基酸分析、尿液有机酸分析、尿蝶呤分析。

4. 用于产前基因诊断　DNA 分析，目前已有 cDNA 探针，可做产前基因诊断。

四、诊断及鉴别诊断

根据智能落后、头发由黑变黄、特殊体味和血苯丙氨酸升高，排除四氢生物蝶呤缺乏症，即可确诊。

PKU 应与其他高苯丙氨酸血症者进行鉴别。

五、治疗

一旦确诊，立即治疗越早治疗，预后越好。治疗的关键是减少苯丙氨酸摄入。

医学教育网 www.med66.com

1. 低苯丙氨酸饮食 患儿主要采用低苯丙氨酸奶粉治疗,待血苯丙氨酸浓度降至理想水平时,可逐渐少量添加天然饮食,其中首选母乳,因母乳中苯丙氨酸含量仅为牛奶的 1/3。较大婴儿添加辅食时应以低蛋白食物为主(淀粉类、蔬菜和水果等)、低苯丙氨酸为原则。

＊注意事项:①饮食控制至少需持续到青春期以后,终生治疗对患者更有益;②血苯丙氨酸浓度过高或过低都将影响生长发育,应根据血 Phe 水平调整饮食;③成年女性患者,在怀孕前应重新开始饮食控制,直至分娩,以免高苯丙氨酸血在对胎儿产生不良影响

2. 四氢生物蝶呤(BH_4)、5-羟色胺、左旋多巴(L-DOPA) 非典型 PKU 除饮食控制外,还应给予这些药物。

3. 对症治疗 对伴有惊厥者,使用抗惊厥药物。

第七章 风湿免疫性疾病

第一节 小儿免疫系统特点

课堂讲义

一、特异性免疫

（一）细胞免疫

1. 胸腺　是淋巴样干细胞分化为成熟 T 细胞的场所。出生时可在 X 线胸片前上纵隔部位显影，直到 3～4 岁时在 X 线胸片上消失，到青春期后胸腺开始萎缩。

2. T 细胞　成熟 T 细胞占外周血淋巴细胞的 80%，因此外周血淋巴细胞计数可反映 T 细胞数量。出生时淋巴细胞数目较少，6～7 个月时超过中性粒细胞的百分率，6～7 岁时两者相当，此后随年龄增长，逐渐至老年的低水平。

3. 细胞因子　新生儿细胞因子较少，随着抗原反复刺激，逐渐升高成人水平。

4. NK 细胞和 ADCC　NK 细胞活性于生后 1～5 个月时达成人水平；ADCC 于 1 岁时达成人水平。

（二）体液免疫

1. 骨髓和淋巴结　骨髓既是造血组织，又是 B 细胞成熟场所。全身淋巴结发育先后不一，2 岁后扁桃体增大，以后稍缩小，6～7 岁时又增大，12～13 岁时淋巴结发育达到高峰。

2. B 细胞　足月新生儿 B 细胞略高于成人，但小于胎龄儿 B 细胞数量越少，易发生暂时性低丙种球蛋白血症。胎儿和新生儿有产生 IgM 的 B 细胞，但没有产生 IgG 和 IgA 的 B 细胞。

3. 免疫球蛋白　有 IgG、IgA、IgM、IgD 及 IgE 五类。

IgG 是唯一可通过胎盘的免疫球蛋白，大量 IgG 通过胎盘发生在妊娠后期，使出生时婴儿血清 IgG 水平甚高。随着母体 IgG 消失，婴儿血清 IgG 于生后 3 个月降至最低点，至 10～12 个月时体内的 IgG 均为自身产生。大约在 8～10 岁达成人水平。

IgM 不能通过胎盘，出生时几乎为零，若出生时血清 IgM>0.3g/L 表明胎儿在宫内已受过非己抗原的刺激，提示宫内感染。IgM 发育最快，含量达到成人水平先于其他各类 Ig。

IgA 发育最迟，于少年时接近成人水平。

二、非特异性免疫

1. 吞噬作用　单核细胞发育已完善，但功能低下；中性粒细胞功能暂时低下，是容易发生化脓性感染的原因。

2. 补体系统　生后 6～12 个月补体成分浓度达成人水平。

第二节　川崎病

课堂讲义

川崎病(KD)又称皮肤黏膜淋巴结综合征，是一种全身性中、小动脉炎性病变为主要病理改变的急性热性发疹性疾病。最严重的损害是冠状动脉损伤，是儿童后天性心脏病的主要病因之一。婴幼儿多见，80%在5岁以下。

一、临床表现

1. 主要临床表现

表 2-31　主要临床表现

发热	发热5天以上，持续7～14日或更长，抗生素治疗无效，体温呈稽留热或弛张热
皮肤	多形性或猩红热样皮疹；肛周红、脱皮；卡介苗接种处见结痂
球结膜充血	起病3～4日出现，无脓性分泌物，热退后消散
口唇	有皲裂或出血，见草莓舌
手足	急性期：呈硬性水肿，掌跖红斑
	恢复期：指、趾端膜状脱皮[具特征性，指(趾)甲下与皮肤交界处]
淋巴结	颈部淋巴结呈急性非化脓性一过性肿大(单侧或双侧)，有触痛

敲黑板

　　川崎病特征性表现——手足硬性水肿，掌跖红斑，恢复期指、趾端膜状脱皮。

2. 心脏表现

于病程第1～6周出现心包炎、心肌炎、心内膜炎、心律失常，甚至心肌梗死。冠脉损害多发病程2～4周，亦可在恢复期，心肌梗死和冠脉瘤破裂可致心源性休克甚至猝死。

<2岁男孩，ESR、PLT、CRP明显升高是冠状动脉病变的高危因素。

[经典例题 1]

关于川崎病，是一种以全身性中、小动脉炎性病变为主要病理改变疾病，那么冠状动脉损害多发生于病程第几周

A. 第2～6周　　　　　　　　　　B. 第3～6周

C. 第1～2周　　　　　　　　　　D. 第1～3周

E. 第2～4周

[参考答案] 1. E

3. 其他非特异性表现

患儿易激惹、烦躁不安；少数患儿可有无菌性脑膜炎的表现；可有消化道表现，如呕吐、腹痛、腹泻、肠麻痹、肝大、黄疸、转氨酶升高；或有咳嗽、关节炎、关节痛。

二、辅助检查

1. 血液检查 周围血白细胞增高，以中性粒细胞为主，伴核左移；轻度贫血；血小板第2~3周时增多；急相蛋白增高（血沉，C反应蛋白等）；血浆纤维蛋白原增高、血浆黏稠度增高；ALT、AST可增高；脂质代谢紊乱。

2. 免疫学检查 血清IgG、IgM、IgA、IgE和血循环免疫复合物升高；Ts细胞数减少而Th细胞数增多；IL-6、Th2明显增高；总补体和C3正常或增高。

3. ECG 非特异性ST-T变化；心肌梗死时相应导联ST段明显抬高，T波倒置及异常Q波；心包炎时可有广泛ST段抬高和低电压。

4. 胸部平片 肺纹理增多、模糊或有片状阴影，心影可扩大。

5. 超声心动图 可表现冠状动脉扩张（直径>3mm、≤4mm为轻度，4~7mm为中度）、冠状动脉瘤（≥8mm）、冠状动脉狭窄等，急性期可见心包积液。

6. 冠状动脉造影 适于超声心动图提示多发性冠状动脉瘤或心电图有心肌缺血表现者，指导治疗。

三、诊断与鉴别诊断

1. 诊断标准

表2-32 川崎病诊断标准

发热5日以上，伴下列5项表现中4项者，排除其他疾病后，即可诊断川崎病
（1）四肢变化：急性期掌跖红斑、手足硬性水肿；恢复期指（趾）端膜状脱皮
（2）多形性红斑
（3）眼结合膜充血，非化脓性
（4）口唇充血皲裂，口腔黏膜弥漫充血；舌乳状突起、充血，呈草莓舌
（5）颈淋巴结肿大

注：如5项临床表现中不足4项，但超声心动图有冠状动脉损害，亦可诊断川崎病。

2. IVIG非敏感型KD 川崎病患儿在发病10天内接受IVIG 2g/kg治疗，无论一次或分次输注48小时后体温仍高于38℃，或给药2~7天后再次发热，并符合一项KD诊断标准，可考虑为IVIG非敏感型KD。

3. 鉴别诊断 本病需跟败血症、渗出性多形红斑、幼年特发性关节炎全身型和其他热性发疹性疾病相鉴别。

四、治疗

（一）IVIG敏感型川崎病治疗

1. 阿司匹林 30~50mg/kg·d，分3~4次口服，热退后3天逐渐减量，2周左右减至3~5mg/kg·d，维持6~8周。如有冠状动脉病变时，应延长用药时间，直至冠状动脉恢复正常。

2. 静脉注射丙种球蛋白（IVIG） 2g/kg，8~12h内静脉缓慢输入，宜于发病10日内应用可迅速退热，并预防冠状动脉病变。应同时合并使用阿司匹林。

注意：使用IVIG的患者，9个月内不宜接种麻疹、腮腺炎、风疹疫苗。其他疫苗不需要延迟。

3. 糖皮质激素 因可促进血栓形成，易发生冠状动脉瘤并影响冠脉病变的修复，故不宜单独应用。适应证：IVIG治疗耐药患儿可考虑使用。

4. 对症治疗 抗血小板聚集可加用双嘧达莫；补液、护肝、控制心衰、纠正心律失常；有心肌梗死时及时溶栓；严重冠状动脉病变者需做冠状动脉搭桥术。

（二）IVIG非敏感型川崎病治疗

1. 重复IVIG治疗 首剂IVIG后仍发热者，应尽早再次应用IVIG 2.0g/kg一次性输注。

2. 三联治疗 在IVIG使用基础上，联合使用肾上腺皮质激素与阿司匹林治疗。

敲黑板

川崎病治疗要点：最佳——阿司匹林+IVIG；不得已——三联治疗。

五、预后与随访

1. 预后 川崎病为自限性疾病，多数预后良好。少数未经有效治疗者可并发冠状动脉损害，死于心肌梗死或冠脉瘤破裂猝死。

2. 随访 无冠状动脉病变的患儿于出院后 1 个月、3 个月、6 个月及 1~2 年进行全面检查(包括体检、ECG 和超声心动图等)；有冠状动脉瘤者需长期随访，每 6~12 个月一次。

第八章 感染性疾病

第一节 常见发疹性疾病

课堂讲义

一、麻疹

麻疹是麻疹病毒引起的急性发疹性传染病。临床上以发热、上呼吸道炎、结膜炎、口腔麻疹黏膜斑、全身斑丘疹、疹退后遗留棕褐色色素沉着并伴糠麸样脱屑为特征。

(一)流行病学

患者是唯一传染源，在出疹前、后5日均有传染性，如合并肺炎等，传染期可延至出疹后10日。病毒通过呼吸、喷嚏等由飞沫传播。小儿普遍易感，病后大多获终身免疫。

(二)临床表现

1. 典型麻疹

(1)潜伏期大多为6～18日(平均10日左右)接受过被动免疫的患者可延至4周。

(2)前驱期(出疹前期)一般为3～4日。

1)发热，热型不定，渐升或骤升。

2)"上感"症状：上呼吸道炎(咳嗽、流涕、喷嚏、咽部充血)及结膜炎(结合膜充血、眼睑水肿、泪多及畏光等)；也是本病的特点。

3)麻疹黏膜斑(Koplik斑)：为早期诊断的重要依据。发疹前24～48小时出现，位于下磨牙颊内侧黏膜，为直径0.5～1mm大小的灰白色小点，有时有红晕环绕，可累及整个黏膜及唇部黏膜，在皮疹出现后逐渐消失。

4)其他：全身不适、精神不振、纳差、偶见皮疹、红斑。

(3)出疹期：发热3～4日后出疹。出疹顺序：耳后→发际→前额→面部→颈部→躯干和四肢，最后达手掌和足底。开始为红色斑丘疹，疹间皮肤正常，以后皮疹常融合。出疹期全身中毒症状加重，体温骤升可达40℃以上，咳嗽加剧，烦躁或嗜睡，重者有谵妄、抽搐(疹出热盛)，持续3～4日。

(4)恢复期：出疹3～4日后，开始退热，全身症状好转，皮疹按出疹先后顺序开始消退，疹退后皮肤留有糠麸样脱屑和棕褐色色素沉着(后期诊断的重要依据)。一般7～10日痊愈。

2. 非典型麻疹 包括轻型麻疹、异型麻疹和重型麻疹。

(1)轻型麻疹：多见于有部分免疫力者，如潜伏期内接受过丙种球蛋白或成人血注射者，或8个月以下有母亲被动抗体保护者。此型发热低，上呼吸道症状轻，麻疹黏膜斑不明显，皮疹稀疏、色淡、消失快，疹退后无色素沉着或脱屑，无并发症。病程约1周。

(2)重型麻疹：多见于患者身体虚弱、原有严重疾病或免疫力低下者。此型中毒症状严重，发热高达40℃以上，惊厥、昏迷。皮疹呈紫蓝色且有消化道出血、鼻出血、血尿、血小板减少。常伴有休克、心功能不全。皮疹密集或融合成片，有时疹出不透或突然隐退。此型死亡率高。

（3）异型麻疹：多见于接种过灭活麻疹疫苗后而再次感染麻疹野病毒株者。表现高热、头痛、肌痛、无口腔黏膜斑，皮疹顺序先为四肢远端，而后向躯干、面部发展。皮疹为多形性，有斑丘疹、荨麻疹、水疱和紫癜等。常并发手足水肿、肺炎、肝炎、胸腔积液等。

（三）并发症

1. 肺炎　是最常见的并发症。在麻疹病毒本身引起的间质性肺炎基础上，常继发金黄色葡萄球菌、肺炎链球菌等感染。易并发脓胸或脓气胸，中毒症状重，死亡率高，占麻疹死因的90%以上。

2. 喉炎、气管炎、支气管炎　合并喉炎时，表现声嘶、犬吠样咳嗽、吸气性呼吸困难及三凹征，重者可窒息死亡。

3. 心肌炎　轻者有心音低钝、心率快；重者可心力衰竭、心源性休克。

4. 麻疹脑炎　常发生于出疹后第2～6日。临床表现和脑脊液变化与其他病毒性脑炎相似。

5. 结核病恶化　可发展为粟粒性肺结核或结核性脑膜炎。

6. 营养不良和维生素A缺乏引起的干眼症等。

（四）治疗

1. 一般治疗　注意休息，多喝温开水，注意皮肤、眼、鼻及口腔清洁。

2. 对症治疗　高热时用小剂量退热剂，切忌退热过猛；WHO推荐给予麻疹患儿补充高剂量维生素A 20万～40万单位，每日1剂口服，连服2剂，可减少并发症的发生。

3. 并发症的治疗　继发细菌感染可给予抗生素。

（五）预防

1. 控制传染源　一般麻疹患儿隔离至出疹后5日，合并肺炎者延长至10日。接触麻疹易感者检疫观察3周，接受被动免疫者可延至4周。

2. 切断传播途径。

3. 保护易感儿

（1）被动免疫：接触麻疹后5日内尽快肌内注射免疫球蛋白0.25ml/kg，可预防麻疹；若5日后注射者，仅能减轻症状。

（2）主动免疫：接种麻疹减毒活疫苗（初种年龄为8个月）。

［经典例题1］

2岁患儿，4天前发热，流涕、咳嗽，结膜充血，畏光，今晨发现耳后及颈部有淡红色斑丘疹，体温39℃，两颊黏膜充血。最可能的诊断是

A. 风疹　　　　　　　　　　　B. 幼儿急疹

C. 猩红热　　　　　　　　　　D. 肠道病毒感染

E. 麻疹

［参考答案］1. E

麻疹特点：
鼻涕眼泪脸上挂；
疹出热盛精神差；
带帽穿衣出疹子；
三个三天记请它。

> 注：
> 疹出热盛——出疹时体温最高；
> 带帽穿衣——出诊顺序，先出现在耳后枕部帽沿下；
> 三个三天——烧三天、出三天、退三天。

二、风疹

风疹是儿童常见的较轻的病毒性发疹性传染病。临床特征：全身症状轻，持续3日的斑丘疹；枕后、耳后和颈后淋巴结肿大及压痛。

（一）流行病学

病原为风疹病毒，经飞沫传播或胎盘传播。孕妇在孕早期感染风疹后，病毒通过胎盘传给胎儿而致各种先天缺陷，称为先天性风疹综合征。

（二）临床表现

1. 后天性风疹　前驱期短而表现不明显，似"上感"症状。发热第2日出现皮疹并在一天内出齐，皮疹形态多变。出疹顺序：面部→颈部→躯干→四肢，疹退时体温恢复正常。

2. 先天性风疹综合征　孕妇在孕早期感染风疹病毒，可引起流产、死胎。生后可造成永久性器官畸形和组织损伤，如先心病等。

（三）治疗

无特殊治疗，对症及支持治疗。

（四）预防

隔离患儿至出疹后5～7日。易感者应进行被动或主动免疫。

[经典例题2]

风疹的典型临床表现是

A. 潜伏期5～7天

C. 热退后全身出疹

E. 出疹后脱皮

B. 高热

D. 颈后、枕后、耳后淋巴结肿大

[参考答案] 2. D

三、幼儿急疹

婴幼儿时期常见的发疹性疾病，临床特征是：发热3～5日，热退疹出。

（一）流行病学

病原体为人类疱疹病毒6型，多见于6～18个月小儿。

（二）临床表现

潜伏期平均10日。起病急，体温突然升至39～40℃，持续3～5日，可有惊厥，一般情况良好。高热3～5日体温骤退，同时出疹（热退疹出）。皮疹为红色斑疹或斑丘疹，分布于躯干、颈部及上肢，1～3日消退，无色素沉着及脱屑。

（三）治疗

对症处理，注意隔离患儿。

四、水痘

水痘是传染性极强的儿童发疹性疾病。临床以全身症状轻微，皮肤黏膜斑疹、丘疹、疱疹和结痂并存为特征。

（一）流行病学

病原体为水痘-带状疱疹病毒,通过直接接触、空气飞沫传播。人群普遍易感。

(二)临床表现

1. 典型水痘 潜伏期为10~21日。出疹前1天可有低热和轻微不适。皮疹特点:

(1)成批出现红色斑疹或丘疹,迅速发展为清亮、泪滴状小水疱,水疱易破溃。经24小时水疱液变为浑浊,然后从中心干缩而迅速结痂,在疾病高峰期可见斑疹、丘疹、水疱疹和结痂同时存在,称之"四世同堂"。

(2)皮疹分布呈向心性分布。

(3)口腔、结膜、生殖器等处亦可见黏膜皮疹,易破溃形成浅溃疡。

(4)痒感重。

2. 重症水痘 多发生有免疫缺陷或恶性疾病的患者。表现为高热、皮疹广泛呈离心分布,偶有血小板减少出血而致死。

(三)并发症

皮肤感染(最为常见)、水痘肺炎、脑炎、心肌炎等。

(四)治疗

1. 对症治疗 加强护理(勤换内衣,剪短指甲,保持皮肤清洁、多饮水等)。

2. 抗病毒 阿昔洛韦(首选)、利巴韦林(病毒唑)静脉滴注。

3. 继发细菌感染时应用抗生素。

(五)预防

1. 隔离患儿至全部皮疹结痂为止。对接触的易感儿检疫3周。

2. 主动免疫易感儿接种水痘减毒活疫苗。

五、手足口病

(一)概述

手足口病是由多种肠道病毒(71型、柯萨奇病毒A组16型、埃可病毒的某些血清型)感染引起的急性发疹性传染病,肠道病毒的71型多引起重症手足口病。临床表现以发热和手、足及口腔等部位的斑丘疹、疱疹为主要特征。主要通过消化道、呼吸道和密切接触等途径传播。

(二)临床表现

1. 普通病例

潜伏期:2~10日不等,平均3~5日。急性起病,发热,手掌或脚掌部出现斑丘疹和疱疹,臀部也可出现类似皮疹。疱疹周围有炎性红晕,疱内液体较少;口腔黏膜出现散在疱疹,疼痛明显。可伴有咳嗽、流涕、食欲缺乏、恶心、呕吐和头疼等症状。

手足口病的出疹部位和皮疹特点:手足口病出疹主要位于手、足、口、臀四个部位;皮疹主要位于手、足的掌侧面,不痛、不痒、不结痂、不留疤(四不特征)各个出疹部位与各种形态皮疹在同一患儿不一定全部都出现。预后良好,多在一周内痊愈。

2. 重症病例

少数病例,尤其是婴幼儿,病情进展迅速,在发病1~5日左右可出现神经系统、呼吸系统、心血管系统严重表现。由EV71感染引起的重症病例比例较大。

(1)有手足口病的典型临床表现,同时伴有脑膜炎、脑脊髓炎、脑炎、脑干脑炎、神经源性肺水肿、肺出血、循环障碍等,病情凶险,可致死亡,存活病例可留有后遗症。

(2)手足口病流行季节和地区发病的婴幼儿,虽无手足口病的典型临床表现,但有发热,同时伴有上述重症表现时,临床诊断困难,应高度警惕,需结合病原学和血清学检查做出诊断。

(三)治疗

治疗原则主要为支持对症治疗。应严密观察，密切监护，及早发现重症病例，以利于积极抢救重症病例。

1. 在患病期间，注意隔离治疗，避免交叉感染。

2. 适当休息，清淡饮食，做好口腔和皮肤护理。进食前、后可用生理盐水或温开水漱口，食物以流质及半流质等无刺激性食物为宜。

3. 对症治疗　针对发热、呕吐、腹泻等进行相应处理。

4. 可服用抗病毒药物、清热解毒中草药及维生素 B、C 等。肠道病毒（EV71）属 RNA 病毒，更昔洛韦治疗无效。

5. 有严重并发症者可静脉注射丙种球蛋白、酌情使用糖皮质激素，并采用其他相应抢救措施进行治疗。

（四）预防

尽量减少感染机会，防治交叉感染，对于密切接触者可注射丙种球蛋白。

六、猩红热

猩红热是由 A 组 β 溶血性链球菌引起的急性呼吸道传染病。临床特征有：发热、咽炎、草莓舌、全身弥漫性红色皮疹、疹退后脱皮。

（一）临床表现

1. 普通型　典型病例可分 3 期

（1）前驱期：起病急，发热 38～39℃。咽痛、头痛，咽部及扁桃体充血水肿，可有脓性分泌物。病初舌被白苔，以后白苔脱落，舌面光滑鲜红，舌乳头红肿突起，称为红草莓舌。

（2）出疹期：起病 24 小时内出疹，皮疹最先于颈部、腋下和腹股沟处（皮肤摩擦之处），24 小时内布满全身。其特点为全身皮肤弥漫性充血发红的基础上，广泛存在密集而均匀的红色细小丘疹，呈鸡皮样，触之砂纸感。面部潮红，不见皮疹，口唇周围发白，形成口周苍白圈。皮疹在腋窝、肘窝、腹股沟等皮肤皱褶处更密集，可有皮下出血点形成紫红色线条，称帕氏线。

（3）恢复期：一般情况好转，体温降至正常，皮疹按出现顺序消退。疹退 1 周后开始脱皮，先从面颈部糠屑样脱皮，渐及躯干、四肢，手足可呈大片状脱皮。脱皮程度与时间、随皮疹轻重而异，无色素沉着。

2. 特殊类型　轻型、重型（可发生心肌炎、感染性休克、败血症等）、外科型。

（二）并发症

少数患儿病后 1～5 周可发生急性肾小球肾炎或风湿热。

（三）治疗

1. 抗菌疗法　首选青霉素，肌内注射或静脉滴注，共 7～10 日。对青霉素过敏或耐药者，可用红霉素或头孢菌素类抗生素。

2. 一般疗法　呼吸道隔离，卧床休息，保证水分和营养供给，防止继发感染。

（四）预防

隔离患者至痊愈及咽拭子培养阴性。对曾密切接触的易感者，肌内注射长效青霉素 1 次或口服复方磺胺甲噁唑 3～5 日。

表 2-33 常见发疹性疾病

	病原	传染性	出疹特点	治疗
麻疹	麻疹病毒	出疹前、后5天；并发肺炎延至出疹后10天	前驱期：Koplik斑； 出疹期：疹出热盛； 恢复期：糠麸样脱屑和棕褐色色素沉着	对症；抗病毒
风疹	风疹病毒	出疹后5~7天；飞沫传播、胎盘传播	发热第2天出疹，一天出齐；先天性风疹综合征	
幼儿急疹	人类疱疹病毒6型	6~18个月小儿	热退疹出	
水痘	水痘-带状疱疹病毒	出疹前1~2天至全部结痂，约7~8天具有传染性	四世同堂；痒感重；向心性分布（典型水痘）；离心性分布（重型水痘）	
手足口病	肠道病毒（EV）	传播途径多，传染性强，可引起暴发流行	普通病例："四不"； 重症病例：脑炎、脑膜炎、急性肺水肿、循环障碍	
猩红热	A组乙型溶血性链球菌	病人和带菌者为传染源；呼吸道飞沫传播	前驱期：化脓性扁桃体炎； 出疹期：起病24小时内出疹，24小时内遍布全身；"口周苍白圈"、"帕氏线" 恢复期：大片状脱皮	青霉素

第二节 传染性单核细胞增多症

课堂讲义

传染性单核细胞增多症（IM）是由 EB 病毒引起的单核-巨噬细胞系统的增生性疾病。典型的临床特点为发热、咽峡炎和颈淋巴结肿大"三联征"，可合并肝脾大、外周血异型淋巴细胞增高。本病是一种良性自限性疾病，多数预后良好。少数可出现噬血细胞综合征、脾破裂等严重并发症。

一、临床表现

潜伏期 30~50 天，主要症状为：

1. 发热 90%~100%患儿有发热，轻者1周左右，重者2周或更久。

2. 咽峡炎 50%咽扁桃体有灰白色脓性分泌物。

3. 淋巴结肿大 80%~95%的病例有浅表淋巴结肿大。全身淋巴结均可受累，以颈部淋巴结肿大最为常见。

4. 肝脾大 肝大发生率为45%~70%，脾大发生率为35%~50%。

5. 眼睑水肿 15%~25%的病例可有眼睑水肿。

6. 皮疹 发生率为15%~20%，可为红斑、荨麻疹、斑丘疹或丘疹，表现呈多样性。

二、并发症

1. 神经系统　可发生脑炎、脑膜炎、横贯性脑脊髓膜炎及吉兰-巴雷综合征等，大多数可恢复，但为本病死亡的首要原因。

2. 血液系统　可发生自身免疫性溶血、血小板减少，严重者可出现噬血细胞综合征。

3. 脾破裂　虽然罕见，但后果严重

4. 其他　肾炎、肾病综合征、间质性肺炎、心肌炎、腮腺炎、睾丸炎、中耳炎、溶血-尿毒症综合征等。

三、诊断

表 2-34　临床诊断和实验室确诊

临床指标	实验室确诊
①发热； ②咽扁桃体炎； ③淋巴结肿大； ④肝脏增大； ⑤脾脏增大； ⑥眼睑水肿； ⑦皮疹	①抗 EBV-CA-IgM 和抗 EBV-CA-IgG 抗体阳性，且抗 EBV-NA-IgG 抗体阴性； ②抗 EBV-CA-IgM 阴性，但抗 EBV-CA-IgG 抗体阳性，且为低亲和力抗体； ③双份血清抗 EBV-CA-IgG 抗体滴度 4 倍以上升高； ④外周血异型淋巴细胞比例≥10%和(或)淋巴细胞增多≥5×10^9/L

1. 临床诊断　满足临床指标中任何 3 项及实验室指标中的第④项。

2. 实验室确诊　满足临床指标中任何 3 项及实验室指标①～③中任何一项。

敲黑板

"传单"(IM)的实验室指标记忆技巧：一堆抗体不好记，只记一个就可以——抗 EBV-CA-IgG 抗体阳性或滴度升高 4 倍以上。

"传单"(IM)的临床指标记忆技巧：珍珠项链带颈上，贼抢项链急上火，发热眼肿嗓子疼，肝脾肿大出皮疹。

四、鉴别诊断

需要与其他病毒引起的类传染性单核细胞增多症，及链球菌引起的扁桃体炎鉴别。

五、治疗

本病为良性自限性疾病，多数预后良好，以对症治疗为主。

1. 休息　急性期应休息，有肝功能损害异常应卧床，并按病毒性肝炎处理。

2. 糖皮质激素的应用　重症及有并发症的患者给予糖皮质激素可明显减轻症状。短程使用约 3～7 天，常用泼尼松片 1mg/(kg·d)，每日最大剂量不超过 60mg。

3. 抗病毒治疗　在疾病早期，可用阿昔洛韦、伐昔洛韦或更昔洛韦。注意：抗病毒治疗并不能减轻病情严重程度、缩短病程及降低并发症的发生率。

4. 抗生素治疗　如合并细菌感染可针对性给予敏感抗生素。注意：忌用氨苄西林、阿莫西林，以免引起超敏反应加重病情。

5. 防治脾破裂　避免任何挤压或碰撞脾脏的动作。①限制或避免运动：应在症状改善 2～3 个月甚至 6 个月才能剧烈运动；②进行腹部触诊时动作应轻柔；③注意处理便秘；④应尽量少用阿司匹林降温，因其可引起脾破裂和血小板减少，增加重症风险。

[经典例题 1]

传染性单核细胞增多症的临床诊断指标不包括

A. 发热
B. 咽扁桃体炎
C. 外周血异型淋巴细胞比例≥10%
D. 关节炎
E. 皮疹

[参考答案] 1. D

第九章　结核病

第一节　小儿结核病概述

课堂讲义

一、病因

结核菌属于分枝杆菌属，具抗酸性，革兰染色阳性，抗酸染色呈红色。对人类致病的结核菌主要为人型和牛型两种，前者是人类结核病的主要病原体。呼吸道为主要传染途径，少数经消化道传染，亦可经皮肤或胎盘。开放性肺结核患者是主要传染源。

二、病理

基本病变为渗出、增殖、坏死。坏死特征性是干酪样坏死。结核性炎症的主要特征是上皮样细胞结节及朗格汉斯细胞。病理转归：吸收好转、进展、恶化。

三、结核菌素试验的强度判断与临床意义

1. 试验原理　受结核感染4～8周后，做结核菌素试验即呈阳性反应。

2. 试验试剂　常用结核菌纯蛋白衍生物（PPD），一般用0.1mlPPD。

3. 试验方法　皮内注射入左前臂掌侧面中下1/3交界处，使之形成直径6～10mm皮丘，48～72小时观测结果；观测指标：取局部硬结横径、纵径的平均值。

4. 试验结果　<5mm为阴性；5～9mm为阳性(+)；10～19mm为中度阳性(++)；≥20mm为强阳性(+++)；局部除硬结外，还有水疱、破溃、淋巴管炎及双圈反应等为极强阳性(++++)。

5. 临床意义

表2-35　结核菌素试验临床意义

阳性反应	阴性反应
接种卡介苗后	未感染过结核
年长儿无明显症状，仅呈一般阳性，提示曾感染过结核杆菌	迟发变态反应前期(初次感染后4～8周内)
3岁以下，尤1岁内或未接种卡介苗者，阳性反应表示有新的结核病灶。年龄越小，活动性结核可能性大	假阴性反应，如危重结核病；急性传染病如麻疹、水痘、风疹、百日咳等；体质极其衰弱，如重度营养不良、重度水肿、重度脱水等；应用激素或免疫抑制剂治疗时；原发或继发免疫缺陷病
强阳性者，表示体内有活动性结核病	技术误差或结核菌素失效
阴性→阳性反应或反应强度由<10mm→>10mm且增幅>6mm，表示新近感染	

四、治疗

(一)一般治疗

加强营养，适当休息。保持室内最佳温度、湿度，空气流通。避免继续与开放性结核病人接触，以防

重复感染。保护患儿不患麻疹、百日咳等传染病。

（二）抗结核药物治疗

用药原则：早期、联合、规则、适量、分段、全程。

1. 常用抗结核药物

表 2-36　常用抗结核药物

药名	缩写	剂量（kg/d）	给药途径	主要不良反应
异烟肼	H，INH	10～15mg（≤300mg/d）	口服（可肌注、静滴）	周围神经炎，肝功能损害
利福平	R，RFP	10～15mg（≤450mg/d）	口服	肝功能损害，过敏反应
链霉素	S，SM	20～30mg（≤0.75g/d）	肌内注射	听力障碍，眩晕，肾功能损害
吡嗪酰胺	Z，PZA	20～30mg（≤0.75g/d）	口服	肠胃不适，肝功能损害，高尿酸血症，关节痛
乙胺丁醇	E，EMB	15～25mg	口服	视神经炎

2. 常用抗结核治疗方案

除预防性化疗外，短程化疗方案分为两阶段：①强化治疗阶段：一般3～6个月；②巩固治疗阶段：一般3～9个月。

五、预防

1. 控制传染源。

2. 普及卡介苗接种。

3. 预防性抗结核治疗。

（1）目的：①预防儿童活动性肺结核；②预防肺外结核病发生；③预防青春期结核病复燃。

（2）适应证：①与开放性结核病患者密切接触者，不论年龄大小，亦不论结核菌素试验阳性或阴性；②3岁以下婴幼儿未接种卡介苗，而新近结核菌素试验呈阳性反应者；③结核菌素试验新近由阴性转为阳性者；④结核菌素试验阳性伴结核中毒症状者；⑤结核菌素试验阳性，近期患过百日咳或麻疹的小儿；⑥结核菌素试验阳性小儿需长期应用肾上腺皮质激素或其他免疫抑制剂者。

（3）方法：INH每日10mg/kg（≤300mg/d），疗程6～9个月；或INH每日10mg/kg（≤300mg/d）联合RFP每日10mg/kg（≤300mg/d），疗程3个月。

第二节　原发型肺结核

课堂讲义

原发型肺结核是原发性结核病中最常见者。为结核菌初次侵入肺部后引起的原发感染，是小儿肺结核的主要类型。原发型肺结核包括原发综合征和支气管淋巴结结核。

一、病理

典型的原发综合征呈——"双极"病变，即一端为原发病灶，另一端为肿大的肺门淋巴结和纵隔淋巴结，中间淋巴管结，似哑铃状结构。

支气管淋巴结结核——以胸腔内肿大的淋巴结为主。

二、临床表现

1. 症状　轻重不一，轻者可无症状，仅在体检拍胸片时发现。

（1）结核中毒症状：较大儿童表现为低热、盗汗、纳差、疲乏等。婴幼儿及重症患儿可表现为高热（39～40℃），持续2～3周后转为低热。干咳和轻度呼吸困难是最常见的症状。

（2）致敏症状：部分患儿出现结核变态反应的表现，包括眼疱疹性结膜炎、皮肤结节性红斑、多发性一过性关节炎等。

（3）压迫症状：当胸内淋巴结高度肿大时产生压迫症状，如压迫气管分叉处者出现类似百日咳样痉挛性咳嗽；压迫支气管使其部分阻塞时引起喘鸣；压迫喉返神经可致声嘶等。

2. 体征　可有周围淋巴结肿大。肺部体征不明显，与肺内病变不一致。婴儿可伴肝脾大。

[经典例题1]

支气管淋巴结结核出现类似百日咳样痉挛性咳嗽是由于

A. 淋巴结压迫肺动脉　　　　　　　　B. 淋巴结压迫支气管使其部分阻塞

C. 淋巴结压迫支气管使其完全阻塞　　D. 淋巴结压迫气管分叉处

E. 干酪样物质破入支气管

[参考答案] 1. D

三、诊断

（一）病史　查体注意双上臂有无卡介苗瘢痕。

（二）临床表现　干咳和轻度呼吸困难是最常见的症状。

（三）结核菌素试验　强阳性；或阴性转为阳性者，应做有关检查。

（四）实验室检查

1. 结核菌检查　痰、晨起空腹胃液、支气管洗涤液涂片或培养，寻找结核杆菌。

2. 抗结核抗体检测　可检测血清抗结核抗体。

3. 血细胞沉降率　ESR增快时提示有活动性病变。

（五）X线检查　是诊断肺结核的重要方法之一。

1. 原发综合征　X线胸片上呈现"哑铃状双极影"，但这种典型的改变已少见。

2. 支气管淋巴结结核　X线胸片上分3种类型：炎症型、结节型、微小型。

（六）CT扫描

较X线更准确，对疑诊原发综合征但胸部平片正常病例亦有助诊断。

（七）纤维支气管镜检查

结核病变蔓延至支气管内造成支气管结核，纤维支气管镜检查可以见到病变。

四、鉴别诊断

主要与上呼吸道感染、支气管炎、各型肺炎、百日咳等鉴别。

五、治疗

1. 无明显症状的原发型肺结核　每日服用异烟肼（INH）为主，配合利福平（RFP）或乙胺丁醇（EMB），疗程9～12个月。

2. 活动性原发型肺结核　宜采用分阶段治疗。强化治疗阶段宜用3～4种杀菌药，即INH、RFP、PZA（吡嗪酰胺）或SM（链霉素），2～3个月后，以INH加RFP或EMB巩固维持治疗。常用方案为2HRZ/4HR。

[经典例题2]

4岁患儿，近3个月低热，乏力，OT试验1：2000（++），胸片显示：有肺门淋巴结增大，治疗首选

A. 异烟肼　　　　　　　　　　　　　B. 异烟肼+利福平

C. 利福平+链霉素　　　　　　　　　D. 链霉素+乙胺丁醇

E. 利福平

[参考答案] 2. B

第三节　结核性脑膜炎

课堂讲义

结核性脑膜炎简称结脑，是小儿结核病中最严重的一型。常在结核原发感染后 1 年以内发生，尤其在初染结核 3～6 个月最易发生结脑。多见于 3 岁内婴幼儿。

一、病理

1. 脑膜病变　软脑膜弥漫充血、水肿、炎性渗出，并形成许多结核结节。

2. 脑神经损害　常见面神经、舌下神经、动眼神经、展神经障碍的临床症状。

3. 脑部血管病变　主要为急性动脉炎，脑组织软化。

4. 脑实质病变。

5. 脑积水及室管膜炎。

6. 脊髓病变。

> 敲黑板
>
> 结核性脑膜炎病理特点记忆技巧——"结核性全脑炎"。

二、临床表现

1. 早期（前驱期）　约 1～2 周，以小儿性格改变为主，如少言、懒动、易疲劳、喜哭、易怒等。临床症状可有发热、纳差、盗汗、消瘦、呕吐、便秘（婴儿可为腹泻）等。年长儿可自诉头痛，婴儿则表现为皱额或凝视、嗜睡等。

2. 中期（脑膜刺激期）　约 1～2 周，出现头痛、喷射性呕吐、嗜睡或惊厥。此期以脑膜刺激征为突出特征，颈项强直，克氏征、布氏征阳性。婴幼儿首先表现常为前囟隆起，可有脑神经障碍。此期可出现脑神经障碍，最常见为面神经瘫痪。

3. 晚期（昏迷期）　约 1～3 周，症状逐渐加重，由意识朦胧、半昏迷，继而昏迷、频繁惊厥，最终死于脑疝。阵挛性或强直惊厥频繁发作，最终因颅内压急剧增高致脑疝而死亡。

三、诊断

1. 病史　特别询问卡介苗接种史、结核接触史、既往结核病史及近期传染病史。

2. 临床表现　如上述，眼底检查发现有脉络膜粟粒结节有助诊断。

3. 结核菌素试验　PPD 试验可为阳性或强阳性，但约 50% 患儿可呈假阴性结果。

4. 脑脊液检查　脑脊液压力增高，外观无色透明或呈毛玻璃样，静置 12～24 小时后有薄膜形成，涂片检查结核菌检出率较高。脑脊液沉淀物涂片抗酸染色镜检，找查到结核菌是诊断结脑可靠依据。

5. X 线检查　胸片可见结核病改变，呈粟粒型肺结核者占 48%。

6. 脑 CT　扫描可见脑池密度增高、模糊、钙化，脑室扩大，脑实质改变。

四、鉴别诊断

表 2-37　常见脑膜炎的脑脊液比较

	压力（Kpa）	外观	WBC（×10^6/L）	蛋白（g/L）	糖（mmol/L）	氯化物（mmol/L）
正常	新生儿 0.29～0.78 儿童 0.69～1.96	清亮	小婴儿 0～20 儿童 0～10	新生儿 0.2～1.2 儿童 0.2～0.4	婴儿 3.9～5.0 儿童 2.8～4.5	婴儿 110～122 儿童 117～127
化脑	升高	混浊脓样	多>1000 中性粒为主	明显增加	明显减低	正常或降低
结脑	升高	毛玻璃样	50～500 淋巴为主增高	增高	减低	降低
病脑	正常或升高	清亮	50～200 淋巴为主	正常或稍高	正常	正常

五、治疗

（一）一般疗法

卧床休息，加强五官、皮肤的护理，对昏迷患者要保证足够热量（鼻饲或全静脉营养）。

（二）抗结核治疗

1. 强化治疗阶段　联合使用 4 种杀菌抗痨药（INH、RFP、PZA 及 EMB），2 个月。

2. 巩固治疗阶段　继用 INH，RFP（或 EMB）。RFP（或 EMB）抗结核总疗程不少于 12 个月或待脑脊液恢复正常后继续 6 个月。

（三）降低颅内高压

1. 脱水剂　20%甘露醇，每次 0.5～1g/kg，于 30 分钟内静脉注入，4～6 小时一次，2～3 日后减少次数，7～10 日停用。

2. 利尿剂　乙酰唑胺一般于停用甘露醇前 1～2 天加用该药。

3. 侧脑室穿刺引流　适用于急性脑积水而其他降颅压措施无效或疑有脑疝形成时。有室管膜炎时可予侧脑室内注药。

4. 腰穿减压和鞘内注药　根据颅内压情况，适当放出一定量脑脊液以减轻颅内压；3 岁以上每次注入 INH 50mg 及地塞米松 2mg；3 岁以下剂量减半。开始为每日 1 次，1 周后酌情改为隔日 1 次、1 周 2 次及 1 周 1 次。10～20 次为 1 疗程。

5. 脑外科分流手术　为彻底解决颅高压问题，可考虑作侧脑室小脑延髓池分流术。

（四）糖皮质激素　能抑制炎症渗出，从而降低颅内压，可减轻中毒症状及脑膜刺激症状，有利于脑脊液循环，并可减少粘连，从而减轻或防止脑积水的发生。早期使用效果好，常用泼尼松，每日 1～2mg/kg，1 个月后逐渐减量，疗程 8 周。

（五）对症治疗　惊厥的处理：首选安定。

记忆技巧：

▶预防性抗结核——1 种药，异烟肼；

▶原发性肺结核——无症状：2 种药，异烟肼+利福平（乙胺丁醇）；

活动性：3 种药，异烟肼+利福平+乙胺丁醇（吡嗪酰胺）；

▶结核性脑膜炎——4 种药，异烟肼+利福平+乙胺丁醇+吡嗪酰胺。

[经典例题 1]

女，5 岁。1 个月来精神欠佳，食欲减退、低热伴头痛。1 个月前曾患"麻疹"。查体：精神弱、消瘦，右眼外展受限，颈抵抗阳性，克氏征、布氏征阳性。PPD(-)。

(1)最可能的诊断是

A. 化脓性脑膜炎　　　　　　　　　　B. 病毒性脑膜炎

C. 结核性脑膜炎　　　　　　　　　　D. 隐球菌性脑膜炎

E. 流行性脑脊髓膜炎

(2)抗结核治疗中如使用泼尼松，其疗程是

A. 2～3 周　　　　　　　　　　　　B. 3～6 周

C. 6～7 周　　　　　　　　　　　　D. 8～12 周

E. 3～6 个月

[参考答案] 1. C、D

第十章　消化系统疾病

第一节　小儿消化系统解剖生理特点

课堂讲义

1. 口腔　吸吮、吞咽功能良好。唾液腺不够发达，口腔黏膜易干燥，易受损伤和局部感染。3～4个月时唾液分泌开始增加，3个月以下小儿不宜喂淀粉类食物，主要因为新生儿唾液分泌少，唾液中淀粉酶含量低。

2. 食管　食管呈漏斗状，贲门括约肌发育不成熟，常发生胃食管反流。

3. 胃　胃呈水平状，自主神经功能不成熟易导致呕吐。

4. 肠道　固定差，易发生扭转和肠套叠。

5. 肝脏　年龄越小，肝脏相对越大、肝细胞再生能力好，不易发生肝硬化。

6. 胰腺　胰酶出现顺序为：胰蛋白酶最先、而后是糜蛋白酶、羟基肽酶、最后是淀粉酶。

7. 肠道细菌　婴儿出生后数小时，细菌侵入肠道。单纯母乳喂养儿以双歧杆菌占绝对优势；人工喂养和混合喂养儿肠内的大肠杆菌、嗜酸杆菌、双歧杆菌及肠球菌比例几乎相等。

第二节　先天性肥厚性幽门狭窄

课堂讲义

先天性肥厚性幽门狭窄是由于幽门环形肌增生肥厚，导致幽门管腔狭窄而引起的上消化道不完全性梗阻性疾病。第一胎多见，足月儿多见，男女发病率为 5：1。典型特点为剧烈呕吐，胃蠕动波和右上腹肿块。

一、临床表现

1. 呕吐系本病突出症状，多在生后2～4周出现。开始为溢乳，后逐渐加重呈喷射状呕吐。呕吐物为奶汁，但不含胆汁，可含咖啡样物。患儿食欲旺盛，呕吐后即饥饿欲食。

2. 胃蠕动波　在喂奶和呕吐前出现，从左季肋下向右上腹移动，呕吐后消失。

3. 右上腹肿块　在右季肋下腹直肌外缘处可触及橄榄形、光滑、质较硬的肿物，为本病特有体征，具有诊断意义。临床检出率60%～80%。

4. 黄疸　约1%～2%患儿伴有黄疸，间接胆红素增高，可能与饥饿和肝功能不成熟，葡萄糖醛酸基转移酶活性不足，以及大便排出少，胆红素肝肠循环增加有关。

5. 消瘦、脱水及电解质紊乱　因反复呕吐，营养物质及水摄入不足，并有 H^+ 和 Cl^- 的大量丢失，患儿初起体重不增，以后下降，逐渐出现营养不良、脱水、低氯性碱中毒等，晚期脱水加重，组织缺氧，产生乳酸血症，低钾血症；肾功能损害时，酸性代谢产物潴留，可合并代谢性酸中毒。

[经典例题 1]

先天性肥厚性幽门狭窄所特有的临床表现是

A. 胃蠕动波　　　　　　　　　　　B. 呕吐

C. 黄疸　　　　　　　　　　　　　D. 右上腹肿块

E. 消瘦、脱水

[参考答案] 1. D

二、辅助检查

1. 腹部 B 超　首选。若幽门肌厚度≥4mm，幽门前后直径≥13mm，幽门管长≥17mm 即可诊断本病。

2. X 线钡餐检查　可见胃扩张，钡剂通过幽门排出时间延迟。幽门胃窦呈典型的鸟嘴状改变，管腔狭窄如线状，为诊断本病特有的 X 线征象。

三、诊断与鉴别诊断

(一)诊断

凡具有典型的呕吐病史者，应疑及本病。若于右上腹部扪及橄榄状肿块，辅以影像学检查，即可确诊。

(二)鉴别诊断

1. 喂养不当　由于喂奶过多、过急，气体吸入胃内，喂奶后放置不当，均为新生儿呕吐常见原因。

2. 幽门痉挛　出生后出现呕吐，呈间歇、非喷射性，量较少，无右上腹肿块，全身情况良好，应用解痉药有效，X 线和腹部 B 超检查正常，阿托品疗效好。

3. 胃食管反流　呕吐为非喷射性，上腹无蠕动波，无橄榄样肿块。X 线钡餐检查、食管 24 小时 pH 监测和食管动力功能检查等可协助确诊。

4. 胃扭转　于生后数周内出现呕吐，在体位变动时呕吐加剧。X 线钡餐及胃镜检查即可诊断。

四、治疗

一经确诊应及早手术(幽门环肌切开术)。

第三节　先天性巨结肠

课堂讲义

先天性巨结肠是由于直肠或结肠远端的肠管持续痉挛，粪便淤滞在近端结肠，使该肠管肥厚、扩张。

一、临床表现

1. 胎便排出延迟、顽固性便秘和腹胀　多于生后 48 小时内无胎便排出或仅有少量胎便排出，可于 2～3 日出现低位肠梗阻症状，以后即有顽固性便秘，严重者不灌肠不排便。痉挛段越长，出现便秘的时间越早、越严重。腹胀逐渐加重，查体可见腹壁静脉曲张，肠型及蠕动波，肠鸣音增强，膈肌上升可以引起呼吸困难。

2. 呕吐、营养不良和发育迟缓　由于功能性肠梗阻而导致呕吐，量不多，呕吐物含少量胆汁，严重者有粪样液。加上长期腹胀、便秘使患儿食欲下降，营养物质吸收减少引起发育迟缓、消瘦、贫血或有营养不良。

3. 直肠指检 <u>直肠壶腹部空虚</u>，拔指后可排出恶臭气体及大便(近端肠管内积存多量粪便所致)。

二、并发症

1. 小肠结肠炎 本病严重并发症，患儿出现高热、高度腹胀、呕吐，排出恶臭带血的稀便。

2. 肠穿孔 多见于新生儿，常见穿孔部位为乙状结肠和盲肠。

3. 继发感染 如败血症、肺炎等。

[经典例题 1]

先天性巨结肠最严重的并发症是

A. 肠梗阻   B. 败血症

C. 小肠结肠炎   D. 营养不良

E. 肠穿孔

[参考答案] 1. C

三、辅助检查

1. X 线检查

(1)腹部立位平片：多显示<u>低位结肠梗阻</u>，近端结肠扩张，盆腔无气体。

(2)钡剂灌肠检查：为本病<u>重要诊断方法</u>，诊断率在 90% 左右，可显示痉挛段及其上方的扩张肠管，呈<u>"漏斗状"</u>改变，<u>排钡</u>功能差。

2. 直肠、肛门测压检查 2 周内新生儿不用。

3. 直肠黏膜活检 HE 染色判断神经节细胞的有无。测定痉挛肠管乙酰胆碱含量和胆碱酯酶活性增高，患儿两者均较正常儿高出 5～6 倍。

4. 直肠肌层活检 从直肠壁取肌层肠壁组织活检，计数神经节细胞数量。患儿缺乏神经节细胞，而无髓鞘的神经纤维增生、数量增加。

5. 肌电图检查 患儿直肠和乙状结肠远端的肌电图波形低矮，频率低，波峰消失。

四、诊断与鉴别诊断

(一)诊断

生后胎便排出延迟或无胎便，伴顽固性便秘、腹胀、呕吐应考虑本病，结合辅助钡剂灌肠检查。

(二)鉴别诊断

新生儿期要与其他原因引起的肠梗阻如胎粪栓塞综合征、先天性肠闭锁、坏死性小肠结肠炎等鉴别。婴儿和儿童期应与继发性巨结肠、特发性巨结肠、功能性便秘等鉴别。

[经典例题 2]

婴儿顽固性便秘、腹胀、呕吐、营养不良，首先考虑的诊断是

A. 幽门痉挛   B. 先天性肥厚性幽门狭窄

C. 胃食管反流病   D. 胃扭转

E. 先天性巨结肠

[参考答案] 2. E

五、治疗

1. 对症治疗 ①口服缓泻剂、润滑剂、帮助排便；②使用开塞露、扩<u>肛</u>等刺激括约肌，诱发排便；③灌肠：每日 1 次注入生理盐水，揉腹后使灌肠水与粪水排出，反复数次，逐渐使积存的粪便排出。

2. 手术治疗 主张早期进行根治手术，切除无神经节细胞肠段和部分扩张结肠。

第四节　小儿腹泻病

课堂讲义

小儿腹泻病是一组由多病原、多因素引起的以大便次数增多和大便性状改变为特点的消化道综合征。多见6个月～2岁的婴幼儿。

一、病因

(一)易感因素

1. 婴幼儿消化系统发育不完善　胃酸偏低，胃排空较快(对进入胃内的细菌杀灭能力较弱)；血清免疫球蛋白、胃肠道SIgA均较低(机体防御能力差)。

2. 新生儿尚未建立正常菌群　改变饮食、滥用抗生素等，均可使肠道菌群失调而致肠道感染。同时，维生素K的合成有赖于肠道正常菌群的参与，故小儿肠道菌群失调时除易患腹泻外，还可有呕吐或大便中带血。

3. 胃肠道负担重　婴幼儿生长发育快，所需营养物质相对较多。

4. 耐受力差　对食物和缺水的耐受性差，易致脱水、酸碱平衡和电解质紊乱。

5. 人工喂养　不能获得抗感染成分，母乳中含有大量体液因子(SIgA、乳铁蛋白等)、巨噬细胞、粒细胞、溶酶体等，有很强的抗肠道感染作用。人工喂养缺乏这些防御因子，且人工喂养的食物和食具易受污染，故人工喂养儿肠道感染率高于母乳喂养儿。

(二)感染因素

1. 病毒感染　寒冷季节的婴幼儿腹泻80%由病毒感染引起，其中轮状病毒最常见，其次包括星状病毒、诺沃克病毒、柯萨奇病毒、肠道腺病毒、埃可病毒、冠状病毒等。

2. 致腹泻大肠杆菌　菌株可分为5大组：①致病性大肠杆菌；②产毒性大肠杆菌；③侵袭性大肠杆菌；④出血性大肠杆菌；⑤黏附-聚集性大肠杆菌。

3. 空肠弯曲菌　常引起侵袭性腹泻。

4. 耶尔森菌　引起侵袭性和分泌性腹泻。

5. 其他　沙门菌、嗜水气单胞菌、难辨梭状芽胞杆菌、金黄色葡萄球菌、铜绿假单胞菌、变形杆菌等均可引起腹泻。

6. 真菌　致腹泻的真菌有念珠菌、曲霉菌、毛霉菌等，婴儿以白色念珠菌多见。

7. 寄生虫。

8. 肠道外感染　如中耳炎、上呼吸道感染、肺炎等，可由于发热、感染原释放的毒素而引起腹泻。

9. 抗生素相关性腹泻　长期大量使用广谱抗生素可引起肠道菌群紊乱，肠道正常菌群失调，耐药性金黄色葡萄球菌、变形杆菌、铜绿假单胞菌、难辨梭状芽胞杆菌或念珠菌等可大量繁殖，引起药物较难控制的肠炎，称抗生素相关性腹泻。

(三)非感染因素

1. 饮食因素　喂养不当、过敏性腹泻、原发性或继发性双糖酶(主要为乳糖酶)缺乏或活性降低等，均可引起腹泻。

2. 气候因素　腹部受凉肠蠕动增加、天气过热、饮奶过多等均可引起腹泻。

二、临床表现

(一)临床分期

急性腹泻：连续病程在 2 周以内。

迁延性腹泻：病程 2 周~2 个月。

慢性腹泻：病程 2 个月以上。

(二)急性腹泻共有临床表现

表 2-38　轻型腹泻与重型腹泻

	轻型	重型
致病因素	常由饮食因素、肠道外感染引起	常由肠道内感染引起
临床表现 大便情况	偶有呕吐； 大便次数增多、稀薄或带水、黄绿色有酸臭，可见白色奶瓣和泡沫	常有呕吐； 腹泻频繁、每日数十次、多为黄水便或蛋花汤样便，含少量黏液，少数可有血便
脱水	无	有
电解质紊乱	无	可有代谢性酸中毒、低钾血症、低钙血症、低镁血症等
全身感染中毒症状	无	可有

1. 脱水　由于吐泻丢失体液和摄入量不足，使体液总量尤其是细胞外液量减少，导致不同程度的脱水；由于水和电解质二者丢失比例不同，造成体内渗透压变化，导致不同性质的脱水。

(1)脱水程度的诊断

表 2-39　不同程度脱水的临床表现及判断

	轻度	中度	重度
失水量(%)	<5%	5%~10%	>10%
精神状态	稍差/略烦躁	萎靡/烦躁	嗜睡/昏迷
前囟/眼窝	稍凹陷	明显凹陷	极度凹陷
皮肤/黏膜	稍干燥/弹性好	明显干燥/弹性差/苍白	极干燥/弹性极差/花纹
眼泪	有	少	无
尿量	轻度减少	明显减少	无尿(极少)
周围循环衰竭	无	不明显	明显
代谢性酸中毒	无	有	严重

敲黑板

四两拨千金：

轻度脱水关键字——"稍""轻度"；中度脱水关键字——"明显"；重度脱水关键字——"极"。

(2)脱水性质的诊断

表 2-40　不同性质脱水的临床特点

	等渗性脱水	低渗性脱水	高渗性脱水
"最"	最常见	最易引起休克	最少见； 极度烦渴、烦躁、皮肤弹性极差
原因	丢盐=丢水	丢盐>丢水	丢盐<丢水
血 Na$^+$浓度	130~150mmol/L	<130mmol/L	>150mmol/L
体液平衡	血浆和组织液等比例丢失	血浆和组织液丢失量>细胞内液丢失量	细胞内液丢失量>血浆和组织液丢失量

2. 代谢性酸中毒

(1)病理生理:包括吐泻时丢失大量碱性肠液;进食少,热卡不足,肠吸收不良,导致脂肪分解过多,产生大量酮体;血容量减少,血液浓缩,血流缓慢,组织缺氧,无氧酵解增多,导致大量乳酸堆积;脱水致肾血流量减少,肾排酸能力下降,致酸性代谢产物堆积。

(2)代谢性酸中毒的临床表现及分度

表 2-41　代谢性酸中毒的临床表现及分度

	轻度	中度	重度
HCO_3^-	13~18mmol/L	9~13mmol/L	<9mmol/L
呼吸改变	呼吸稍快	呼吸深大	呼吸深快、节律不整、有烂苹果味
口唇颜色	正常	樱桃红	发绀
精神状态	正常	精神萎靡、烦躁不安	昏睡、昏迷

3. 低钾血症

(1)诊断指标:指血清钾<3.5mmol/L。

(2)病理生理:主要因呕吐和腹泻丢失大量钾盐;进食少,入量不足;肾脏保钾功能比保钠差,在缺乏时仍有钾的继续排出所致。在脱水未纠正前,由于血液浓缩,酸中毒时钾由细胞内向细胞外转移以及尿少而致钾排出量减少等原因,钾总量虽然减少,但血清钾多数正常。随着脱水、酸中毒被纠正、排尿后钾排出增加以及大便继续失钾等因素使血钾迅速下降,出现不同程度的缺钾症状。

(3)低钾临床表现:①精神萎靡,腱反射减弱或消失;②腹胀,肠鸣音减少或消失;③心音低钝,心律失常等。心电图示 T 波低平、倒置、ST 段下降,出现 U 波。

4. 低钙和低镁血症

(1)病理生理:腹泻患儿进食少,吸收不良,从大便丢失钙、镁;酸中毒纠正后易出现低钙症状(手足抽搐和惊厥);极少数患儿出现抽搐用钙治疗无效时应考虑低镁血症可能。

(2)诊断指标:血清 Ca^{2+}<1.85mmol/L(7mg/dl);血清 Mg^{2+}<0.58mmol/L(1.5mg/dl)。

敲黑板

低钾血症——萎(神经精神兴奋性下降);
低钙血症——抽(神经精神兴奋性升高)。

[经典例题 1]

婴儿腹泻重度脱水的主要诊断依据是

A. 皮肤弹性差
B. 哭无泪,尿量少
C. 眼眶及前囟凹陷
D. 周围循环衰竭
E. 精神萎靡

[参考答案] 1. D

(三)几种常见类型肠炎的临床特点

1. 轮状病毒肠炎　婴幼儿腹泻最常见的病原。呈散发或小流行,主要经粪-口传播。多发生于 6~24 个月的婴幼儿。起病急,常伴发热和上呼吸道感染症状,多数无明显感染中毒症状。病初先发生呕吐,随后出现腹泻,大便次数及水分多,呈黄色水样或蛋花汤样便带少量黏液,无腥臭味。常并发脱水、酸中毒及电解质紊乱。本病多为自限性疾病,数日后呕吐渐停,腹泻减轻,自然病程3~8 天。

2. 产毒性细菌引起的肠炎　多发生在夏季,潜伏期1~2 天,起病急。轻症仅大便次数稍增,性状稍微改变。重症腹泻频繁，量多，呈水样或蛋花汤样混有黏液，伴呕吐，常发生脱水、电解质和酸碱平衡紊乱。本病为自限性疾病，自然病程一般为3～7天。

3. 侵袭性细菌　多见于夏季，常引起志贺杆菌性痢疾样病变。一般表现为急性起病，高热甚至可以发生热惊厥。腹泻频繁，大便黏液状、带脓血、有腥臭。常伴恶心、呕吐、腹痛和里急后重，可出现严重的中毒症状，如高热、意识改变、甚至感染性休克。

空肠弯曲菌常侵犯空肠和回肠，有脓血便，腹痛甚剧烈，易误诊为阑尾炎。

耶尔森小肠结肠炎多发生在冬春季节，可引起淋巴结肿大，亦可产生肠系膜淋巴结炎，症状可与阑尾炎相似，也可引起咽痛和颈淋巴结炎。

鼠伤寒沙门菌小肠结肠炎有胃肠炎型和败血症型，新生儿和<1岁婴儿尤易感染，常引起暴发流行。新生儿多为败血症型，可排深绿色黏液脓便或白色胶冻样便。

4. 出血性大肠杆菌肠炎　大便次数增多，开始为黄色水样便，后转为血水便，有特殊臭味。

5. 抗生素相关性腹泻

(1)金黄色葡萄球菌肠炎：典型大便为暗绿色，量多带黏液，少数为血便。

(2)假膜性小肠结肠炎：由难辨梭状芽胞杆菌引起，大便可呈黄绿色水样便，可有假膜排出，黏膜下出血可引起大便带血，可出现脱水、电解质紊乱和酸中毒。

(3)真菌性肠炎：多为白色念珠菌所致，2岁以下婴儿多见。病情迁延，常伴鹅口疮。大便泡沫较多，带黏液，有时可见豆腐渣样细块(菌落)。

表2-42　非侵袭性肠炎与侵袭性肠炎鉴别

	非侵袭性肠炎	侵袭性肠炎
大便常规	大便无或少有白细胞	大便有较多白细胞 便培养可到病菌
病原体	病毒性腹泻 产毒性细菌 致病性大肠杆菌 出血性大肠杆菌	侵袭性大肠杆菌 空肠弯曲菌 耶尔森小肠结肠炎 鼠伤寒沙门菌肠炎
大便特点	水样便、黏液便	脓血便
全身症状	常有上呼吸道感染、可出现脱水、电解质紊乱，但全身感染中毒症状轻或无	常伴恶心、呕吐、腹痛和里急后重，可出现严重的中毒症状，如高热、意识改变、甚至感染性休克
鉴别诊断	生理性腹泻、消化性腹泻	细菌性痢疾、坏死性肠炎

(四)迁延性腹泻(病程2周～2月)与慢性腹泻(2个月以上)

病因复杂，感染、过敏、酶缺陷、免疫缺陷、药物因素、先天性畸形等均可引起。以急性感染性腹泻未彻底治疗、迁延不愈最为常见。营养不良的婴幼儿患病率高。

三、诊断和鉴别诊断

根据发病季节、病史、临床表现和大便性状易做出临床诊断。需判定有无脱水(程度及性质)、酸中毒和电解质紊乱。根据大便常规有无白细胞可将腹泻分为两组：

(一)大便无或偶见少量白细胞者

为侵袭性以外的病因(如病毒、非侵袭性细菌、寄生虫等肠道内、外感染或喂养不当)引起的腹泻，多为水泻，有时伴脱水症状，应与下列疾病鉴别。

1. "生理性腹泻"　①多见6个月以内婴儿，外观虚胖，常有湿疹；②生后不久即腹泻；③除大便次数增多外，食欲好，无其他症状，最重要的是不影响生长发育；④添加辅食后，大便即逐渐转为正常。

2. 乳糖酶缺乏、葡萄糖-半乳糖吸收不良、过敏性腹泻等可根据各病特点进行鉴别。

(二)大便有较多的白细胞者

常为各种侵袭性细菌感染所致，常伴不同程度的全身中毒症状。如仅凭临床表现难以鉴别，可做大便细菌培养、细菌血清型和毒性检测等。需与细菌性痢疾、坏死性肠炎等鉴别。

四、治疗

治疗原则：调整饮食；预防和纠正脱水；合理用药；加强护理，预防并发症。急性腹泻多注意水、电解质平衡；迁延性和慢性腹泻则应注意肠道菌群失调和饮食疗法。

(一)饮食疗法

强调继续饮食，以预防水电解质酸碱平衡紊乱和营养不良，但应根据具体情况调整。

1. 严重呕吐者　可暂时禁食4~6小时(不禁水)，待好转后继续喂食，由少到多由稀到稠。

2. 以母乳喂养的婴儿　继续哺乳，暂停辅食；人工喂养儿可喂以米汤或稀释的牛奶或其他代乳品，由米汤、粥、面条等逐渐过渡到正常饮食。

3. 病毒性肠炎　暂停乳类喂养，改豆制代乳品或发酵奶，或去乳糖配方奶粉以减轻腹泻。腹泻停止后继续给予营养丰富的饮食，并每天加餐1次，共2周。

(二)纠正水、电解质紊乱及酸碱失衡

1. 口服补液

药物：WHO推荐的口服补液盐(ORS)，低渗配方的ORS疗效更好。

适应证：用于腹泻时预防脱水及轻、中度脱水而无明显周围循环障碍者。

补液量：轻度脱水口服液量50~80ml/kg，中度脱水80~100ml/kg。

补液方法：少量多次，每5~10分钟口服一次，每次10~15ml，累积损失量于8~12小时内给完。脱水纠正后，将余下量用等量水稀释按病情需要酌情口服。

禁忌证：新生儿和有明显呕吐、腹胀、休克、心肾功能不全或其他严重并发症的患儿不宜采用口服补液。

年龄愈小，体液总量占体重的百分比愈大，且主要是间质液比例较高，而血浆与细胞内液量比例与成人相近，年长儿体液量及组成亦与成人较为接近。

2. 静脉输液　适用于中度以上脱水或吐泻、腹胀严重的患儿。

第1日补液：

第一步：根据脱水程度——定补液总量

表 2-43　补液总量

脱水程度	补液总量(ml/kg)
轻度	90~120
中度	120~150
重度	150~180
扩容(抗休克)	20ml/kg，总量<300ml

第二步：根据脱水的性质——定性(补液的张力)

表 2-44　补液张力

脱水性质	应使用液体张力
等渗性	1/2张(2：3：1液)
低渗性	2/3张(4：3：2液)
高渗性	1/3张(2：6：1液)
休克(扩容)	等张，即1张(2：1等张含钠液)

临床常用混合溶液的名称、张力与组成成分：

表2-45　几种常用混合溶液的名称、张力和组成成分

常用混合溶液（体积比例）	盐	糖	碱	张力	用途
1：1	1	1	0	1/2	用于等渗性脱水
1：2	1	2	0	1/3	用于高渗性脱水
1：4	1	4	0	1/5	用于生理需要
2：1等张含钠液	2	0	1	1	用于低渗或重度脱水、用于扩容
2：3：1	2	3	1	1/2	用于等渗性脱水
4：3：2	4	3	2	2/3	用于低渗性脱水
2：6：1	2	6	1	1/3	用于高渗性脱水

[经典例题2]

2份生理盐水，3份5%葡萄糖溶液，1份1.87%乳酸钠溶液。所组成的液体张力约为

A. 等张　　　　　　　　　　　　　　　B. 2/3 张

C. 1/2 张　　　　　　　　　　　　　　D. 2/5 张

E. 1/3 张

[参考答案] 2. C

第三步：根据补液的目的——定补液速度（定补液阶段）

表2-46　第1天静脉补液实施方案

补液阶段	各阶段补液目的和补液量	补液速度（ml/kg·h）	补液时间（h）	药液张力
扩容阶段	补液目的："抗休克"（20ml/kg，总量<300ml）注：只有重度脱水才有此环节	20～40	0.5～1	2：1等张含钠液（1张）
快速补液阶段	补液目的：补充"累积损失量"（总量的1/2—扩容量）	8～10	8～12	等：补1/2张低：补2/3张高：补1/3张
维持补液阶段	"继续损失量+生理需要量"（余下的1/2总量）	5	12～16	1/5～1/3张

[经典例题3]

小儿腹泻重度低渗性脱水第1天补液，首先进行下列哪项补液处理最适合

A. 2：1 含钠液　　　　　　　　　　　B. 2：3：1 含钠液

C. 3：2：1 含钠液　　　　　　　　　　D. 4：3：2 含钠液

E. 2：6：1 含钠液

[参考答案] 3. A

重度脱水补液分三阶段：扩容抗休克阶段（特有）、快速补液阶段、维持补液阶段；

轻、中度脱水补液分二阶段：快速补液阶段、维持补液阶段；

轻度脱水补液：首选口服补液。

3. 纠正酸碱、电解质平衡紊乱

原则：见尿补钾、见酸补碱、见痉补钙、补镁。

（1）见尿补钾：患儿有尿或来院前6小时内有尿应及时补钾。首选口服补钾。静脉补钾量按3～4mmol/kg（相当于氯化钾200～300mg/kg），严重者增至4～6mmol/kg。特别提醒：静脉补钾的浓度不超过0.3%（40mmol/L）；再严重的缺钾也禁忌从静脉推入；每日静脉补钾时间不应少于8h，需持续4～6日，严重缺钾者应适当延长。

（2）见酸补碱：因输入的混合溶液中已含有部分碱性溶液，输液后循环和肾功能改善，酸中毒也随即纠正。也可根据临床症状和血气分析结果，另加碱性液纠正。重度酸中毒可用1.4%碳酸氢钠扩容，兼有扩充血容量及纠正酸中毒的作用。

（3）见痉补钙、补镁：补液过程中出现抽搐，先补钙，用10%葡萄糖酸钙，每次5～10ml；低镁血症时用25%硫酸镁0.1～0.2ml/（kg·次），深部肌内注射，每6小时一次。

4. 第2日及以后的补液　主要补充继续损失量和生理需要量，继续补钾，供给热量。一般为口服补液，病重或不能口服者仍需静脉补液。

（三）药物治疗

1. 控制感染

（1）水样便：一般不用抗生素，合理输液，选用微生态制剂和黏膜保护剂。

（2）黏液、脓血便：针对病原经验性选用抗生素。

1）大肠杆菌、空肠弯曲菌、耶尔森菌、鼠伤寒沙门菌：选用抗G⁻杆菌抗生素及大环内酯类。

2）金黄色葡萄球菌肠炎、假膜性肠炎：停用原用抗生素，选用新青霉素、万古霉素。

3）真菌性肠炎：停用原用抗生素，必要时抗真菌治疗。

2. 肠道微生态疗法　抑制病原菌定植和侵袭。常用双歧杆菌、嗜酸乳杆菌等制剂。

3. 肠黏膜保护剂　如蒙脱石粉。重要提示：感染性腹泻慎用！

4. 避免使用止泻剂　如洛哌丁胺、地芬诺酯等，否则将增加肠道内细菌繁殖和毒素的吸收，加重全身感染中毒症状。

5. 补锌治疗　补充锌制剂可缩短病程。婴儿期补锌元素每日10～20mg，疗程10～14日。

（四）对迁延性和慢性腹泻治疗

积极寻找引起病程迁延的原因，针对病因进行治疗。迁延性和慢性腹泻患儿多有营养障碍，继续喂养（进食）是必要的治疗措施，长时间禁食对机体有害。

五、腹泻病的预防

1. 合理喂养，提倡母乳喂养，及时合理添加辅助食品。人工喂养者应根据具体情况选择合适的代乳品。

2. 对于生理性腹泻的婴儿应避免不适当的药物治疗。

3. 养成良好的卫生习惯，注意乳品的保存和奶具、食具、便器、玩具和设备的定期消毒。

4. 感染性腹泻患儿，尤其是大肠杆菌、鼠伤寒沙门菌、轮状病毒肠炎的传染性强，集体机构如有流行，应积极治疗患者，做好消毒隔离工作，防止交叉感染。

5. 避免长期滥用广谱抗生素。对于必须使用抗生素，特别是广谱抗生素时，亦应加用微生态制剂，防止由于难治性肠道菌群失调所致的腹泻。

6. 轮状病毒疫苗接种为预防轮状病毒肠炎的理想方法。

第十一章　呼吸系统疾病

第一节　小儿呼吸系统解剖生理特点

课堂讲义

呼吸系统以环状软骨为界，划分为上、下呼吸道。上呼吸道包括鼻、鼻窦、咽、咽鼓管、会厌及喉；下呼吸道包括气管、支气管、毛细支气管、呼吸性细支气管、肺泡管及肺泡。

一、解剖特点

（一）上呼吸道

1. 婴幼儿鼻腔比成人短小，无鼻毛，后鼻道狭窄，黏膜柔嫩，血管丰富，易于感染。

2. 鼻窦黏膜与鼻腔黏膜相连续，鼻窦口相对较大，故急性鼻炎常累及鼻窦。

3. 婴幼儿咽鼓管较宽、直、短，呈水平位，故鼻咽炎时易致中耳炎。

4. 咽扁桃体在 6 个月已发育，腭扁桃体至 1 岁末逐渐增大，4～10 岁发育达高峰，14～15 岁逐渐退化，故扁桃体炎常见于年长儿。

5. 小儿喉部呈漏斗形，喉腔较窄，软骨柔软，黏膜柔嫩而富有血管及淋巴组织，故轻微炎症即可引起声音嘶哑和吸气性呼吸困难。

（二）下呼吸道

1. 婴幼儿气管、支气管较狭窄，软骨柔软，缺乏弹力组织，黏膜血管丰富，纤毛运动较差，易因感染而充血、水肿，分泌物增加，导致呼吸道阻塞。右支气管粗短，异物易坠入右支气管内。

2. 小儿肺弹力纤维发育较差，血管丰富，间质发育旺盛，造成肺的含血量丰富而含气量较少，故易于感染，并易引起间质炎症、肺气肿或肺不张等。

（三）胸廓

小儿纵隔相对较大。纵隔周围组织松软、富于弹力，故在胸腔积液或气胸时易致纵隔移位。

二、生理特点

（一）呼吸频率与节律

年龄愈小，呼吸频率愈快。新生儿40～44 次/分，～1 岁 30 次/分，～3 岁 24 次/分，～7 岁 22 次/分，～14 岁 20 次/分，～18 岁 16～18 次/分。婴儿由于呼吸中枢发育尚未完全成熟，易出现呼吸节律不齐，尤以早产儿、新生儿最为明显。

（二）呼吸型

婴幼儿呈腹膈式呼吸。随年龄增长逐渐转为胸腹式呼吸。

（三）呼吸功能的特点

1. 肺活量　小儿约为 50～70ml/kg。婴幼儿呼吸潜在代偿力较年长儿为差。

2. 潮气量　年龄越小，潮气量越小。

3. 每分钟通气量　正常婴幼儿每分钟通气量如按体表面积计算与成人相近似。

4. 气体弥散量　小儿肺泡毛细血管总面积与总容量均比成人小，故气体弥散量也小。

5. 气道阻力　小儿气道阻力大于成人。

（四）血气分析

表 2-47　小儿动脉血气分析正常值

项目	新生儿	～2 岁	>2 岁
pH	7.3～7.45	7.35～7.45	7.35～7.45
PaO_2(kPa)	8～12	10.6～13.3	10.6～13.3
$PaCO_2$(kPa)	4～4.67	4～4.67	4.67～6.0
HCO_3^-(mmol/L)	20～22	20～22	22～24
BE(mmol/L)	-6～+2	-4～+2	-4～+2
SaO_2(%)	90～97	95～97	96～98

第二节　急性上呼吸道感染

课堂讲义

急性上呼吸道感染简称"上感"，是小儿最常见的疾病，它主要侵犯鼻、鼻咽和咽部，根据感染部位不同，常诊断为"急性鼻咽炎"、"急性咽炎"、"急性扁桃体炎"等。

一、病因

病毒所致者占90%以上，主要有鼻病毒、合胞病毒、流感病毒、副流感病毒、腺病毒、柯萨奇病毒、冠状病毒等。病毒感染后，亦可继发细菌感染，最常见为溶血性链球菌。

二、临床表现

（一）一般类型"上感"

1. 症状

轻重与年龄、病原体及机体抵抗力不同有关，年长儿症状较轻，以局部表现为主（鼻塞、喷嚏、流涕、干咳、咽部不适、咽痛等）；婴幼儿则较重，以全身症状为主，可骤然高热、纳差、咳嗽、可伴有呕吐、腹泻、腹痛、烦躁，甚至高热惊厥。可出现脐周阵痛，与发热引起的反射性肠蠕动增强或肠系膜淋巴结炎有关。病程3～5 日。

2. 体征

可见咽部充血，扁桃体肿大，颌下淋巴结肿大、触痛。肠道病毒所致者，常伴不同形态的皮疹。

（二）两种特殊类型的上感

表 2-48　两种特殊类型的"上感"

	疱疹性咽峡炎	咽结合膜热
病原体	柯萨奇 A 组病毒	腺病毒 3、7 型
好发季节	夏秋季	春夏季
症状	急起高热，咽痛，流涎，呕吐等	是一种以发热、咽炎、结膜炎为特征的急性传染病，呈高热、咽痛、眼部刺痛，有时伴消化道症状

续表

	疱疹性咽峡炎	咽结合膜热
体征	咽部充血，咽腭弓、悬雍垂、软腭等处有2～4mm大小的疱疹，周围有红晕，一旦破溃后形成小溃疡	咽部充血；颈及耳后淋巴结肿大
病程	病程1周左右	病程1～2周

[经典例题1]

疱疹性咽峡炎的病原体为

A. 单纯疱疹病毒　　　　　　　　　　B. 支原体

C. 流感病毒　　　　　　　　　　　　D. 副流感病毒

E. 柯萨奇病毒

[参考答案] 1. E

三、诊断与鉴别诊断

根据病史、临床症状与体征以及特殊临床表现，临床诊断不难，但需与以下疾病鉴别

1. 流行性感冒　①有明显流行病史；②全身症状重，如发热、头痛、咽痛、肌肉酸痛等，而卡他症状不一定出现；③病原为流感病毒、副流感病毒。

2. 急性传染病早期　上感常为各种急性传染病的前驱症状，应结合流行病学史，临床表现及实验室资料等综合分析并观察病情演变。

3. 急性阑尾炎　腹痛常先于发热，以右下腹为主，呈持续性，有腹肌紧张及固定压痛点等。白细胞及中性粒细胞增高。

4. 过敏性鼻炎　某些学龄前儿童和年长儿童有急性上呼吸道感染症状，如鼻塞、流涕、鼻痒、打喷嚏、咳嗽等症状，可持续超过2周或反复发作，而全身症状则较轻，应考虑过敏性鼻炎。鼻拭子涂片嗜酸性细胞增多有助于诊断。

5. 手足口病　疱疹性咽峡炎应与手足口病鉴别。

6. 川崎病　咽结合膜热应与川崎病鉴别。

四、并发症

1. "上感"可继发中耳炎、鼻窦炎、咽后壁脓肿、扁桃体周围脓肿、颈淋巴结炎、喉炎、气管支气管炎、肺炎等，以婴幼儿多见。

2. 病毒感染可并发急性病毒性心肌炎，可致心力衰竭、心律失常，甚至猝死。

3. A组溶血性链球菌感染者，可继发急性肾小球肾炎和风湿热。

4. "上感"可出现热性惊厥。

五、治疗

1. 一般治疗　休息、多饮水；注意呼吸道隔离；预防并发症。

2. 病原治疗　①常用抗病毒药物，如利巴韦林(病毒唑)具有广谱抗病毒作用，疗程为3～5日；②病毒性结合膜炎局部可用0.1%阿昔洛韦滴眼液，1次/1～2h；③如证实为细菌感染或有并发症者，选用抗生素。

3. 对症治疗　物理或药物降温。高热惊厥者给予镇静、止惊等处理。含服咽喉片。

第三节　支气管哮喘

课堂讲义

一、概述

支气管哮喘(简称哮喘)，是儿童期最常见的慢性呼吸道疾病。是由多种细胞(如嗜酸性粒细胞、肥大细胞、T淋巴细胞等)和细胞成分共同参与的气道慢性炎症性疾病，伴有气道的高反应性，出现广泛多变的可逆性气流受限。儿童哮喘如诊治不及时，随病程的延长可产生气道不可逆性狭窄和气道重塑。因此，早期防治至关重要。

二、临床表现

临床表现为反复发作咳嗽、喘息、气促、胸闷等症状，常在夜间和(或)清晨发作或加剧。严重病例呈端坐呼吸、恐惧不安、大汗淋漓、面色青灰。

三、病理生理

气流受阻是哮喘病理生理的核心，支气管痉挛、管壁炎症性肿胀、黏液栓形成、气道重塑是造成患儿气道受阻的原因。

四、诊断

(一)诊断

1. 儿童哮喘诊断标准

符合以下第1~4条或第4、5条者可以诊断为哮喘：

(1)反复发作的喘息、气促、胸闷和咳嗽，多与接触过敏原、冷空气、物理或化学性刺激、病毒性上/下呼吸道感染、运动等有关，常在夜间和(或)清晨发作或加剧。

(2)发作时双肺可闻及散在或弥漫性的、以呼气相为主的哮鸣音，呼气相延长。

(3)上述症状和体征经抗哮喘治疗有效或自行缓解。

(4)除外其他疾病引起的喘息、咳嗽、气促和胸闷。

(5)临床表现不典型者(如无明显喘息或哮鸣音)，应至少具备以下1项：

A. 支气管激发试验或运动激发试验阳性；

B. 证实存在可逆性气道受限：①支气管舒张试验阳性：吸入速效β_2受体激动剂后15分钟，FEV_1增加≥12%；②抗哮喘治疗有效：使用支气管舒张剂和口服(或吸入)糖皮质激素治疗1~2周后，FEV_1增加≥12%。

C. PEF每日变异率(连续监测1~2周)≥20%。

2. 咳嗽变异型哮喘的诊断标准

以下1~4条为诊断基本条件：

(1)咳嗽持续>4周，常在夜间和(或)清晨发作或加剧，以干咳为主。

(2)临床上无感染征象，或经较长时间抗生素治疗无效。

(3)抗哮喘药物诊断治疗有效。

(4)排除其他病因引起的慢性咳嗽。

(5)支气管激发试验阳性(或)PEF每日变异率(连续监测1~2周)≥20%。

(6)个人或一级、二级亲属有特应性病史，或变应原测试阳性。

(二)哮喘的分期

哮喘可分为急性发作期、慢性持续期和临床缓解期。

1. 急性发作期指患者出现以喘息为主的各种症状。

2. 慢性持续期指许多患者即使没有急性发作，但在相当长的时间内总是不同频率和（或）不同程度地出现症状（喘息、咳嗽和胸闷）。

3. 临床缓解期指经过治疗或未经治疗症状和体征消失，肺功能（FEV_1 或 PEF）≥80%预计值，并维持 3 个月以上。

（三）哮喘危重状态

哮喘发作的合理应用常规缓解药物治疗后，仍有严重或进行性呼吸困难者。

五、鉴别诊断

1. 支气管哮喘应与急性喘息性支气管炎、毛细支气管炎、肺结核、气管异物、先天性气管支气管畸形、先天性心血管疾病等鉴别。

2. 咳嗽变异性哮喘应与支气管炎、鼻窦炎、胃食管反流、嗜酸性粒细胞性支气管炎等鉴别。

六、治疗

哮喘治疗目标：①有效控制急性发作症状，并维持最轻的症状，甚至无症状；②防止症状加重或反复；③尽可能将肺功能维持在正常或接近正常水平；④防止发生不可逆的气流受限；⑤保持正常活动（包括运动）能力；⑥避免药物不良反应；⑦防止因哮喘而死亡。

哮喘治疗原则：长期、持续、规范和个体化治疗。

哮喘治疗药物：包括缓解药物和控制药物

表 2-49　缓解药物与控制药物

缓解药物——扩气管，用于哮喘急性发作	控制药物——抗炎的，用于哮喘慢性持续期
吸入型 β_2 受体激动剂	吸入型糖皮质激素
全身性糖皮质激素	长效 β_2 受体激动剂
口服短效 β_2 受体激动剂	缓释茶碱
短效茶碱	白三烯调节剂
抗胆碱能力药物	肥大细胞稳定剂
	全身性糖皮质激素

1. 哮喘急性发作期治疗

（1）β_2 受体激动剂：是目前临床，应用最广的支气管舒张剂，包括吸入法与口服法。吸入治疗是缓解哮喘急性症状的首选方法，可维持 4～6 小时，严重哮喘发作时第 1 小时可每 20 分钟吸入 1 次，以后每 2～4 小时可重复吸入。急性发作病情相对较轻时也可选择短期口服短效 β_2 受体激动剂如沙丁胺醇片和特布他林片等。

（2）全身性糖皮质激素：不主张长期口服糖皮质激素治疗儿童哮喘。严重哮喘发作时应静脉给予甲泼尼龙，或琥珀酸氢化可的松或氢化可的松，疗程 1～7 日，症状缓解后即停止静脉用药，若需持续应用，可改为口服泼尼松。

（3）抗胆碱能药物：吸入型抗胆碱能药物如溴化异丙托品具有舒张支气管的作用，但比 β_2 受体激动剂弱，起效慢，优点是长期使用不易产生耐药，不良反应少。

（4）短效茶碱：可作为缓解药物用于哮喘急性发作的治疗，一般作为哮喘综合治疗方案中的一部分，而不单独应用治疗哮喘。长时间使用应监测茶碱的血药浓度。

（5）吸入型糖皮质激素（ICS）：对儿童哮喘急性发作的治疗有一定的帮助，选用雾化吸入布地奈德悬液，但病情严重时不能以吸入治疗替代全身糖皮质激素治疗，以免延误病情。

2. 哮喘慢性持续期治疗

（1）吸入型糖皮质激素：为哮喘长期控制的首选药物，也是目前最有效的抗炎药物。优点是局部抗炎作用强，全身不良反应少。通常需长期、规范吸入 1～3 年甚至更长时间才能起到预防作用。常用药物有布地奈德、丙酸氟替卡松、丙酸倍氯米松等。

（2）白三烯调节剂：该药耐受性好，副作用小，服用方便。常用药物包括孟鲁司特、扎鲁司特。

（3）缓释茶碱：用于长期控制时，主要协助 ICS 抗炎。

（4）长效 β_2 受体激动剂：包括福莫特罗、沙美特罗、班布特罗及丙卡特罗等。

（5）肥大细胞稳定剂：色甘酸钠，用于预防运动及其他刺激诱发的哮喘。

（6）全身性糖皮质激素：在哮喘慢性持续期控制哮喘发作过程中，全身性糖皮质激素仅短期症状加重或其他控制药物疗效欠佳的情况下短期使用。

表 2-50　哮喘用药核心考点总结

急性发作期	首选——吸入型短效 β_2 受体激动剂(沙丁胺醇、特布他林)
	糖皮质激素——口服、静脉
	+/-抗胆碱药——异丙托溴铵
	+/-茶碱类——口服、静脉给药
慢性持续期	首选——吸入型糖皮质激素(倍氯米松、布地奈德、氟替卡松)
	合用——长效 β_2 受体激动剂(福莫特罗、沙美特罗)
	+/-白三烯受体阻断剂——孟鲁司特、扎鲁司特
	+/-抗胆碱药——噻托溴铵
	+/-茶碱类——口服(缓、控释制剂)、吸入

3. 哮喘危重状态的处理

（1）吸氧：氧浓度 40%，流量 4～5L/min，使 PaO_2 保持在 70～90mmHg(9.3～12kPa)。

（2）补液及纠正酸中毒：防止痰液过黏，阻塞气道。

（3）糖皮质激素：全身应用糖皮质激素作为儿童危重哮喘治疗的一线药物，应早期应用，常用氢化可的松或地塞米松。

（4）支气管扩张剂：可用吸入型速效 β_2 受体激动剂；氨茶碱静脉滴注；抗胆碱能药物；肾上腺素等。

（5）镇静剂：可用水合氯醛灌肠，慎用或禁用其他镇静剂。

（6）抗生素：不常规使用。

（7）机械通气：指征：①严重持续性呼吸困难；②呼吸音减弱，随之哮鸣音消失；③呼吸肌过度疲劳而使胸廓活动受限；④意识障碍，甚至昏迷；⑤吸入 40% 氧气而发绀进行性加重；⑥$PaCO_2 \geqslant 65$mmHg (8.6kPa)。

七、预防

1. 避免高危因素。

2. 哮喘的教育和管理。

第四节　肺　炎

课堂讲义

肺炎是不同病原体或其他因素(如吸入羊水、油类或过敏反应)所引起的肺部炎症。以急性支气管肺炎最为多见。

一、肺炎分类

1. 病理分类　按解剖部位分为支气管肺炎(最常见)、大叶性肺炎、间质性肺炎。

2. 病因分类

(1)病毒性肺炎：呼吸道合胞病毒居首位，其次为腺病毒，流感及副流感病毒等。

(2)细菌性肺炎：有肺炎链球菌、金黄色葡萄球菌、革兰阴性杆菌、军团菌等。

(3)支原体肺炎：由肺炎支原体所致。

(4)衣原体肺炎：以沙眼衣原体、肺炎衣原体多见。

(5)真菌性肺炎：白色念珠菌、肺曲菌、毛霉菌等，多见于免疫缺陷病、长期使用免疫抑制剂或抗菌药物者。

(6)原虫性肺炎：卡氏肺囊虫为主。

(7)非感染病因引起的肺炎：吸入性肺炎、坠积性肺炎、嗜酸性粒细胞性肺炎(过敏性肺炎)等。

3. 病程分类

急性(1个月以内)、迁延性(1～3个月)、慢性(3个月以上)。

4. 病情分类

(1)轻症：呼吸系统症状为主，其他系统仅轻微受累，无明显全身中毒症状。

(2)重症：除呼吸系统受累严重外，可累及循环、神经及消化系统而出现相应的临床症状，如心力衰竭、缺氧中毒性脑病及缺氧中毒性肠麻痹等，全身中毒症状明显。

5. 临床表现典型与否分类

(1)典型肺炎：肺炎链球菌、金黄色葡萄球菌、肺炎克雷伯杆菌、流感嗜血杆菌、大肠杆菌等引起的肺炎。

(2)非典型肺炎：肺炎支原体、衣原体、嗜肺军团菌、某些病毒(汉坦病毒、新型冠状病毒)等引起的肺炎。

6. 肺炎发生的地点分类

(1)社区获得性肺炎：指原本健康的儿童在院外获得的感染性肺炎。

(2)院内获得性肺炎：指住院48小时后，包括出院48小时内发生的感染性肺炎。

7. 新生儿肺炎　新生儿期所患肺炎。

二、支气管肺炎

支气管肺炎是累及支气管壁和肺泡的炎症，为儿童时期最常见的肺炎，2岁以内儿童多发。

(一)病因

病原微生物最常见为细菌和病毒，或混合感染。细菌感染仍以肺炎链球菌多见，病毒感染主要有呼吸道合胞病毒、腺病毒流感及副流感病毒等。

(二)临床表现

1. 轻症肺炎

主要症状：①发热：不规则热，新生儿可不发热，甚至低温；②咳嗽：刺激性干咳→减轻→有痰；新生儿表现口吐白沫；③气促：发热、咳嗽后出现，重者呈点头式呼吸；④全身症状：精神不振、烦躁、呕吐、腹泻。

体征：①呼吸增快：40～80 次/分，鼻翼扇动和三凹症；②发绀：口周、鼻唇沟和指趾端发绀；③肺部闻及固定中、细湿啰音；④病灶融合时出现实变体征；

WHO 急性呼吸道感染防治规划特别强调，呼吸增快是儿童肺炎的重要表现。呼吸急促是指：婴幼儿<2 月龄，呼吸≥60 次/分；2～12 月龄，≥50 次/分；1～5 岁，≥40 次/分。

2. 重症肺炎

表 2-51　重症肺炎各系统表现

受累系统	诊断	临床表现
心血管系统	肺炎合并心力衰竭	呼吸突然加快，>60 次/分； 心率突然加快，>180 次/分； 突然极度烦躁不安，明显发绀，面色苍白或发灰，指(趾)甲微血管再充盈时间延长； 心音低钝、奔马律，颈静脉怒张； 肝脏迅速增大； 少尿或无尿，眼睑或双下肢水肿
神经系统	缺氧中毒性脑病	烦躁、嗜睡、眼球上窜、凝视； 球结膜水肿，前囟隆起； 昏睡、昏迷、惊厥； 瞳孔改变：对光反应迟钝或消失； 呼吸节律不整，呼吸心跳解离(有心跳，无呼吸)； 脑膜刺激征阳性，脑脊液检查除压力增高外，其他均正常 如有①～②项则提示脑水肿，伴其他一项以上者可确诊
消化系统	缺氧中毒性肠麻痹	频繁呕吐，严重腹胀，呼吸困难加重，听诊肠鸣音消失。 重症患儿还可呕吐咖啡样物，大便潜血阳性或柏油样便
抗利尿激素异常分泌综合征 (脑性低钠血症)		血钠≤130mmol/L，血渗透压<275mmol/L； 肾脏排钠增加，尿钠≥20mmol/L； 临床上无血容量不足，皮肤弹性正常； 尿渗透压高于血渗压； 肾功能正常； 肾上腺皮质功能正常，血 ADH 升高。 若 ADH 不升高，则可能为稀释性低钠血症
DIC		表现为血压下降，四肢凉，脉速而弱，皮肤黏膜及胃肠道出血

[经典例题 1]

重症肺炎患儿发生腹胀主要是由

A. 低钾血症　　　　　　　　　　　　　　B. 中毒性肠麻痹

C. 胃肠道毛细血管通透性增加　　　　　　D. 低钠血症

E. 代谢性酸中毒

[参考答案] 1. B

(三)并发症

若延误诊断或病原体致病力强者，可引起下列并发症。多见于金黄色葡萄球菌肺炎和某些革兰阴性杆菌肺炎。

1. 脓胸　表现为高热不退，呼吸困难加重，患侧呼吸运动受限，语颤减弱，叩诊浊音，听诊呼吸音减弱或消失。若积脓较多，纵隔向健侧移位。胸腔穿刺可抽出脓液。X 线检查示患侧肋膈角变钝。

2. 脓气胸　表现为病情突然加重，咳嗽剧烈，烦躁不安，呼吸困难，面色青紫。叩诊在积液上方呈鼓音，下方呈浊音，呼吸音减低或消失。若出现支气管胸膜瘘，可形成张力性气胸。立位 X 线可见液气面。

3. 肺大泡　体积大者可引起急性呼吸困难。X 线可见薄壁空洞。

4. 其他　引起肺脓肿、化脓性心包炎、败血症等。

（四）诊断与鉴别诊断

1. 诊断　支气管肺炎的诊断比较简单，一般有发热、咳嗽、呼吸急促的症状，肺部听诊闻及中、细湿啰音和（或）胸部影像学有肺炎的改变均可诊断为支气管肺炎。确诊支气管肺炎后应进一步了解引起肺炎的可能病原体、病情的轻重及有无并发症。

2. 鉴别诊断

急性支气管炎；支气管异物；支气管哮喘；肺结核。

（五）治疗

治疗原则：采用综合治疗，积极控制炎症、改善通气、对症治疗、防治并发症。

1. 一般治疗及护理　保持室内空气清新，温度 18～20℃、湿度 60% 为宜。饮食宜富含维生素和蛋白质。保持呼吸道通畅。

2. 抗感染治疗

（1）用药原则：①根据病原菌选用敏感药物；②选用的药物在肺组织中应有较高浓度；③早期用药，适宜剂量，合适疗程；④重者静脉、联合用药；⑤轻症患者口服抗生素，重症或口服困难者可肠道外用药。

（2）根据不同病原选择抗生素

1）肺炎链球菌：青霉素敏感者首选青霉素或阿莫西林，青霉素过敏者选用大环内酯类抗生素。

2）金黄色葡萄球菌：首选苯唑西林钠或氯唑西林钠，耐药者选用万古霉素或联用利福平。

3）流感嗜血杆菌：首选阿莫西林加克拉维酸（或加舒巴坦）。

4）大肠杆菌和肺炎杆菌：首选头孢曲松或头孢噻肟。

5）肺炎支原体和衣原体：首选大环内酯类抗生素如红霉素、罗红霉素。

6）铜绿假单菌：首选替卡西林加克拉维酸。

7）卡他莫拉菌：首选阿莫西林加克拉维酸。

（3）用药时间：一般持续至体温正常后 5～7 日；临床症状、体征消失后 3 日停药。支原体肺炎至少使用抗菌药物 2～3 周。葡萄球菌肺炎比较顽固，在体温正常后 2～3 周可停药，总疗程 ≥6 周。

（4）抗病毒治疗

1）利巴韦林：即病毒唑，抑制多种 RNA 及 DNA 病毒，对合胞病毒、腺病毒均有效。

2）α-干扰素：使病毒不能在细胞内复制，雾化吸入比肌内注射疗效好。

3. 对症治疗

（1）氧疗：有缺氧表现时需吸氧。

（2）气道管理：①吸痰与祛痰；②雾化吸入；③喘憋严重者用支气管解痉剂；④保证液体摄入量，气道湿化；⑤必要时行气管插管、机械通气。

（3）其他：处理腹胀、降温、镇静。

4. 肾上腺皮质激素的应用

可减少炎症渗出，解痉，改善微循环，降低颅内压的作用，常用地塞米松、甲泼尼龙或氢化可的松，疗程 3～5 日。使用指征：①全身中毒症状明显；②严重喘憋或呼吸衰竭；③伴有脑水肿、中毒性脑病、感染性休克的病例；④胸腔短期有较大量渗出。

5. 并发症及并存症的治疗

（1）并发脓胸、脓气胸者：应及时穿刺引流。如患儿中毒症状重、脓液黏稠，经反复穿刺排除不畅者，或出现张力性气胸时，给予胸腔闭式引流。

（2）肺炎合并心力衰竭者：利尿、强心剂（常用地高辛或毛花苷 C）、血管活性药等。

（3）肺炎合并中毒性脑病者：脱水疗法、改善通气、扩血管、止惊、糖皮质激素、促进脑细胞恢复。

（4）脑性低钠血症的治疗：当血钠为 120～130mmol/L，无明显症状时，主要措施是限制水的摄入量。如血钠<120mmol/L，出现明显低钠血症表现时，按3%氯化钠 10ml/kg 可提高血钠 10mmol/L 计算，先给予 1/2 量，必要时可重复 1 次。

[经典例题 2]

支原体肺炎应用抗生素的疗程是

A. 体温正常后停药　　　　　　　　B. 症状消失后

C. 1 周　　　　　　　　　　　　　D. 2～3 周

E. 4～6 周

[参考答案] 2. D

三、几种不同病原体所致肺炎的特点

1. 病毒性肺炎

表 2-52　病毒性肺炎

	呼吸道合胞病毒性肺炎	腺病毒性肺炎
发病率	第 1 位	第 2 位
病情病势	较轻	更重
症状特点	轻度：低、中度发热、呼吸困难症状不重 中重度：明显呼吸困难，憋喘、发绀、鼻翼扇动等	起病急骤、持续高热、中毒症状重
体征特点	憋喘、三凹征、发绀、鼻翼扇动 听诊多有中、细湿啰音	①肺部啰音出现迟，多于高热3～7日后才出现；②肝脾可增大；③麻疹样皮疹；④出现心率快、心音低钝等心肌炎、心力衰竭表现
X 线特点	点、片、斑状阴影，可伴有肺气肿	X 线表现比肺部啰音出现早，强调早摄片。呈片状大病灶，吸收慢

2. 细菌性肺炎

表 2-53　细菌性肺炎

	流感嗜血杆菌肺炎	金黄色葡萄球菌肺炎
发病率	多见于小于 4 岁	新生儿、婴幼儿发病率高
病情病势	起病缓慢，病程亚急性、全身中毒症状重	起病急、病情严重、进展快、全身中毒症状明显
症状特点	面色苍白，痉挛性咳嗽，呼吸困难	可有各种类型皮疹，如荨麻疹或猩红热样皮疹
体征特点	发绀、鼻翼扇动、三凹征，肺部有湿啰音或实变体征	早期即可有散在中、细湿啰音，发生脓胸、脓气胸时可有相应体征
X 线特点	多种多样	开始为小片状阴影，数小时可出现小脓肿、肺大疱或胸腔积液

3. 非典型细菌性肺炎

表 2-54　肺炎支原体肺炎与沙眼衣原体

	肺炎支原体肺炎	沙眼衣原体肺炎
好发人群	学龄前儿童、青年	1～3 个月小婴儿
病情病势	急性起病	起病缓慢
症状特点	最典型的表现为刺激性咳嗽、顽固性咳嗽、百日咳样咳嗽，可持续1～4周	特征性的阵发性不连贯咳嗽，一阵急促咳嗽后继以一短促吸气；1/2患儿有结膜炎。

续表

	肺炎支原体肺炎	沙眼衣原体肺炎
体征特点	肺部体征多不明显,甚至全无	肺部偶可闻及干、湿啰音,甚至捻发音和哮鸣音
X线特点	体征轻,而X线改变明显是又一显著特点	双侧间质性或小片状浸润,双肺过度充气

[经典例题3]

5岁儿童,低热干咳1周,加重3天,呈刺激性咳嗽,夜眠不安。查体:体温38℃,双肺呼吸音粗,未闻啰音,心腹未见异常,白细胞$11×10^9$/L,中性0.70,ESR 40mm/h。胸片示右下肺呈云雾状薄片影,其最可能的诊断是

    A. 大叶性肺炎   B. 支气管肺炎

    C. 支原体肺炎   D. 腺病毒肺炎

    E. 嗜酸粒细胞肺炎

[参考答案] 3. C

第十二章 心血管系统疾病

第一节 心血管系统生理特点

课堂讲义

一、胎儿新生儿循环转换

(一)正常胎儿血循环特点

1. 胎儿的营养与气体代谢是通过胎盘与脐血管来完成。

2. 只有体循环,几乎无肺循环。

3. 胎儿体内绝大部分是混合血(肝脏是纯动脉血供应)。

4. 静脉导管,卵圆孔及动脉导管是胎儿血液循环中的特殊通道。

5. 胎儿时期含氧量最高的器官是肝,其次是心、脑、上肢,而下半身血的含氧量最低。

6. 胎儿期右心室承担较左心室更大的容量负荷和压力负荷。

(二)生后血液循环的改变

1. 脐血管 出生脐带结扎后即血流停止而废用,6~8周后完全闭锁。脐胎循环转变为肺循环。

2. 卵圆孔 由于呼吸建立、肺泡扩张,肺循环压力降低,流入肺脏的血液增多,使肺静脉回流至左心房的血量也增多,左心房压力因而增高。当左心房压力当超过右心房时,卵圆孔发生功能上关闭,5~7个月形成解剖上关闭。

3. 动脉导管 生后由于肺循环压力降低和体循环压力升高,流经动脉导管的血流逐渐减少,最后停止,形成功能上关闭。由于血氧增高或缓激肽的释放也促进动脉导管平滑肌收缩,使导管逐渐闭塞。约80%婴儿在生后3个月内、95%在生后1年内形成解剖上关闭。

[经典例题1]

胎儿血液循环出生后的改变,下列哪项是不正确的

A. 肺小动脉肌层退化

B. 肺循环压力增高

C. 卵圆孔关闭

D. 体循环压力增高

E. 动脉导管关闭

[参考答案] 1. B

二、小儿心率、血压的特点

1. 心率 小儿心率随年龄增长逐渐减慢。新生儿每分钟120~140次,1岁以内每分钟110~130次,2~3岁每分100~120次,4~7岁每分钟80~100次,8~14岁每分钟70~90次。

2. 血压

（1）动脉血压：婴幼儿动脉血压较低，以后随着年龄的增长而升高。

推算公式：收缩压＝（年龄×2）+80mmHg（新生儿收缩压平均70mmHg）。舒张压＝收缩压的2/3。

目前多用百分位数值评价血压正常范围，凡收缩压和（或）舒张压在95百分位以上者为高血压。

（2）静脉血压：学龄前儿童静脉压为40mmH$_2$O左右，学龄儿童约为60mmH$_2$O。

第二节　先天性心脏病概述

课堂讲义

一、先天性心脏病分类

先天性心脏病（简称先心病）临床上根据左、右两侧心腔及大血管之间有无特殊的通道及血液分流的方向分为三大类。

表 2-55　血流方向分型

	左向右分流	右向左分流	无分流型
临床别称	潜伏青紫型	青紫型	无青紫型
病理生理	正常情况下，由于体循环压力高于肺循环，故平时血液从左向右分流而不出现青紫。当剧哭、屏气或任何病理情况下致使肺动脉或右心室压力增高并超过左心压力时，则可使血液自右向左分流而出现暂时性青紫（艾森曼格综合征）	某些原因（如右心室流出道狭窄）致使右心压力增高并超过左心，使血液经常从右向左分流时，使大量静脉血流入体循环，可出现持续性青紫	心脏左、右两侧或动、静脉之间无异常通路或分流
典型疾病	室间隔缺损、动脉导管未闭、房间隔缺损	法洛四联症	肺动脉狭窄、主动脉狭窄

敲黑板

四两拨千斤：右心内是静脉血（紫蓝色），左心内是动脉血（鲜红色）

→故右向左分流，静脉血进入体循环，才会青紫（发绀）

紫绀见于：法洛四联症（右→左）、艾森曼格综合征（左→右，出现反向分流）。

二、先天性心脏病的特殊检查方法

1. 普通X线检查　可了解心房、心室和大血管的位置、形态、轮廓、搏动，有无肺门"舞蹈"征、心脏增大、食管压迹等。新生儿及小婴儿的心胸比值应小于55%，年长儿的心胸比值应小于50%。

2. 心电图　可反映心脏的位置、房室有无增厚及心肌病变。特别是各种心律失常，心电图是其确诊的手段。

3. 超声心动图　既能显示心脏的解剖结构，还能够提供心脏功能及部分血流动力学信息，对先天性心脏病的诊断有很大帮助。

4. 心导管检查（术前）　是先心病明确诊断和决定手术前重要的检查方法之一。临床常用右心导管检查。可了解心腔及大血管不同部位的血氧含量、压力变化，明确有无分流及分流部位。

5. 心血管造影　经以上检查仍不能明确诊断而又需做手术者，可做此检查。

6. 放射性核素心血管造影。

7. 计算机断层扫描。

8. 磁共振成像。

三、先天性心脏病的鉴别诊断

表2-56　先天性心脏病诊断及鉴别诊断

病名		房间隔缺损	室间隔缺损	动脉导管未闭	法洛四联症
分类		左向右分流型	左向右分流型	左向右分流型	右向左分流型
症状		①一般情况无青紫，某些原因导致肺动脉高压，右心室超过左心室压力时，出现青紫（艾森曼格综合征）②肺循环血量增加，易患肺炎③体循环血量减少，发育落后			青紫，蹲踞，晕厥，发育落后
心脏体征	杂音部位	第2、3肋间	第3、4肋间	第2肋间	第2~4肋间杂音
	性质和响度	2~3级收缩期吹风样杂音，传导范围小	2~3级粗糙收缩期杂音，传导广	2~4级连续性机器样杂音，向颈传导	2~3级喷射性收缩期杂音，传导广
	震颤	无	有	有	可有
	P_2	固定分裂，亢进	亢进	亢进	减低
X线检查	房室增大	右房、右室大	左右室大，左房可大	左房、左室大	右室大、心尖上翘，呈靴形
	肺动脉段	凸出	凸出	凸出	凹陷
	肺野	充血	充血	充血	清晰
	肺门舞蹈	有	有	有	无

敲黑板

四两拨千斤：左向右分流——进到肺的血多，进到主动脉的血少
右向左分流——进到肺的血少，进到主动脉的血多

第三节　常见先天性心脏病

课堂讲义

一、房间隔缺损

房间隔缺损占先天性心脏病发病总数的5%~10%。

（一）病理生理

出生时及新生儿早期右心房压力可略高于左心房，可出现右向左分流，出现暂时性的青紫。随着肺循环血量的增加，左心房压力超过右心房时，转为左向右分流。分流量的大小取决于缺损大小及两侧心室顺应性而不同。右心房接受上下腔静脉回流的血，又接受左心房分流的血，导致右心房、右心室舒张期负荷

过重,因而使右心房及右心室增大,肺循环血量增多,而左心室、主动脉及体循环血量则减少。

总之:左向右分流-体循环缺血-肺 A 高压、肺循环淤血。压力增高,晚期可导致肺小动脉肌层及内膜增厚,管腔狭窄,到成年后出现右心衰,左向右分流减少,甚至出现右向左分流,临床出现紫绀。

(二)临床表现

1. 症状

小型缺损:无明显症状,仅在体检时发现胸骨左缘第 2、3 肋间有收缩期杂音。

大型缺损:①因体循环血量减少而影响生长发育,患儿瘦小、乏力、多汗和活动后气促;②因肺循环血流增多易致反复呼吸道感染;③当剧哭、肺炎或心力衰竭时可出现暂时性青紫(艾森曼格综合征)。

2. 体征 ①可见心前区隆起,有抬举冲动感,心尖搏动弥散,心浊音界扩大,系因分流导致右心房、右心室增大;②胸骨左缘第 2 肋间可闻及 2~3 级收缩期喷射性杂音,系因右心室排血量增多,大量血液通过正常肺动脉瓣时(形成相对狭窄)所致。③第一心音亢进,肺动脉瓣第二心音增强;④第二音固定分裂,系因右心室容量增加,收缩时喷射血流时间延长,肺动脉瓣关闭更落后于主动脉瓣,出现不受呼吸影响的第二心音固定分裂。⑤当肺循环血流量超过体循环达 1 倍以上时,则在胸骨左下第 4~5 肋间处可出现三尖瓣相对狭窄的短促与低频的舒张早、中期杂音,吸气时更强,呼气时减弱。

(三)并发症

支气管肺炎、心律失常、心力衰竭、肺水肿及感染性心内膜炎等。晚期梗阻性肺动脉高压时,血自右向左分流出现持续青紫(即艾森曼格综合征)。

(四)诊断

1. 根据病史、临床表现(症状与体征)。

2. X 线检查 心脏轻~中度扩大,以右心房、右心室扩大为主;肺动脉段明显突出,肺野充血明显,可有肺门"舞蹈",主动脉影缩小。

3. 心电图 电轴右偏,不完全右束支传导阻滞,部分患者右心房、右心室肥大。

4. 超声心动图右心房增大,右心室流出道增宽,主动脉内径缩小。扇形四腔心切面可显示缺损大小及位置。

5. 心导管检查 导管通过缺损进入左心房,可发现右心房血氧含量高于上下腔静脉。

敲黑板

四两拨千斤:房间隔缺损 X 线诊断关键字是——"右"——即:右心房、右心室增大。记忆技巧——"有房!"

(五)治疗

1. 内科治疗 及时防治支气管肺炎、心力衰竭等并发症。

2. 外科治疗 分流量大者宜在 3~5 岁时做选择性手术修补。

3. 介入性治疗 通过介入性心导管术,旋转双面蘑菇伞关闭房缺。

[经典例题 1]

2 岁女孩,体检发现胸骨左缘第 2~3 肋间Ⅱ~Ⅲ级收缩期杂音,肺动脉瓣区第 2 音亢进,伴固定性分裂。该患儿的诊断是

A. 动脉导管未闭   B. 房间隔缺损

C. 室间隔缺损   D. 法洛四联症

E. 肺动脉瓣狭窄

[参考答案] 1. B

二、室间隔缺损

室间隔缺损是最常见的先天性心脏病，约占我国先心病的 50%。

(一)病理生理

由于左室压力高于右室，故血液自左心室向右心室分流，分流量多少取决于缺损面积、及肺血管阻力，大致可分为 3 种类型：

表 2-57 室间隔缺损的病理生理

	小型室缺(roger 病)	中型室缺	大型室缺
缺损直径(mm)	<5	5～10	>10
缺损面积 (cm²/m² 体表面积)	<0.5	0.5～1.0	>1.0
分流大小	少	肺循环血量可达体循环的 1.5～3.0 倍以上	血液在两心室自由交通，称非限制性室间隔缺损
症状	无或轻微	有	明显
肺血管	可无影响	肺血管床有很丰富的后备容量，可保证肺动脉收缩压和肺血管阻力在较长时间不增高	发绀(艾森曼格综合征)

(二)临床表现

1. 症状　小型缺损：①可无明显症状，生长发育不受影响；②胸骨左缘第 3、4 肋间听到响亮粗糙的 3～4 级全收缩期杂音。

中～大型缺损：①体循环血流减少的表现：如生长发育落后、呼吸急促，多汗，喂养困难，消瘦、苍白、乏力；②肺循环血流增多的表现：如易反复呼吸道感染，甚至心力衰竭；③有时因扩张的肺动脉压迫喉返神经，引起声音嘶哑。④当剧烈哭吵、咳嗽或肺炎时，可出现暂时性青紫。

2. 体征

(1)小型缺损(Roger 病)：仅体检时发现胸骨左缘第 3、4 肋间听到响亮粗糙的 3～4 级全收缩期杂音，常伴震颤，P₂正常或稍增强。

(2)大型缺损：心前区隆起，心界增大，心尖冲动弥散，胸骨左缘第 3、4 肋间可闻及 3～4 级响亮粗糙的全收缩期杂音，传导广泛，杂音最响部位可触及明显震颤，P₂亢进。肺血流量大于体循环一倍以上时，在心尖区听到舒张期杂音(系二尖瓣相对狭窄所致)。

(3)缺损很大且伴有明显肺动脉高压时，心脏杂音较轻而 P₂显著亢进，右心室压力亦显著升高，此时左向右分流减少，甚至出现右向左分流而出现青紫。形成永久性肺动脉高压时，患儿呈现持续性青紫，即称艾森曼格综合征。

[经典例题 2]

室间隔缺损患儿有时出现声音嘶哑，其原因是

A. 扩张的右心房压迫喉返神经

B. 扩张的左心房压迫喉返神经

C. 扩张的主动脉压迫喉返神经

D. 扩张的肺动脉压迫喉返神经

E. 扩张的左、右心房压迫喉返神经

[参考答案] 2.D

(三)并发症

室间隔缺损易并发支气管肺炎、心力衰竭、肺水肿、感染性心内膜炎。晚期可出现艾森曼格综合征。

(四)诊断

1. 根据病史、临床表现(症状与体征)。

2. X线检查　小型室缺心肺X线检查无明显改变。大、中型缺损心影增大，双侧心室增大，肺动脉段明显突出，肺野明显充血，可有肺门"舞蹈"。但右心房甚至可缩小。

3. 心电图　缺损大者左心室及右心室肥厚。

4. 超声心动图　左心房及左心室内径增宽，主动脉内径缩小。缺损大者，扇形扫描可直接探到缺损的大小。多普勒彩色血流显像分流的部位、方向及缺损的位置。

5. 心导管检查　导管从右心室可通过缺损进入左心室上行至主动脉，右心导管可发现右心室血氧含量高于上下腔静脉及右心房。

敲黑板

四两拨千斤：室间隔缺损X线诊断关键字是——"右心房缩小"，可见双室增大，左心室最先增大，但右心房缩小。记忆技巧——"房子又小了"。

(五)治疗

1. 内科治疗　防治肺炎、心力衰竭及感染性心内膜炎等并发症。

2. 外科治疗　宜于4~5岁作修补手术，如缺损大、症状重者可于婴幼儿期手术。

3. 介入性治疗。

三、动脉导管未闭

约占先心病的10%左右。动脉导管在出生后大约10~15小时即发生功能性关闭，2~3个月解剖性关闭。若3个月以后持续开放，并产生病理生理改变，即称动脉导管未闭。

一般分为三种类型：①管型；②漏斗型；③窗型。

(一)病理生理

血流动力学改变取决于导管的粗细、分流量的大小及主、肺动脉之间的压差。

1. 主动脉向肺动脉分流　由于主动脉在收缩期和舒张期的压力均超过肺动脉，因而通过未闭动脉导管的左向右分流的血液连续不断，使肺循环及左心房、左心室血流量明显增加，左心负荷加重，其排血量达正常时的2~4倍。

2. 心脏负担加重　部分病人左心室搏出量的70%可通过大型动脉导管进入肺动脉，导致左心房扩大，左心室肥厚扩大，甚至发生充血性心力衰竭。长期大量血流向肺循环的冲击，肺小动脉可有反应性痉挛，形成动力性肺动脉高压，右心室肥厚甚至衰竭。

3. 反向分流　当肺动脉压力超过主动脉压时，左向右分流明显减轻，产生肺动脉血流逆向分流入主动脉，患儿呈现差异性紫绀，下半身青紫，左上肢有轻度青紫，右上肢正常。

(二)临床表现

1. 症状　轻症：临床无症状，仅体检时偶然发现心脏杂音。重症(导管口径粗大)：出现体循环血流不足和肺血流量增多表现(同室间隔缺损)，偶有声音嘶哑(扩大肺动脉压迫喉返神经所致)。

2. 体征　①典型的杂音：胸骨左缘第2肋间闻及粗糙响亮的连续性机器样杂音，占整个收缩期与舒张期，于收缩期末最响，并向左锁骨下、颈部和背部传导，肺动脉瓣区第二音增强；②特有的体征：出现脉压差增宽(40mmHg)和周围血管征阳性，可见毛细血管搏动、水冲脉、股动脉枪击音；③特殊的青紫：晚期肺动脉高压，出现艾森曼格综合征时，表现为差异性发绀(下半身紫、左上肢轻度青紫，而右上肢正常)。

敲黑板

点石成金：周围血管征的形成机制是——舒张压下降、收缩压不变、脉压差增宽。

差异性青紫的形成机制是——因为动脉导管位于肺动脉与主动脉降支之间，反向分流时静脉血经主动脉降支流向下半身。

（三）并发症

支气管肺炎、感染性心内膜炎，分流量大者早期并发充血性心力衰竭。

（四）诊断

1. 根据病史、临床表现（症状和体征）。

2. X线检查 典型者左心房、左心室增大，肺动脉段突出，肺野充血，肺门血管影增粗，搏动增强，可有肺门"舞蹈"。主动脉弓增大（此特征对鉴别室间隔缺损和房间隔缺损有意义）。

3. 心电图 分流量大者左心室肥大或左、右心室肥大，心衰者伴心肌劳损改变。

4. 超声心动图 左心房和左心室内径增宽、主动脉内径增宽，扇形切面显示导管的位置及粗细。

5. 心导管检查 右心导管可发现肺动脉血氧含量高于右心室。右心室及肺动脉压力正常或不同程度的升高。部分患者导管从未闭的动脉导管由肺动脉进入降主动脉。

敲黑板

四两拨千斤：动脉导管未闭X线诊断关键字是——"左"——左心房、左心室增大。

记忆技巧——"关注工作"才能买到房子——"关=管"、"作=左"。

3种左向右分流先心病中，动脉导管未闭特有X线表现——主动脉弓增大。

（五）治疗

1. 内科治疗 新生儿动脉导管未闭，试用吲哚美辛（消炎痛），以促使导管关闭。

2. 外科治疗 宜在学龄前选择手术结扎或切断导管即可治愈。

3. 介入性治疗。

敲黑板

表2-58 左向右分流要点总结

共同的特点	均为潜在青紫型，晚期可出现艾森曼格综合征（青紫、发绀）
	均有肺循环血流量增多→导致反复呼吸道感染
	均有体循环血流量减少→导致体力差、影响生长发育
	均有不同程度的肺高压 →X线：肺动脉段凸出、肺血多、肺透亮度↓、肺纹理增多，肺门"舞蹈" →症状：第二心音亢进
	均可有并发症：肺炎、心力衰竭、感染性心内膜炎
特有诊断线索	房间隔缺损：病情最轻、第二心音亢进伴固定分裂
	室间隔缺损：最多见、最典型；左心室先增大、右心房可缩小。
	动脉导管未闭：连续杂音、周围血管征、差异性青紫、主动脉弓增大

四、法洛四联症

是存活婴儿中最常见的青紫型先天性心脏病，约占所有先天性心脏病的12%。法洛四联症由四种畸形组成：①肺动脉狭窄（右心室流出道梗阻）；②室间隔缺损；③主动脉骑跨（骑跨在室间隔上）；④右心室肥大（继发）。其中以肺动脉狭窄最重要，决定患儿病理生理、临床严重程度及预后。

（一）病理生理

肺动脉狭窄轻者，右心室压力仍低于左心室，故为左向右分流；肺动脉狭窄严重者，右心室压力与左心室相似，此时右心室血流大部分进入骑跨的主动脉（右向左分流），因而出现青紫。肺动脉狭窄越重，右向左分流越多，临床表现就越重。由于肺动脉狭窄，血液进入肺受阻，引起右心室代偿性肥厚。

（二）临床表现

1. 青紫是最早出现而且是主要表现。易出现在毛细血管丰富的浅表部位。因缺氧，活动耐力差，啼哭、激动、体力活动、寒冷时可出现气急及青紫加重。

2. 蹲踞症状　患儿行走、游戏时，常主动下蹲片刻。系因蹲踞时下肢屈曲，使静脉回心血量减少，减轻心脏负荷，同时因下肢动脉受压，体循环阻力增加使右向左分流量减少。

3. 阵发性缺氧发作　婴儿有时在吃奶或哭闹后出现阵发性呼吸困难，严重者突然昏厥、抽搐，甚至死亡。是由于在肺动脉漏斗部狭窄的基础上，突然发生该处肌部痉挛，引起一时性肺动脉梗阻，使脑缺氧加重所致。年长儿常诉头痛、头昏。

4. 杵状指（趾）　表现指（趾）端膨大如鼓槌状，是长期和慢性缺氧引起。

5. 体格发育落后　体检：心前区可隆起，胸骨左缘第2、3、4肋间闻及Ⅱ～Ⅲ级喷射性收缩期杂音，肺动脉第二音减弱或消失（唯一 P_2 减弱是法洛四联症）。

> **敲黑板**
>
> 高频命题点：阵发性缺氧发作：
> ▶机制：本来就狭窄的肺动脉进一步痉挛，导致一过性肺动脉梗阻、脑缺氧加重。
> ▶诱因：吃奶、哭闹。
> ▶症状：头痛、头晕，严重者突然晕厥、抽搐、甚至死亡。

（三）并发症

1. 脑血栓　最常见，因长期缺氧，红细胞代偿性增加，血液黏稠度高，血流缓慢，故易引起脑血栓。

2. 脑脓肿　若为细菌性血栓，则易形成脑脓肿。

3. 感染性心内膜炎

（四）诊断

1. 根据病史、临床表现（症状与体征）。

2. 血象血红细胞计数和血红蛋白明显增高，血小板降低，凝血酶原时间延长。

3. X线检查　心尖圆钝上翘，肺动脉段凹陷，构成"靴形"心影，肺门血管影减少，肺野清晰。

4. 心电图　电轴右偏，右心室肥大，狭窄严重者伴心肌劳损。

5. 超声心动图　主动脉骑跨在室间隔之上，主动脉内径增宽，并见主动脉口下的高位室缺，右心室漏斗部狭窄。

6. 心导管检查　右心导管进入右心室后，易从高位的室缺进入骑跨的主动脉或进入左心室，但很难进入肺动脉。

（五）治疗

1. 内科治疗　①一般治疗：鼓励饮水；②及时补液，防治脱水和感染；③预防脑血栓、脑脓肿等。

2. 缺氧发作的治疗　发作轻者使其取胸膝位即可缓解，重者应立即吸氧，给予新福林每次

0.05mg/kg 静脉注射，或心得安(减轻肌肉痉挛)每次 0.1mg/kg。必要时也可皮下注射吗啡。缺氧时间长时，及时纠正酸中毒，给予 5%碳酸氢钠静脉注射。经上述处理后仍不能有效控制发作者，应考虑急症外科手术修补。

3. 外科治疗　轻症患者可考虑于 5～9 岁行一期根治手术，但稍重的患儿应在生后 6～12 个月行根治术。

第十三章　泌尿系统疾病

第一节　小儿泌尿系统解剖生理特点

课堂讲义

一、解剖生理特点

（一）解剖特点

1. 肾脏　婴儿肾脏位置较低，下极在髂嵴以下第 4 腰椎水平，>2 岁达髂嵴以上。

2. 输尿管　输尿管长而弯曲，弹力纤维发育不良，易受压及扭曲而致梗阻。

3. 膀胱　婴儿膀胱位置高于年长儿，尿液充盈时，顶入腹腔易触及。

4. 尿道　女婴尿道短（1cm），性成熟期 3～5cm，外口暴露接近肛门，易感染。

（二）生理特点

1. 肾小球滤过率　出生时较低，2 岁时达成人水平。

2. 肾小管重吸收和排泄功能　新生儿葡萄糖肾阈减低，易发生糖尿。生后 10 天内，排钾能力有限，应避免钾离子输入。

3. 浓缩、稀释功能　新生儿及婴幼儿尿浓缩功能低，入量不足时易脱水。稀释功能接近成人，但因 GFR 低，利尿速度慢，大量水负荷或输液过快时易水肿。

4. 酸碱平衡功能　新生儿及婴幼儿时期易发生酸中毒。

5. 内分泌功能　肾脏是重要的内分泌器官，产生肾素、前列腺素、促红细胞生成素（胎儿期合成较多）、1, 25-(OH)$_2$D$_3$、激肽释放酶、利钠激素等。

二、小儿排尿及尿液特点

1. 排尿时间及次数　93%新生儿生后 24 小时内排尿，99%生后 48 小时排尿。婴儿排尿次数较多，每日 15～16 次为正常表现，学龄前和学龄期每日 6～7 次。

2. 排尿量及少尿、无尿标准

表 2-59　各年龄阶段尿量、少尿、无尿标准

年龄	正常尿量（ml/24h）	少尿（ml/24h）	无尿（ml/24h）
婴儿期	400～500	<200	<50
幼儿期	500～600	<300	
学龄前期	600～800	<400	
学龄期	800～1400		

（1）尿色：正常情况下尿色呈淡黄色。

（2）尿液酸碱度：新生儿尿呈酸性（含尿酸盐较多），婴幼儿尿接近中性或弱酸性。

（3）尿比重和渗透压：新生儿尿比重较低（1.006～1.008），渗透压平均为 240mmol/L。儿童尿渗透压

通常 500～800mmol/L，尿比重通常为 1.011～1.025。

（4）尿常规：正常儿童新鲜尿沉渣镜检：红细胞<3 个/HP，白细胞<5 个/HP，管型无或偶见。

蛋白检查：定性为阴性。正常小儿尿中仅含微量蛋白，通常≤100mg/（m² · 24h），定量若>150mg/d 为异常。

12 小时尿 Addis 计数：红细胞<50 万，白细胞<100 万，管型<5000 个为正常。

第二节　急性肾小球肾炎

课堂讲义

急性肾小球肾炎（简称急性肾炎），可分为急性链球菌感染后肾小球肾炎和急性非链球菌感染后肾小球肾炎，本节考察的是前者。本病多见于儿童和青少年，以5～14 岁多见，小于 2 岁少见，男女之比为2∶1。

一、病因

绝大多数为 A 组 β 溶血性链球菌感染后引起的免疫反应，称为急性链球菌感染后肾炎（APSGN）。以上呼吸道感染和扁桃体炎最常见，脓皮病或皮肤感染次之。

二、临床表现

（一）前驱感染　90%的病例有链球菌的前驱感染，在前驱感染后经 1～4 周无症状的间歇期而急性起病。

（二）典型表现　急性期常有全身不适、乏力、食欲不振、发热、头痛头晕、恶心呕吐等。

1. 水肿　一般仅累及眼睑及颜面部，重者 2～3 天蔓及全身，为非凹陷性水肿。

2. 血尿　50%～70%的病例有肉眼血尿，持续 1～2 周后转为镜下血尿。

3. 蛋白尿　程度不等，20%可达肾病水平。蛋白尿病理上常呈严重系膜增生。

4. 高血压　起病 1～2 周内发生，为轻～中度。

5. 尿量减少　肉眼血尿严重者可伴有尿量减少。

高血压：学龄前儿童≥120/80mmHg（16.0/10.7kPa）

学龄儿童≥130/90mmHg（17.3/12.0kPa）

婴幼儿≥110/70mmHg。

（三）严重表现

少数在疾病早期（起病 2 周内），除上述典型表现外，发生以下一项或多项表现

1. 严重循环充血　常发生在起病 1 周内，由于水钠潴留、血浆容量增加而出现循环充血。当肾炎患儿出现呼吸急促和肺部有湿啰音时，应警惕循环充血的可能，严重者可出现呼吸困难、端坐呼吸、颈静脉怒张、频咳、咳粉红色泡沫样痰、两肺遍布湿啰音、心脏扩大、甚至出现奔马律、肝肿大而硬、水肿加剧。

2. 高血压脑病　常发生在疾病早期血压突然上升之后，血压可达 150～160/100～110mmHg 以上。年长儿会主诉剧烈头痛、呕吐、复视，严重者突然出现惊厥、昏迷。

3. 急性肾功能不全　常发生于疾病初期，出现尿少、无尿等症状，引起暂时性氮质血症、电解质紊乱和代谢性酸中毒。

敲黑板

严重循环充血——像心衰，但不是心衰！此时心搏出量是增多，而不是减少。

（四）非典型病例

1. 无症状性急性肾炎　仅有镜下血尿或仅有血清 C3 降低，而无其他临床表现。

2. 肾外症状性急性肾炎　有的患儿水肿、高血压明显，甚至有严重循环充血及高血压脑病，但尿改变轻微或尿常规检查正常。

3. 以肾病综合征表现的急性肾炎　少数患儿以急性肾炎起病，但水肿、蛋白尿突出，伴低蛋白血症和高脂血症，易误诊为肾炎性肾病综合征。

三、辅助检查

1. 尿液检查　尿红细胞增多，可有红细胞管形；尿蛋白多为+～+++，且与血尿程度平行。

2. 血液检查　常见轻度贫血，多为血液稀释所致。白细胞轻度升高或正常。红细胞沉降率(ESR)多轻度增快。

3. 血清补体　测定血补体 C3 水平的下降是诊断 APSGN 的关键指标。病程早期血清 C3 明显降低，6～8 周恢复正常。>8 周不恢复者应考虑其他肾小球疾病。

4. 抗链球菌溶血素 O(ASO)　多升高(早期用青霉素或脓皮病引起者可不升高)，3～6 个月后恢复正常。

5. 抗双磷酸吡啶核苷酸酶(ADPNase)、抗脱氧核糖核酸酶 B(DNAase-B)、抗透明质酸酶(HAase)　咽炎后 APSGN 者 ADPNase 滴度升高；皮肤感染后 DNAase-B、HAase 滴度升高。

6. 肾功能　明显少尿时血尿素氮和肌酐可升高。

[经典例题 1]

急性链球菌感染后肾小球肾炎，补体 C3 恢复时间是在病后

A. 4 周左右　　　　　　　　　　　B. 6～8 周

C. 12 周左右　　　　　　　　　　D. 16 周左右

E. 20 周左右

[参考答案] 1. B

四、诊断与鉴别诊断

（一）诊断依据

1. 皮肤或呼吸道链球菌前期感染史。

2. 有血尿、蛋白尿、水肿、尿量减少及高血压等表现。

3. 血清补体 C3 下降，血沉快，伴或不伴 ASO 升高。

根据以上 3 条可临床诊断急性肾炎。肾穿刺活检只在考虑有急进性肾炎、不典型或病情迁延者才进行，以明确诊断。

（二）鉴别诊断

1. 急进性肾炎　数周内进行性肾功能恶化，肾穿刺有大量新月体形成以资鉴别。

2. 慢性肾炎急性发作　多隐匿起病，急性发作常继发于急性感染后，前驱期短，1～2 日即出现水肿、少尿、氮质血症等症状，严重者有贫血、高血压、夜尿多，尿比重低且固定，肾功能持续无好转。

3. IgA 肾病　以反复发作性肉眼血尿为主要症状，血清 C3、ASO 正常，确诊靠肾活检。

4. 原发性肾病综合征　具有肾病综合征表现的急性肾炎需与原发综合征鉴别。若患儿呈急性起病，有明确的链球菌感染的证据，血清 C3 降低，肾活体组织检查病理为毛细血管内增生性肾小球肾炎有助于急

性肾炎的诊断。

五、治疗

本病为自限性疾病，无特异治疗。

(一)休息

急性期需卧床 2～3 周，直到肉眼血尿消失，水肿减退，血压正常，即可下床作轻微活动。血沉正常可上学，但应避免重体力活动。尿沉渣细胞绝对计数正常后方可恢复体力活动。

(二)饮食

1. 水肿、高血压者限钠及水，待肿退、血压正常后渐由低盐过渡到普食。

2. 有明显氮质血症者应限制蛋白质摄入，可给优质动物蛋白 0.5g/(kg·d)。

(三)抗感染治疗

给予青霉素 10～14 日，过敏者改用大环内酯类抗生素，以清除残余感染灶。

(四)对症治疗

1. 利尿 经控制水、盐入量仍水肿少尿者可用氢氯噻嗪 1～2mg/(kg·d)，分 2～3 次口服。无效时需用呋塞米。

2. 降血压 凡经休息，控制水、盐摄入，利尿而血压仍高者应给予降压药。常用药物有：①硝苯地平，常为首选药物；②卡托普利。两者交替使用降压效果更佳。

(五)处理严重病例

1. 严重循环充血的治疗 ①呋塞米注射；②表现有肺水肿者，可加用硝普钠；③难治病例可采用连续血液净化治疗或透析治疗。

2. 高血压脑病的治疗 ①降压：常选硝普钠，10～20mg+5%葡萄糖溶液 100ml 中静脉滴注，初起滴速 1μg/(kg·min)，最大量不超过 8μg/(kg·min)，药液要避光；②有惊厥者给予止痉。

3. 急性肾衰竭的治疗 严格限制钠、水和蛋白质摄入；无效时透析治疗。

[经典例题 2]

男孩，12 岁。半个月前曾患"化脓性扁桃体炎"，近 5 天晨起眼睑水肿，且逐日加重，尿少。查体：BP 144/93mmHg，心率 116 次/分，肝肋下 2.5cm，轻压痛。首选的治疗是

A. 吸氧　　　　　　　　　　　　　B. 强心剂

C. 激素　　　　　　　　　　　　　D. 卡托普利

E. 利尿剂

[参考答案] 2. E

第三节　肾病综合征

课堂讲义

肾病综合征(NS)系一组由多种原因引起的以肾小球基底膜通透性增加，导致血浆内大量蛋白质从尿中丢失的临床综合征。临床有以下四大特点：①大量蛋白尿；②低白蛋白血症；③高脂血症；④明显水肿。以上第①、②两项为必备条件。

一、分类方法

1. 按病因分类 可分为原发性、继发性、先天性三类。其中原发性肾病综合征占 90%。

2. 按病理分型　以微小病变型肾病(儿童最常见的类型)最为常见，占80%左右。非微小病变型占20%左右，包括系膜增生性肾炎、局灶性节段性肾小球硬化、膜性肾病、膜增生性肾炎等。

3. 按临床分型　①单纯性NS；②肾炎型NS。

4. 按糖皮质激素治疗反应分型　①激素敏感型NS；②激素耐药型NS；③激素依赖型NS；④复发与频复发型NS。

二、临床表现

常隐袭起病，无明显诱因。

1. 水肿最常见且突出的症状，从颜面、眼睑水肿开始，渐波及四肢，有下行性和凹陷性特征。重者有腹水、胸水和阴囊积液。

2. 尿液改变　常伴有尿量减少，尿色加深，无并发症者无肉眼血尿，大约15%病例在病初有短暂的镜下血尿。

3. 血压大多数血压正常，但大约15%病例有一过性轻度高血压。

4. 肾功能一般正常，急性肾衰少见。

[经典例题1]

小儿肾病综合征最早出现的表现常为

A. 肉眼血尿　　　　　　　　　　　　B. 水肿

C. 面色苍白　　　　　　　　　　　　D. 少尿

E. 精神萎靡

[参考答案] 1. B

敲黑板

1. 肾病综合征的临床表现一个字"肿"——两个字"水肿"。
2. 肾炎的水肿　非凹陷性；肾病的水肿——凹陷性。

三、并发症

1. 感染为最常见的并发症，常见呼吸道、皮肤感染及原发性腹膜炎等。出现水痘及带状疱疹等。

2. 电解质紊乱和低血容量休克　常见的电解质紊乱有低钠、低钾、低钙血症。

低钠血症：患者因不恰当长期禁用食盐、过多使用利尿剂以及感染、呕吐、腹泻等因素，可致低钠血症。

3. 血栓形成　以肾静脉血栓最常见。典型表现有突发腰痛、血尿甚至肉眼血尿，两侧下肢不对称肿胀和活动障碍。

4. 急性肾衰竭　少见，5%微小病变型肾病可并发急性肾衰竭。

5. 肾小管功能障碍　可导致肾小管(主要是近曲小管)功能损害，出现肾性糖尿或氨基酸尿；严重者呈Fanconi综合征。

敲黑板

急性肾小球肾炎的重症——严重循环充血——心血管里水太多了
肾病综合征的并发症——低血容量性休克——心血管里水太少了

四、辅助检查

1. 尿液分析

（1）常规检查：尿蛋白定性多在+++～++++。

（2）蛋白定量：24 小时尿蛋白定量检查≥50mg/（kg·d）为肾病范围的蛋白尿。尿蛋白/尿肌酐（mg/mg），正常儿童上限为 0.2，肾病时常高达≥3.0。

2. 血清蛋白、胆固醇和肾功能测定　血清白蛋白浓度<30g/L 可诊断为 NS 的低白蛋白血症。胆固醇>5.7mmol/L。BUN、Cr 在肾炎性肾病综合征可升高。

3. 血清补体测定　微小病变型（单纯型）肾病综合征血清补体水平正常；肾炎性 NS 患儿补体可下降。

4. 免疫球蛋白　IgG↓，可有 IgA↓、IgM 和 IgE↑。

5. 对高凝状态和血栓形成的相关检查　多数原发性肾病患儿都存在不同程度的高凝状态，血小板增多、血小板聚集率增加、血浆纤维蛋白原增加等。

6. 经皮肾穿刺组织病理学检查　多数患儿不需要进行诊断性肾活体组织检查，其指征有：①对糖皮质激素治疗耐药，或频繁复发者；②对临床或实验室证据支持肾炎型肾病或继发性肾病综合征者。

五、诊断标准

1. 诊断肾病综合征应具备 4 大特征

（1）大量蛋白尿：定性+++～++++，持续 2 周以上；定量≥50mg/（kg·d），2 周内 3 次。

（2）低白蛋白血症：血浆白蛋白<30g/L（或≤25g/L）。

（3）高脂血症：血浆总胆固醇>5.7mmol/L。

（4）不同程度水肿：多呈凹陷性，可轻可重。

上述四项中以大量蛋白尿和低白蛋白血症为必备诊断条件。

2. 临床分型诊断

表 2-60　临床分型

	单纯性 NS	肾炎性 NS
病理	MCD 为主（微小病变型）	non-MCD 为主（非-微小病变型）
临床表现	（以下简称三高一低） 凹陷性水肿 大量蛋白尿 低蛋白血症 高脂血症	（三高一低）+以下一项或多项： 持续性血尿，两周内三次尿沉渣 RBC≥10 个/HPF 肾功能不全，除外循环量不足 高血压，除外激素影响 持续性低补体 C3 血症

六、治疗

治疗原则：系统、规范、长期、个体化治疗。

（一）一般治疗

1. 休息　除严重水肿、高血压外，一般情况下正常活动，以防血栓形成。

2. 饮食　严重水肿、高血压应暂时限制水、钠摄入，病情缓解后不必继续限盐。蛋白质摄入量控制在1.5～2g/（kg·d），以优质蛋白为宜（乳、鱼、蛋、禽、牛肉等）。在应用糖皮质激素过程中每日应给予维生素 D、钙及微量元素。

3. 利尿剂　水肿较重伴尿少者，可配合使用利尿剂，但需密切观察出入量、体重变化及电解质紊乱。

4. 对家属的教育、防治感染。

（二）激素治疗

泼尼松为诱导肾病缓解的首选治疗，初治病例确诊后要尽快开始泼尼松治疗。用药原则：初量足、减量慢、维持久、个体化。

1. 疗程　分短程（8 周）、中程（6 个月）、长程（9 个月或更长）疗法，国内提倡中长程。

泼尼松分阶段治疗实施方法

（1）诱导缓解阶段：足量泼尼松 2.0mg/（kg·d），最大剂量 60mg/d，分 3～4 次口服，尿蛋白转阴后再巩固 2 周，尽可能早些改为清晨顿服，分次口服不宜超过 2 周。一般足量泼尼松最短不少于 4 周，最长不超过8周。

（2）巩固维持阶段：若尿蛋白持续阴性，则以原足量泼尼松1天量隔日晨顿服，继用4～6周。若尿蛋白仍阴性，则骤然停药（短疗程），或者缓慢减量（中、长疗程）。一般每2～4周减量2.5～5mg，至隔日一次1.0～0.5mg/kg后，减量速度更为缓慢，并可小剂量维持（拖尾疗法），直至停药。

2. 疗效判断　足量激素治疗8周后，进行疗效判断：

①激素敏感（完全效应）：足量泼尼松治疗≤8周尿蛋白转阴。

②激素耐药（无效应）：足量泼尼松治疗满8周尿蛋白仍≥+++。

③激素依赖：对激素敏感，但连续2次减量或停药2周复发。

④肾病复发（包括反复）：经糖皮质激素正规治疗后尿蛋白由阴转阳，并持续>3日。

⑤肾病频复发：指病程中半年内复发≥2次；或1年内复发≥3次。

（三）控制感染

加强护理，提高抵抗力，避免过劳。预防接种应推迟到肾病完全缓解且停用皮质激素或免疫抑制剂3个月以后进行。

（四）免疫抑制剂的应用

主要用于肾病综合征频繁复发、激素依赖、激素耐药者及不能耐受激素的病例。在小剂量糖皮质激素隔日使用的同时可选用免疫抑制剂。首选药物是环磷酰胺。

（五）抗凝及纤溶药物疗法

抗凝药常用肝素钠、低分子肝素和华法林等；尿激酶常用于溶栓治疗；口服抗凝药有双嘧达莫。

（六）免疫调节剂的应用

一般作为糖皮质激素的辅助治疗，适用于常伴感染、频复发或糖皮质激素依赖者。左旋咪唑，疗程6个月。

（七）血管紧张素转换酶抑制剂（ACEI）

尤其适用于伴有高血压的肾病综合征。常用药物有卡托普利、依那普利、福辛普利。

第十四章　血液系统疾病

第一节　小儿造血及血象特点

课堂讲义

一、造血特点

（一）胚胎期造血

1. 中胚叶造血期　在胚胎第 3 周开始出现卵黄囊造血，在胚胎第 6 周后，中胚叶造血开始减退。

2. 肝脾造血期　在胚胎第 6～8 周时出现造血，并成为胎儿中期的主要造血部位。胎儿期 4～5 月时达高峰，至 6 个月后，逐渐减退。

3. 骨髓造血期　胎儿 4 个月时开始出现骨髓造血，并迅速成为主要的造血器官，直至出生后。

（二）生后造血

1. 骨髓造血　生后主要是骨髓造血。婴儿期所有骨髓均为红骨髓，全部参与造血。5～7 岁开始，黄髓逐渐代替长骨中的造血组织，红骨髓仅限于肋骨、胸骨、脊椎、骨盆、颅骨、锁骨和肩胛骨。黄髓有潜在的造血功能，当造血需要增加时，它可转变为红髓而恢复造血功能。

2. 骨髓外造血　正常情况下，骨髓外造血极少。出生后，尤其在婴儿期，当遇到各种感染性贫血或造血需要增加时，肝、脾恢复造血功能而出现肝、脾和淋巴结肿大，末梢血中可出现有核红细胞和(或)幼稚中性粒细胞，这是小儿造血器官的一种特殊反应，称为"骨髓外造血"。

二、血象特点

小儿各年龄的血象不同，其特点是

1. 红细胞数和血红蛋白量　出生时红细胞数$(5.0～7.0)×10^{12}$/L，血红蛋白量 150～220g/L。出生 2～3 个月时，红细胞数降至$3.0×10^{12}$/L、血红蛋白量降至 100g/L 左右，此轻度贫血称为"生理性贫血"。3 个月以后，红细胞数和血红蛋白量逐渐恢复，12 岁时达成人水平。

2. 白细胞数与分类　出生时白细胞总数$(15～20)×10^9$/L，婴儿期维持在$10×10^9$/L 左右，8 岁以后接近成人水平。白细胞分类主要是中性粒细胞与淋巴细胞比例的变化。出生时中性粒细胞约占 0.65，淋巴细胞约占 0.30。随着白细胞总数的下降，中性粒细胞比例也相应下降，生后 4～6 天(平均第 5 天)时两者比例大致相等。之后淋巴细胞约占 0.60，中性粒细胞约占 0.35，至 4～6 岁(平均 5 岁)时两者比例又相等。

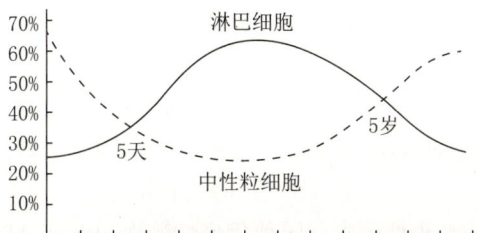

图 2-4　儿童中性粒细胞、淋巴细胞的两次交叉曲线

3. 血小板数　血小板数与成人相似，为（150～300）×10^9/L。

4. 胎儿血红蛋白　出生时 HbF 占 70%，HbA 约占 30%，1 岁时 HbF 不超过 5%，2 岁时不超过 2%。

5. 血容量　出生时血容量约占体重的 10%，平均 300ml。儿童约占 8%～10%。成人约占 6%～8%。

[经典例题 1]

白细胞分类中，中性粒细胞与淋巴细胞的比例大致相等的时间是

A. 生后 4～6 天及 4～6 个月　　　　　　　　B. 生后 4～6 个月及 4～6 岁

C. 生后 4～6 个月及 6～8 岁　　　　　　　　D. 生后 4～6 天及 4～6 岁

E. 生后 2～4 天及 2～4 个月

[参考答案] 1. D

第二节　小儿贫血概述

课堂讲义

一、贫血定义和分度

1. 贫血概念

贫血是指外周血中单位容积内的红细胞数或血红蛋白量低于正常。

我国小儿血液学会议暂定：新生儿 Hb<145g/L，1～4 个月 Hb<90g/L，4～6 个月 Hb<100g/L 者为贫血。

2. 贫血分度

表 2-61　小儿贫血分度（按血红蛋白量，g/L）

	轻度	中度	重度	极重度
儿童≥6 岁	90～110	60～90	30～60	<30
<6 岁	90～120			
新生儿	120～145	90～120	60～90	<60

二、贫血分类

（一）病因分类

根据贫血发生的原因分为三类：

1. 红细胞和血红蛋白生成不足

（1）造血因子缺乏：如缺铁导致的缺铁性贫血、缺乏维生素 B$_{12}$ 或叶酸导致的巨幼细胞贫血等。

（2）造血功能障碍：如再生障碍性贫血。

（3）其他：感染性、炎症性及癌症性贫血、慢性肾脏病所致的贫血等。

2. 溶血性贫血　可由红细胞内在异常因素或红细胞外在因素引起。

（1）红细胞内在异常因素：①红细胞膜结构缺陷：遗传性球形、椭圆形细胞增多症、阵发性睡眠性血红蛋白尿等；②红细胞酶缺陷：葡萄糖-6-磷酸脱氢酶缺乏症、丙酮酸激酶缺乏症等；③血红蛋白合成缺陷：地中海贫血、血红蛋白病。

（2）红细胞外在异常因素：①免疫性因素：同种免疫性溶血（Rh 或 ABO 血型不合）、自身免疫或药物所致的免疫性溶血性贫血；②非免疫性因素：药物、化学、毒素或物理、感染因素引起的溶血。

3. **失血性贫血**　包括急性失血性及慢性失血性贫血。

（二）形态分类

根据红细胞数、血红蛋白量和红细胞比容计算红细胞平均容积（MCV）、红细胞平均血红蛋白量（MCH）和红细胞平均血红蛋白浓度（MCHC）的结果，将贫血分为四类。

表2-62　贫血的细胞形态分类及意义

	MCV（fl）	MCH（pg）	MCHC	常见疾病
正常	80～94	28～32	0.32～0.38	-
大细胞贫血	>94	>32	0.32～0.38	巨幼细胞贫血
正常细胞贫血	80～94	28～32	0.32～0.38	再障，失血性贫血
小细胞贫血	<80	<28	0.32～0.38	慢性感染，肾脏疾病
小细胞低色素贫血	<80	<28	<0.32	缺铁性贫血，地中海贫血

三、贫血治疗原则

1. **去除病因**　这是治疗贫血的关键，有些贫血在病因去除后，很快可以治愈。对一些贫血原因暂时未明的，应积极寻找病因，予以去除。

2. **一般治疗**　加强护理，预防感染，改善饮食质量和搭配等。

3. **药物治疗**　针对贫血的病因，选择有效药物给予治疗。如铁剂治疗缺铁性贫血；维生素 B_{12} 和叶酸治疗巨幼红细胞性贫血；肾上腺皮质激素治疗自身免疫性溶血性贫血和先天性纯红细胞再生障碍性贫血等。

4. **输红细胞**　当贫血引起心功能不全时，输红细胞是抢救措施。对长期慢性贫血者，若代偿功能良好，可不必输红细胞；必须输注时应注意量和速度，贫血越严重，一次输注量越少且速度宜慢。一般选用浓缩红细胞，每次5～10ml/kg，速度不宜过快，以免引起心力衰竭和肺水肿。对于贫血合并肺炎的患儿，每次输注红细胞量更应减少，速度减慢。

5. **造血干细胞移植**　这是目前根治严重遗传性溶血性贫血和再生障碍性贫血的有效方法，但受 HLA 相配的造血干细胞来源的限制。

6. **并发症治疗**　婴幼儿贫血合并急、慢性感染，营养不良，消化功能紊乱等，应予以积极治疗。同时还应考虑贫血和合并症的相互影响的特点，如贫血患儿在消化功能紊乱时对体液失衡的调节能力较无贫血的小儿差，在输液治疗时应予注意。

第三节　缺铁性贫血

课堂讲义

缺铁性贫血（IDA）是由于体内铁缺乏导致血红蛋白合成减少，临床上以小细胞低色素性贫血、血清铁蛋白减少和铁剂治疗有效为特点的贫血。

一、病因
①先天储铁不足；②铁摄入量不足（主要原因）；③生长发育快；④铁吸收障碍；⑤铁的丢失过多。

二、临床表现
缺铁性贫血的病理生理过程包括三个阶段：铁减少期（ID）、红细胞生成缺铁期（IDE）、缺铁性贫血期（IDA）。

起病缓慢，任何年龄均可发病，以 6 个月～2 岁最多见。

1. 一般表现　皮肤黏膜逐渐苍白，以唇、口腔黏膜及甲床最为明显。易疲乏无力，不爱活动。年长儿可诉头晕、眼前发黑、耳鸣等。

2. 髓外造血表现　肝、脾可轻度肿大，为骨髓外造血反应。

3. 非造血系统症状

（1）消化系统症状：食欲减退，少数有异食癖（如嗜食泥土、墙皮、煤渣等——组织缺铁的神经表现），可有呕吐、腹泻。可出现口腔炎、舌炎或舌乳头萎缩。

（2）神经系统症状：常有烦躁不安或萎靡不振，年长儿常精神不集中，记忆力减退。

（3）心血管系统症状：明显贫血时心率增快，心脏扩大，重者可发生心力衰竭。

（4）其他：因细胞免疫功能低下，常合并感染，指、趾甲可因上皮组织异常而出现反甲。

三、辅助检查

表 2-63　实验室检查项目及异常改变

检查项目	异常改变
血象	血常规：MCV↓、MCH↓、MCHC↓；血红蛋白降低比红细胞减少明显； 血涂片：红细胞大小不等，以小细胞为多，中心淡染区扩大
骨髓象	增生活跃：以中、晚幼红细胞增生为主；粒细胞系、巨核细胞系一般无异常
铁代谢	血清铁蛋白（SF）↓、骨髓可染铁↓——反映铁缺少期（ID），灵敏反映贮铁减少
	红细胞游离原卟啉（FEP）↑——反映红细胞生成缺铁期（IDE），代表红细胞生成所需铁不足
	血清铁（SI）↓、转铁蛋白饱和度（TS）↓、总铁结合力（TIBC）↑——反映缺铁性贫血期（IDA）

四、诊断与鉴别诊断

（一）诊断

1. 有明确的缺铁病因。

2. 贫血为小细胞低色素。

3. 血清铁蛋白<12μg/L。

4. 红细胞原卟啉大于 0.9μmol/L。

5. 血清铁<10.7μmol/L。

6. 总铁结合力>62.7μmol/L；转铁蛋白饱和度<15%。

7. 骨髓细胞外铁明显减少或消失（0～+）；铁粒幼细胞<15%。

8. 铁剂治疗有效。用铁剂治疗 3 周后，Hb 上升至少 20g/L 以上。

符合第 1 条和第 2～8 条中至少两条者，可诊断为缺铁性贫血。

（二）鉴别诊断

地中海贫血、异常血红蛋白病、维生素 B_6 缺乏性贫血、铁粒幼细胞性贫血和铅中毒等亦表现为小细胞低色素性贫血，应根据各病临床特点和实验室检查特征加以鉴别。

［经典例题 1］

患儿女，10 个月，牛奶喂养，未加辅食，近半月患儿皮肤渐苍白，进食少，不愿活动，血象 Hb 80g/L，RBC $3.08×10^{12}$/L，为明确贫血的原因，下列哪项检查具有早期诊断价值

A. 骨髓穿刺　　　　　　　　　　　B. 红细胞游离原卟啉测定

C. 血清铁测定　　　　　　　　　　D. 血清铁蛋白的测定

E. 总铁结合力测定

［参考答案］1. D

五、治疗

主要原则为去除病因和补充铁剂。

1. 一般治疗　加强护理，保证睡眠，避免感染；重度贫血注意保护心脏功能。

2. 去除病因　对饮食不当者应纠正不合理的饮食习惯和食物组成，有偏食习惯者应予纠正。如有慢性失血性疾病，如钩虫病、肠道畸形等，应予及时治疗。

3. 铁剂治疗

(1)口服铁剂：铁剂是治疗缺铁性贫血的特效药，若无特殊原因，应口服给药。

常用药物有：硫酸亚铁(含元素铁20%)、富马酸亚铁(含元素铁33%)、葡萄糖酸亚铁(含元素铁12%)、琥珀酸亚铁(含元素铁35%)等。

注意事项：同时服用维生素C可促进铁的吸收。牛奶、茶、咖啡及抗酸药等与铁剂同服可影响铁的吸收。

(2)注射铁剂：注射铁剂容易发生不良反应，甚至可发生过敏反应致死，故应慎用。

适应证：①诊断肯定，但口服铁剂后无治疗反应者；②口服铁剂后胃肠道反应严重不能耐受者；③由于胃肠疾病、胃肠手术后不能应用铁剂或口服铁剂吸收不良者。

(3)治疗效果观察

①补给铁剂12～24小时后，细胞内含铁酶活性开始恢复，烦躁等精神症状减轻，食欲增加。

②网织红细胞于服药后2～3天后开始上升，5～7天达高峰，2～3周后下降至正常。

③治疗1～2周后血红蛋白逐渐上升，通常于治疗3～4周达正常。如3周内血红蛋白上升不足20g/L，应注意寻找病因。

④如治疗反应满意，血红蛋白恢复正常后再继续服用铁剂6～8周，以增加铁贮存。

一般选用口服铁剂治疗，注射铁剂易出现不良反应。目前铁剂种类较多，剂量按元素铁计算，为每日4～6mg/kg，分2～3次服用，一次量不应超过元素铁1.5～2mg/kg。

4. 输红细胞　Hb>60g/L者，不必输红细胞。输红细胞的适应证：①贫血严重，尤其是发生心力衰竭者；②合并感染者；③急需外科手术者。

六、预防

具体措施：①提倡母乳喂养，因母乳中铁的吸收利用率较高；②做好喂养指导，及时添加含铁丰富且铁吸收率高的辅助食品，如肝、瘦肉、鱼等；③婴幼儿食品应加入适量铁剂进行强化；④早产儿、低体重儿宜自2个月左右给予铁剂预防。

第四节　营养性巨幼细胞性贫血

课堂讲义

一、病因

1. 摄入量不足　乳汁中维生素B_{12}的含量极少，单纯母乳喂养的婴儿未及时添加辅食者易导致维生素B_{12}缺乏。羊乳叶酸含量低，牛乳制品如奶粉、蒸发乳经加热等处理，所含叶酸遭到破坏，单纯用这类乳品喂养婴儿而不及时添加辅食，则易导致叶酸缺乏。

2. 需要量增加　新生儿、未成熟儿和婴儿因生长发育较快，对维生素B_{12}与叶酸的需要量增加；严重感染者维生素B_{12}消耗量增加，如摄入量不足，则易致病。

3. 吸收障碍　慢性腹泻、小肠病变等均可影响维生素B_{12}或叶酸吸收而致缺乏。

4. 药物作用　长期服广谱抗生素者结肠内部分细菌被清除，因而影响叶酸的体内供应。长期使用抗叶酸制剂(如甲氨蝶呤)及某些抗癫痫药(如苯妥英钠、扑痫酮、苯巴比妥)可导致叶酸缺乏。

5. 代谢障碍　先天性叶酸代谢障碍也可导致叶酸缺乏。

二、临床表现

以 6 个月～2 岁多见，起病缓慢。

1. 一般表现　多呈虚胖，或伴颜面轻度水肿，毛发稀黄，严重者可有皮肤出血点或瘀斑。

2. 贫血表现　面色蜡黄、睑结膜、口唇、指甲等处苍白，常伴肝脾大。

3. 精神、神经症状　可出现烦躁不安、易怒等症状。维生素 B_{12} 缺乏者表现为表情呆滞、目光发直、对周围反应迟钝，嗜睡、不认亲人，少哭不笑，智力、动作发育落后甚至退步。重症病例可出现不规则性震颤(手足)，手足无意识运动，甚至抽搐、感觉异常、共济失调、踝阵挛和 Babinski 征阳性等。叶酸缺乏不发生神经系统症状，但可导致神经精神异常。

4. 消化系统症状　常出现较早，可有厌食、腹泻、恶心、呕吐、舌炎等症状。

三、辅助检查

1. 外周血象　呈大细胞性贫血，$MCV>94fl$，$MCH>32pg$。血涂片可见红细胞大小不等，以大细胞为多，易见嗜多色性和嗜碱点彩红细胞，可见幼变的有核红细胞，中性粒细胞呈分叶过多现象。白细胞、血小板计数常减少。

2. 骨髓象　增生明显活跃，以红细胞系增生为主，粒、红系均出现巨幼变，表现为胞体变大。中性粒细胞的胞浆空泡形成，核分叶过多。巨核细胞的核有过度分叶现象。

3. 血清维生素 B_{12} 和叶酸测定　血清维生素 $B_{12}<100ng/L$ 为缺乏。血清叶酸水平 $<3\mu g/L$ 为缺乏。

四、诊断

根据临床表现、血象和骨髓象可诊断为巨幼红细胞性贫血。在此基础上，如神经精神症状明显，则考虑维生素 B_{12} 缺乏所致。有条件时应测定血清维生素 B_{12} 或叶酸水平可进一步协助确诊。

五、鉴别诊断

全血细胞减少；病态造血；神经系统疾病。

六、治疗

1. 一般治疗　注意营养，及时添加辅食；加强护理，防止感染。

2. 去除病因　对引起维生素 B_{12} 和叶酸缺乏的原因应予去除。

3. 补充维生素 B_{12} 或(和)叶酸

(1)补充维生素 B_{12}：对有明显神经精神症状者，应以补充维生素 B_{12} 为主，如单用叶酸反而有加重症状的可能。维生素 B_{12} 500～1000μg 一次肌内注射；或每次肌内注射 100μg，每周 2～3 次，连用数周，直至临床症状明显好转、血象恢复为止；当有神经系统受累表现时，可予每日肌 1mg，连续肌内注射 2 周以上；由于维生素 B_{12} 吸收缺陷所致患者，每月即内注射 1mg，长期应用。

疗效观察：用维生素 B_{12} 治疗 6～12 小时骨髓内巨幼红细胞可转为正常幼红细胞；一般精神症状 2～4 天后好转；网织红细胞 2～4 天开始增加，6～7 天达高峰，2 周降至正常；神经精神症状恢复较慢。

(2)补充叶酸：口服叶酸 5mg，每日 3 次，连服数周，直至临床症状明显好转、血象恢复正常。维生素 C 能促进叶酸利用，同时口服可提高疗效。因使用抗叶酸代谢药物而致病者，可用亚叶酸钙治疗。先天性叶酸吸收障碍者，口服叶酸剂量应增至每日 15～50mg 才有效。

4. 补钾治疗　治疗初期，由于大量新生红细胞，使细胞外钾转移至细胞内，可引起低钾血症，甚至发生低血钾性婴儿猝死，应预防性补钾。

5. 补铁治疗　贫血恢复期应加用铁剂，以免在红细胞增生旺盛时发生缺铁。若合并缺铁性贫血者更应同时给予铁剂治疗。

[经典例题 1]

有明显神经精神症状的营养性巨幼细胞性贫血，应首选的治疗药物是

A．右旋糖酐铁　　　　　　　B．维生素 C

C．硫酸亚铁　　　　　　　　D．维生素 B_{12}

E．叶酸

［参考答案］1. D

七、预防

主要是改善哺乳母亲的营养，婴儿应及时添加辅食，年长儿要注意食物均衡，及时治疗肠道疾病，注意合理使用抗叶酸代谢药物。

第十五章　神经系统疾病

第一节　小儿神经系统发育特点

课堂讲义

一、脑的发育

胎儿时期发育最早的是神经系统，尤其是脑的发育最迅速。新生儿脑重达成人脑重的25%左右。

二、脊髓的发育

脊髓在出生时已具备功能，脊髓的增长和运动功能的发育是平行的。脊髓下端在胎儿期位于第2腰椎下缘，4岁时上移至第1腰椎，做腰椎穿刺定位时应注意。

三、神经反射

1. 原始反射　小儿出生时具有某些原始反射，如觅食、吸吮、拥抱、握持等反射，随着年龄的增长，以上原始反射应于3～4个月自然消失。这些反射在新生儿期减弱或消失，或数月后仍不消失，常提示神经系统病变。

2. 肌腱反射　新生儿和婴儿肌腱反射较弱，提睾反射、腹壁反射不易引出，至1岁时才稳定。出生后3～4个月前 Kernig 征(凯尔尼格征)可阳性，2岁以下小儿 Babinski 征(巴宾斯基征)阳性也可为生理现象。

第二节　热性惊厥

课堂讲义

热性惊厥首次发作年龄多于生后6个月～5岁，体温在38℃以上时突然出现惊厥，排除颅内感染和其他导致惊厥的器质性和代谢性疾病，既往没有无热惊厥史，即可诊断为热性惊厥。热性惊厥是小儿时期最常见的惊厥性疾病，儿童期发病率为2%～5%，18～22个月为发病高峰期。绝大多数5岁后不再发作。

一、临床表现

1. 惊厥诱因　热性惊厥发生在热性疾病初期体温骤然升高(38～40℃或更高)时，70%以上与上呼吸道感染有关，其他伴发于发疹性疾病、中耳炎、下呼吸道感染等疾病，但绝不包括颅内感染和各种颅脑病变引起的急性惊厥。

2. 典型热性惊厥特点　①多见于6个月～5岁小儿；②患儿体质较好；③惊厥多发生在病初体温骤升时，常见于上感；④惊厥呈全身性、次数少、时间短、恢复快、无异常神经系统症状、一般预后好；⑤一般到学龄期不再发作；⑥发作期脑电图可见慢波活动增多或轻度不对称。

3. 分型　热性惊厥分为单纯性与复杂性

表 2-64　单纯性和复杂性热性惊厥的鉴别要点

	单纯性热性惊厥	复杂性热性惊厥
发病率	在热性惊厥中约占 70%	在热性惊厥中约占 30%
起病年龄	6 个月～5 岁	<6 个月，6 个月～5 岁，>5 岁
惊厥发作形式	全身性发作	局限性或全面性发作
惊厥持续时间	短暂发作，大多数<15 分钟	长时间发作，≥15 分钟
一次热程发作次数	仅 1 次	24 小时内反复多次发作
复发总次数	≤4 次	>5 次
神经系统异常	阴性	可阳性
惊厥持续状态	少用	较常见

[经典例题 1]

典型高热惊厥表现中，哪项不符合

A. 发作后短暂嗜睡　　　　　　　　　B. 发病年龄多在 6 个月～5 岁

C. 体温骤升 39℃　　　　　　　　　　D. 呈强直、阵挛性发作

E. 惊厥持续>15 分钟

[参考答案] 1. E

二、诊断与鉴别诊断

1. 诊断　诊断热性惊厥要慎重，并非所有伴有发热的惊厥都是热性惊厥。根据患儿发病年龄、疾病史、临床表现特点及必要的辅助检查可进行诊断。

2. 鉴别诊断　本病主要需与癫痫、低钙惊厥等相鉴别。

> 抽+无热+意识恢复、玩耍如常=低钙惊厥（VD 缺乏性手足搐搦症）；
> 抽+高热+意识恢复、玩耍如常=热性惊厥。

三、治疗

热性惊厥多短暂且为自限性，发作超过 15 分钟应送急诊。

1. 一般治疗　保持呼吸道通畅、吸氧、监护生命体征，建立静脉通路。

2. 对症治疗　退热药、物理降温。

3. 终止发作

①地西泮为首选止惊药，0.3～0.5mg/kg（最大剂量 10mg）缓慢静脉推注；

②10% 水合氯醛 0.5ml/kg 保留灌肠；③苯巴比妥用于热性惊厥持续状态。

四、预防

预防的主要目标是针对长程热性惊厥或反复多次的热性惊厥。①间歇预防法：每次发热开始即使用地西泮（安定）0.3mg/kg·次，8 小时一次口服。②长期预防法：若间歇预防无效，可长期口服丙戊酸或苯巴比妥，疗程 1～2 年。

第三节　化脓性脑膜炎

课堂讲义

化脓性脑膜炎是各种化脓性细菌引起的脑膜炎症，部分患者病变累及脑实质。本病是小儿、尤其婴幼儿时期常见的中枢神经系统感染性疾病。临床上以急性发热、惊厥、意识障碍、颅内压增高和脑膜刺激征及脑脊液脓性改变为特征。

一、病因

引起本病的化脓性细菌很多，但2/3以上患儿是以脑膜炎球菌、肺炎链球菌和流感嗜血杆菌3种细菌引起。<2个月婴儿和新生儿以及原发性或继发性免疫缺陷者以革兰阴性杆菌（大肠杆菌多见）和金黄色葡萄球菌脑膜炎。2个月婴儿～12岁儿童以脑膜炎球菌、肺炎链球菌、流感嗜血杆菌等为主；>12岁小儿则以肺炎链球菌和脑膜炎球菌多见。

致病菌可通过多种途径侵入脑膜：①最常见的途径是通过血流，即菌血症抵达脑膜微血管；②邻近组织器官感染，如中耳炎、乳突炎等扩散波及脑膜；③与颅腔存在直接通道，如颅骨骨折、神经外科手术等。

二、临床表现

1. 好发人群　90%的化脓性脑膜炎患儿为5岁以下儿童，1岁以下是患病高峰年龄，流感嗜血杆菌引起的化脓性脑膜炎多集中在2个月～2岁儿童。

2. 起病特点　大多急性起病，部分患儿病前有上呼吸道或胃肠道感染病史。脑膜炎球菌和流感嗜血杆菌引起的化脓性脑膜炎有时伴有关节痛。

3. 典型临床表现　可有以下3个方面：

(1)感染中毒及急性脑功能障碍症状：包括发热、烦躁不安和进行性加重的意识障碍。随病情加重，患儿逐渐从精神萎靡、嗜睡、昏睡、昏迷到深度昏迷。可出现反复全身或局限性惊厥发作。脑膜炎球菌感染常有瘀点、瘀斑和休克。

(2)颅内压增高表现：包括头痛、呕吐，婴儿则有前囟饱满与张力增高、头围增大等。合并脑疝时，则有呼吸不规则、突然意识障碍加重及瞳孔不等大等体征。

(3)脑膜刺激征：以颈项强直最常见，其他如Kernig征和Brudzinski征阳性。

4. <3个月幼婴和新生儿临床特点　临床表现多不典型。

①体温可高可低或不发热，甚至体温不升；②颅内压增高表现可不明显，幼婴不会诉头痛，可能仅有吐奶、尖叫或颅缝分离；③惊厥可不典型，如仅见面部、肢体局灶或多灶抽动、局部或全身性肌痉挛，或呈眨眼、呼吸不规则、屏气等各种不显性发作；④脑膜刺激征不明显。⑤新生儿尤其是未成熟儿多隐匿起病，常缺乏典型症状和体征。

三、辅助检查

1. 脑脊液检查是确诊本病的重要依据。典型改变是：压力增高；外观混浊甚至呈脓样（似米汤样）；白细胞总数显著增多，≥1000×10⁶/L；分类以中性粒细胞为主；蛋白质含量增多。糖含量显著降低。涂片革兰染色检查致病菌简便易行，检出阳性率甚至高于细菌培养。细菌培养阳性者应做药物敏感试验。

2. 其他

(1)血培养：对疑似者均应做血培养，以帮助寻找致病菌。

(2)皮肤瘀点、瘀斑涂片：是发现脑膜炎双球菌重要而简便的方法。

医学教育网 www.med66.com

（3）外周血象：白细胞总数大多明显增高，以中性粒细胞为主。

（4）血清降钙素原：可能是鉴别无菌性和细菌性脑膜炎的特异和敏感的指标之一，血清降钙素原>0.5ng/ml 提示细菌感染。

四、并发症和后遗症

1. 硬脑膜下积液　硬膜下积液主要发生在 1 岁以下婴儿。肺炎链球菌和流感嗜血杆菌脑膜炎患儿多见。

临床特点为：①凡经化脑有效治疗 48～72 小时后脑脊液有好转，但体温不退或体温下降后再升高；②或一般症状好转后又出现意识障碍、惊厥；③病程中出现进行性前囟饱满或前囟隆起，颅缝分离，头围增大或颅内压增高等症状。

头颅透光检查和 CT 扫描可协助诊断，但最后确诊，仍有赖于硬膜下穿刺放出积液，同时也达到治疗目的。积液应送常规和细菌学检查，与硬膜下积脓相鉴别。正常婴儿硬膜下积液量不超过 2ml，蛋白定量小于 0.4g/L。

2. 脑室管膜炎　多见治疗延误的婴儿。患儿在有效抗生素治疗下发热不退，频繁惊厥，甚至呼吸衰竭，意识障碍不改善，进行性加重的颈项强直甚至角弓反张，脑脊液始终不能恢复正常，以及 CT 见脑室扩大时，需考虑本症。确诊依赖于侧脑室穿刺，取脑室内脑脊液显示异常。治疗大多困难，病死率和致残率高。

3. 抗利尿激素异常分泌综合征　炎症累及神经垂体致抗利尿激素过量分泌，导致低钠血症和血浆低渗透压，可加剧脑水肿，致惊厥和意识障碍加重，或直接发生低钠性惊厥。

4. 脑积水　脓性渗出物堵塞狭小孔道或发生粘连而引起脑脊液循环障碍所致。常见于治疗不当或延误治疗的病人，尤其多见于新生儿和小婴儿。发生脑积水后，患儿出现烦躁不安、嗜睡、呕吐、惊厥发作，头颅进行性增大，颅缝分离，前囟扩大饱满，头颅破壶音和头皮静脉扩张，头颅 CT 显示脑室系统扩大。

5. 各种神经功能障碍　神经性耳聋、智力低下、视力障碍等。

6. 脑脓肿　多见于金葡菌脑膜炎或脑膜脑炎。

［经典例题 1］

男孩，10 个月，诊断流感嗜血杆菌脑膜炎，经抗生素治疗 1 周后，病情好转，体温正常，近 2 天又出现发热，抽搐，前囟饱满，颅缝分离，应首先考虑的诊断是

A. 脑水肿　　　　　　　　　　　B. 硬膜下积液

C. 脑膜炎复发　　　　　　　　　D. 脑膜炎后遗症

E. 脑脓肿

［参考答案］1. B

五、诊断与鉴别诊断

（一）诊断

早期诊断是保证患儿获得早期治疗的前提。凡急性发热，并反复惊厥、意识障碍或颅内压增高表现的婴幼儿，均应注意本病的可能性，应进一步行脑脊液检查以确立诊断。

注意：对有明显颅内压增高者，腰穿前可先快速静脉滴注甘露醇，半小时后选用带有内芯的腰穿针穿刺，以防腰穿后发生脑疝。

（二）鉴别诊断

主要与结核性脑膜炎、病毒性脑膜炎、隐球菌性脑膜炎相鉴别。

六、治疗

（一）抗生素治疗

1. 用药原则　选择对病原菌敏感且药物易透过血脑屏障的药物。急性期静脉给药。做到早期、足量、足疗程、联合用药。

2. 病原菌未明确前的抗生素选择　选用对肺炎链球菌、脑膜炎球菌和流感嗜血杆菌三种常见致病菌皆有效的抗生素。目前主张选用头孢曲松钠或头孢噻肟治疗，效果不明显可联合使用万古霉素，对β-内酰胺药物过敏的患儿可改用氯霉素。

3. 病原菌明确后的抗生素选择　参照药物敏感试验结果选用抗生素。

4. 用药疗程　对肺炎链球菌和流感嗜血杆菌脑膜炎 10～14 日，脑膜炎球菌者 7 日。金黄色葡萄球菌和革兰阴性杆菌脑膜炎应 3 周以上。若有并发症，还应延长。

5. 停药指征　临床症状消失；热退一周以上；脑脊液细胞数<20×10⁶/L，均为淋巴细胞；蛋白质及糖恢复正常。

（二）肾上腺皮质激素

可抑制多种炎性因子的产生，降低血管通透性，减轻脑水肿，降低颅内压。主张在使用抗生素的同时加用地塞米松，一般连续用 2～3 日，过长使用并无益处。

（三）对症处理

①控制惊厥，可选用地西泮、苯巴比妥等药物；②监测生命体征，颅高压时应用甘露醇等；③控制高热；④维持水、电解质、酸碱平衡。

（四）并发症的治疗

1. 硬膜下积液　少量积液无需处理。如积液量较大引起颅压增高症状时，应作硬膜下穿刺放出积液，放液量每次每侧不超过 15ml。有的患儿需反复多次穿刺，大多逐渐减少而治愈。个别迁延不愈者，需外科手术引流。

2. 脑室管膜炎　进行侧脑室穿刺引流，并注入抗生素。

3. 抗利尿激素异常分泌综合征　脑性低钠血症确诊后用 3% 盐水 12ml/kg 缓慢滴注，可提高血钠 10mmol/L。

4. 脑积水　主要依赖手术治疗。

第十六章　内分泌系统疾病

先天性甲状腺功能减退症

课堂讲义

先天性甲状腺功能减低症简称先天性甲低，是由于甲状腺激素合成不足或其受体缺陷所致的一种疾病。

一、病因

（一）散发性先天性甲状腺功能减退症

1. 甲状腺不发育、发育不全或异位　是造成先天性甲低的最主要原因。

2. 甲状腺素激素合成障碍　是导致先天性甲低的第 2 位常见原因。

3. TSH、TRH 缺乏　亦称下丘脑-垂体性甲减或中枢性甲减。

4. 甲状腺或靶器官反应性低下。

5. 母亲因素　母亲服用抗甲状腺药物或患自身免疫性疾病，存在抗 TSH 受体抗体，均可通过胎盘而影响胎儿，造成暂时性甲低，通常在 3 个月后好转。

（二）地方性先天性甲状腺功能减退症

多因孕妇饮食缺碘，致使胎儿在胚胎期即因碘缺乏而导致甲状腺功能减退症。

［经典例题 1］

造成先天性甲状腺功能低下的最主要的原因是

A. 促甲状腺激素缺乏　　　　　　　　　B. 甲状腺或靶器官反应性低下

C. 碘缺乏　　　　　　　　　　　　　　D. 甲状腺不发育或发育不全

E. 甲状腺合成过程中酶的缺乏

［参考答案］1. D

二、临床表现

本病主要临床特征包括智能落后、生长发育迟缓和生理功能低下。

（一）新生儿期

1. 患儿常为过期产　出生体重常大于第 90 百分位，身长和头围可正常，前、后囟大。

2. 肠功能减弱　胎便排出延迟，生后常有腹胀、便秘、脐疝，易误诊为先天性巨结肠。

3. 生理性黄疸延长。

4. 反应低下　患儿常处于睡眠状态，对外界反应低下、肌张力低、吮奶差、呼吸慢、哭声低且少。

5. 低代谢表现　体温低、四肢冷、末梢循环差，皮肤出现斑纹或硬肿现象。

（二）典型症状

多数患儿常在出生半年后出现典型症状。

1. 特殊面容和体态　颈短、头大、皮肤苍黄、粗糙、毛发稀少、面部黏液水肿、眼睑水肿、眼距宽、鼻梁低平、舌大而宽厚常伸出口外。常有脐疝。患儿身材矮小，躯干长而四肢短小，上部量/下部量比例不称(>1.5)。

2. 神经系统症状　智能低下，表情呆板、淡漠，神经反射迟钝；运动发育迟缓，如翻身、坐、立、走的时间均延迟。

3. 生理功能低下　精神差、安静少哭、不爱活动、对周围事物反应少；嗜睡、食欲差、声音低哑、体温低而怕冷。脉搏及呼吸均缓慢，心音低钝，全身肌张力低、肠蠕动慢、腹胀、便秘，可伴心包积液。心电图呈低电压、P-R间期延长、T波平坦等改变。

(三)地方性甲状腺功能减退症

1. "神经性"综合征　表现为共济失调、痉挛性瘫痪、聋哑、智能低下，但身材正常，甲状腺功能正常或轻度减低。

2. "黏液水肿性"综合征　临床上有显著的生长发育和性发育落后、黏液水肿，智能低下为突出特征，血清T_4降低，TSH增高，约25%患儿有甲状腺肿大。

三、辅助检查

1. 新生儿筛查　出生后2～3日的新生儿干血滴纸片检测TSH浓度作为初筛，结果>15～20mU/L时，再检测血清T_4和TSH以确诊。

2. 血清T_4、T_3、TSH测定　对新生儿筛查结果可疑或临床有可疑症状的小儿都应检测血清T_4和TSH浓度，如T_4降低、TSH明显增高时可确诊。

3. TRH刺激试验可进一步做TRH刺激试验，以鉴别垂体疾病或下丘脑病变。

4. 骨龄测定　利用手和腕骨X线片，可以判断患儿骨龄，以协助诊断和监测治疗。

5. 核素检查　患儿甲状腺的大小、形状，有无异位、结节、发育等情况。

四、诊断与鉴别诊断

(一)诊断　根据典型的临床症状和甲状腺功能测定，诊断并不困难。

(二)鉴别诊断

1. 先天性巨结肠出生后即开始便秘、腹胀，常有脐疝，但精神反应、哭声及面容等均正常，钡灌肠可见结肠痉挛段与扩张段。

2. 21-三体综合征　患儿智能及动作发育均落后，但有特殊面容，常伴其他先天畸形，皮肤及毛发正常，无黏液性水肿。血T_3、T_4、TSH正常，染色体核型分析可鉴别。

3. 佝偻病　有动作发育迟缓等表现，但智能正常，有佝偻病体征。

五、治疗

(一)治疗原则　早诊断，早治疗，一旦确诊，应终身服用甲状腺制剂。

(二)甲状腺素替代治疗　常用制剂为L-甲状腺素钠、甲状腺片。

1. 用药剂量调整至　①TSH浓度正常，血T_4正常或偏高值，以备部分T_4转变为T_3。新生儿应在开始治疗2～4周内使血清T_4水平上升至正常高限，6～9周内使血清TSH水平降至正常范围；②临床表现：大便次数及性状正常，食欲好转，腹胀消失，心率维持在正常范围，智能及体格发育改善。

2. 用药不合适表现　药物过量：烦躁、多汗、消瘦、腹痛、腹泻、发热等；用量不足：患儿身高增长及骨骼生长迟缓，也会影响智力发育。

六、随访

治疗开始时每2周随访1次；血TSH和T_4正常后，每3个月1次；服药1～2年后，每6个月1次。

参考文献

[1]医师资格考试指导用书专家组，医学综合指导用书[M]. 北京：人民卫生出版社，2018.

[2]医师资格考试指导用书专家组，实践技能指导用书[M]. 北京：人民卫生出版社，2018.

[3]葛均波，徐永健，王辰，内科学第 9 版[M]. 北京：人民卫生出版社，2018.

[4]陈孝平，汪建平，赵继宗，外科学第 9 版[M]. 北京：人民卫生出版社，2018.

[5]谢幸，孔北华，段涛，马丁，妇产科学第 9 版[M]. 北京：人民卫生出版社，2018.

[6]王卫平，孙锟，常立文，儿科学第 9 版[M]. 北京：人民卫生出版社，2018.

[7]万学红，卢雪峰，诊断学第 9 版[M]. 北京：人民卫生出版社，2018.

致亲爱的读者

感谢您选择 "梦想成真"系列辅导丛书，本套丛书自出版以来，其严谨细致的专业内容和清晰简洁的编撰风格受到了广大读者的一致好评。若在学习中，您有任何的疑问或者需要我们提供帮助，请随时联系我们。

邮箱：mxcc@cdeledu.com

学习笔记

学习笔记